김경배박사 시리즈 ①

건강부항사혈

경혈81선

● 부항사혈 입문서

김 경 배 지음

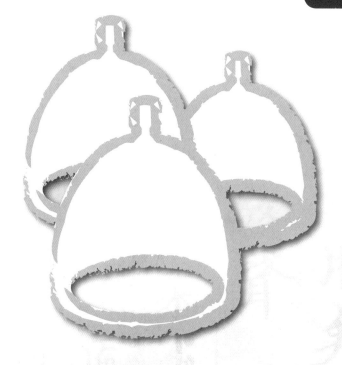

81개 경혈사혈점을 통한 자연치유비법 ● ● ● ● ●

일반인이 건강을 지킨다는 것은 고도의 의학적지식이나 전문적인 과학적지식이 필요한 것이 아니며 누구나 쉽게 부항사혈기법의 요령만 터득하면 질병예방 및 치유가 가능하다. 사혈을 통해 장부의 기능을 좋게하여 자연치유력을 높일 수 있기 때문이다. 대부분의 많은 사람들은 부항사혈을 가장 원시적인 방법이라 생각할지 모르지만 사혈은 고대동방에서 유래하여 전해진 치병의 진리가 담겨져 있다.

Anibig 애니빅

| 김경배 박사 시리즈 ❶ |

건강부항사혈
경혈81선

저자 ㅣ 김경배

초판 발행 ㅣ 2016년 4월 29일

발 행 인 ㅣ 문상필
북디자인 ㅣ 김환희 이한솔
펴 낸 곳 ㅣ 주식회사 애니빅
주   소 ㅣ 서울시 영등포구 경인로 82길 3-4
　　　　　　(문래동 1가 센터플러스 1116호)
대표전화 ㅣ 02-2164-3840 **팩스** ㅣ 02-6209-7749
홈페이지 ㅣ www.sangavill.com
이 메 일 ㅣ 0221643840@hanmail.net
출판등록 ㅣ 제318-3180000251002008000010호

가격 29,000원

ISBN 978-89-97617-01-2 04510
　　　　978-89-97617-03-6 04510 (세트)

Anibig ◎애니빅

머리글

현대의 과학문명은 상상조차 할 수 없이 초고속으로 발전을 거듭하고는 있지만, 생명의 신비는 수천 년 전 상고시대와 비교하여도 달라진 것이 별로 없다. 『황제내경』에서 상고시대 사람들은 모두 100세가 넘어서도 동작이 노쇠함이 없었다고 기록하고 있다.

과학문명과 함께 발전되어 온 현대의학은 사치스러울 정도로 우리 생활을 편리하게 바꾸어 놓았으며, 항생제와 진통제 등 많은 신약개발로 인류에 많은 공헌을 하였다. 그러나 과학문명의 무분별한 발전은 각종 중금속·환경오염 등 심각한 공해를 양산하였고 항생제와 진통제 등의 약물 오남용은 이른바 문명병이라고 하는 고혈압·당뇨병·고지혈증·동맥경화·중풍·암 등 만성병과 성인병으로 우리의 건강을 위협하는 심각한 문제로 드러난 것이 어제오늘의 일이 아니다.

눈이 부실 정도로 발전된 현대의학으로도 만성병과 성인병에 대한 치유능력은 뜻밖에 저조하고 더군다나 각종 통증·신경통·관절염·귀 울림·기관지천식 등등으로 고생하는 사람이 너무 많다. 물론 현대의학에 힘입어 100세 시대의 고령화 사회가 도래한 것은 사실이지만 건강하게 100세를 사느냐 아니면 각종 질병의 고통을 가지고 100세를 사느냐의 문제는 중요한 것이다. 이것은 삶의 질과도 밀접한 관계가 있기 때문이다.

예로부터 어떤 치유이론을 사람에게 적용하여 치유의 성과가 없다면 자연적으로 소멸한다. 고대의 중요한 치유의술이었던 사혈은 현대의학에 밀려 겨우 명맥을 유지해 오고 있다. 그러나 현재 많은 사람이 성인병과 만성질환 등 각종 질병을 호소하고 있으며, 특히 대체의학과 함께 자연치유에 대한 의존도가 높아지고 있고, 이미 현대의학의 치유한계가 나타나고 있는 시점에서 자연 치유력을 높이는 사혈이 질병 치유에 이바지할 것이 분명하다.

그런데도 사혈을 너무 쉽게 생각하거나 혹은 두려워하여 이 책을 접하고도 인체 장부경락에서 주는 기혈순환에 대한 처절한 메시지에는 귀를 기울이지 않고 무관심 속에 병을 키우고 있으니 그 사람의 복이 그 만큼인가 한다. 그러나 인생사 마음먹기에 달려있고 사혈에 관해 관심을 가지는 순간 인생은 달라지게 되어있다. 하지만 많은 사람이 사혈에 대한 편견과 의구심 또한 많을 수밖에 없는 것도 사실이다.

이에 필자는 『황제내경』의 사혈에 대해 수년간 연구하여 등재지는 물론 국제학술지에 사혈에 관한 연구논문을 발표하였다. 황제내경은 수천 년을 거쳐 오면서 많은 '주석가'라는 명의들에 의해 이미 임상을 거친 책이다. 이 책을 필자의 짧은 지식을 가지고 연구하는데 상당한 어려움이 있었기에 미흡하고 부족한 부분이 있겠지만, 앞으로도 간지오행과 사혈에 대한 구체적이고, 체계적인 연구와 질병 예방 및 치유를 통해 많은 사람이 조금이라도 건강하고 행복해졌으면 하는 마음뿐이다.

끝으로 이 책에 도움을 주신 동방문화대학원 대학교 전 고광용 총장님을 비롯한 교수님들과 윤석용 한의학박사님, 김태용 단장님 등 지면이 부족하여 거론하지 못한 많은 분과 특히 사랑하는 아내와 딸, 한의사 아들 그리고 흔쾌히 출판해 준 상아기획 문상필 사장님과 어려울 때나 매우 힘들 때 유연히 대처하는 방법과 지혜를 주시는 신계륜 국회의원께도 깊은 감사의 뜻을 표한다.

丙申年 仲春

자연치유학 박사 金慶培

추천사

나는 이 책의 저자와 약 40여 년 동안 태권도 및 기타 무술 관계의 지인입니다. 평소 늘 느껴왔던 것은 김경배 박사는 보통 사람과는 다르게 예사롭지 않고 신통한 혜안이 있다는 것입니다.

태권도(공인 9단)를 수련한 덕분에 어혈을 발견했다는 그는 나이도 잊은 채 전설적인 황제내경을 연구하여 사혈과 사주를 연관 지어 자연치유학 박사학위를 취득하였으니 참으로 대단한 일이 아닙니까?

김경배 박사의 이론을 간단히 설명하면 사람은 약하고 강한 장부를 각기 다르게 타고나는데 이에 약한 장부는 사혈을 통해 보(補)하고 강한 장부는 사(瀉)하며 간지 오행을 균형 있게 하여 건강을 지킨다는 것입니다. 참으로 놀랍습니다.

그는 또한 황제내경, 환단고기 등 고문헌을 연구하여 치우천황을 경찰 무도의 시조로 삼고 '경찰호신체포술'을 출간하였고 이 책에서 사주와 사혈에 대한 역사적 배경을 우리 민족의 동이족임을 자랑스럽게 적고 있습니다.

나는 이러한 태권도계의 후배가 있는 것만으로도 더없이 고맙고 자랑스럽습니다. 특히 이 책을 보고 많은 사람이 질병의 고통에서 벗어나 건강하고 행복한 삶을 살 수 있을 거라 믿어 의심치 않습니다. 더불어 많은 시련을 극복하고 소중한 책을 저술한 김경배 박사의 노고에 감동과 찬사를 보냅니다.

전, 태권도 국기원 기술심의회 의장 (태권도 9단)
현, 대한민국 민생치안단장 김 태 용

추천사

한의학은 실용학문으로써 서양 의학적인 시각에서 보면 별로 특이할 것이 없고 비과학적인 것같이 보이지만 수천년 동안 선조와 함께 생활하며 우주와 인체를 하나로 관찰하면서 많은 체험과 지혜를 바탕으로 만들어 졌습니다. 한의학에서는 기와 혈의 원활한 순환을 치료의 기본으로 여기고 있습니다. 이런 기본 원리에서 시작한 치료방법 중의 하나인 사혈부항요법은 고대의 민간요법에서 많이 사용된 기록이 있습니다.

동양에서 뿐만 아니라 서양에서도 히포크라테스 이전에 사혈요법과 비슷한 치료행위가 있다는 기록이 있고, 그리스, 로마, 페르시아, 독일 등 각국에서도 비슷한 치료법이 있으며 지금도 프랑스를 중심으로 많은 연구와 시술이 병행되고 있습니다. 부항을 이용한 사혈요법은 한의학의 고전인 황제내경에서부터 우리 조상들이 처음부터 사용해왔다고 기술되어 있으며, 동이족 즉, 한민족이 독자적으로 발전시켜온 치료방법이라고 할 수 있습니다. 이를 더욱 발전시켜 한문적 체계를 만드는 것이 후손들의 책무라고 여깁니다.

이 책을 쓰신 김경배 선생님은 평소에 깊은 수련과 무예연마에 많은 시간을 보내시고 무예 부분에서는 경지에 도달하신 분입니다. 정식으로 한의학을 공부하시지는 않았지만 많은 수련 속에서 연구하고 사혈부항요법에 관심을 가지시고 자신의 몸에 직접 시술하여 연구 터득하였고 이제 다년간 연구한 결과를 책으로 펴내게 되었습니다.

사실 이런 격려사를 하면 순수 한의학문을 하는 일부 한의학계에서는 비전문가의 연구가 혹 의료질서의 문란을 우려하며 비난할 수 있음을 예감합니다. 그러나 가까운 예로 인체의 각종 장기를 교체하기까지 하는 서양의학의 급속한 발전의 요인은 생물학자, 기계, 전자, 핵물리학 등 모든 종합과학의 산물로 발전된 것이 아닐까요. 학문은 보편타당성이 있어야 하며, 실용학문이 되어야 하듯이 한의학은 우리의 삶 속에 깊숙이 뿌리박고 있으며 이를 연구, 활용, 계승 발전시키는 것이 우리 문화를 이어가는 것입니다. 이런 측면에서는 이 책자가 후학들에게 귀감이 되고 참고가 되는 귀한 서적임을 감수를 하면서 느끼고 권합니다.

요즘은 한의학도 많이 체계화되고 정리되어가고 있습니다. 옛날 한의학은 민간요법에 많은 부분을 차지하고 있었습니다. 현대에 와서 과학적으로 이해되어지고 있는 부분도 많지만 민간에서 전해져 내려오는 치료 방법도 절대로 무시되거나 경시되어서는 안되며 치료효과도 우수합니다. 이책을 통해 사혈부항요법의 우수한 효능을 체험하시길 바랍니다.

천호한의원 원장(전 서울시 한의사회 회장)
제18대 국회의원　　윤 석 용

추천사

이 책은 내가 믿고 아끼는 태권도 9단이면서 자연치유학 박사인 김경배 님의 수십 년 노력의 결정판입니다.

삶에서 건강하게 오래 산다는 것이 제일 큰 행복입니다. 그러나 많은 사람이 질병으로 고생하면서 살고 있습니다.

김경배 박사는 모세혈관에 박혀있는 쓸모없는 어혈을 부항기로 빼어내는 사혈 연구를 오랫동안 해왔습니다.

김경배 박사의 이론은 몸속에 있는 죽은 피를 장마 때 떠내려온 쓰레기에 비유하여 고여있는 쓰레기를 치워 환경을 깨끗이 하는 것처럼 모세혈관 속에 박혀있는 죽은 피를 뽑아내어 피를 맑게 한다는 것입니다. 피를 맑게 해서 백혈구의 활동을 왕성하게 하여 자연 치유력을 높인다는 것입니다.

사람은 누구나 건강하게 오래 살 권리가 있습니다. 하지만 인생의 많은 시간을 질병으로 고생하는 사람들을 보면 참으로 안타깝게 생각합니다. 많은 사람이 아프고 난 뒤에 후회하지 말고 이 책을 통해서 손쉽게 미리 질병을 예방하여 건강하고 행복한 삶을 살아가길 바랍니다.

끝으로 많은 어려움을 이겨내면서 공부하고 연구하여 소중한 책자를 저술한 김경배 박사의 노고에 다시 한 번 찬사를 보냅니다.

제19대 국회의원 신계륜

추천사

이 책의 저자는 수년 전 내가 동방문화대학원 총장 시절 박사학위과정의 학생이었다. 태권도 공인 9단인 그는 황제내경을 연구하여 박사학위 논문을 쓰고 있었고 논문을 쓰는 것이 잠이 오지 않을 정도로 재미있다고 하여 참으로 특이한 사람이라고 생각했다.

그리고 박사학위 논문심사에서 질리도록 시련이 있었으면서도 그 후 1년 동안에 5권의 책을 집필한 것에 대해 말로 표현할 수 없는 찬사를 보낸다.

김경배 박사의 이론은 인간의 사주 운명은 타고나지만, 삶의 기복이 많을수록 크게 성공한다는 것이고 힘들고 어려울 때일수록 건강을 유지하고 있어야만, 용신의 때가 도래하면 누구라도 크게 성공할 수 있다는 것이다. 또한, 고혈압, 당뇨병인 사람이 약을 먹고 정상이라고 착각하는 생활 속에서 병을 키우는데 많은 사람들이 대부분 앓고 있는 질병의 원인이 어혈이라는 것이며 이 어혈을 부항기를 이용하여 제거하면 자연치유력이 생겨 치유된다는 이론이다.

이 책을 접하는 많은 사람이 돈 안 들이고 손쉽게 질병을 예방하여 건강하고 행복한 삶을 살아가길 바라는 마음이다.

전설적인 인물인 황제헌원의 '황제내경'에서 60갑자와 사혈을 깊이 있게 연구하고 특히, '황제내경'을 근거하여 운기론과 사혈을 연구하여 박사학위를 취득한 것에 찬사를 보낸다. 끝으로 많은 어려움과 시련을 극복하고 연구하여 건강비서를 저술한 김경배 박사의 노고에 다시 한 번 감동과 찬사를 보낸다.

동방문화대학원대학교 이사장
(전 총장)

CONTENTS

| 머릿글 |

| 추천사 |

제1장 부항 사혈 기법의 원리 · 12

1. 인간은 기후의 영향을 받으며 살아간다. · 12

1) 천기(天氣) · 12   2) 지기(地氣) · 12   3) 인기(人氣) · 13

2. 오운육기와 12 정경 · 13

3. 질병의 원인 어혈 · 16

1) 몸속에 어혈을 빼내는 장부 · 18

4. 질병 없이 건강하게 장수하는 비결 · 22

제2장 부항 사혈의 이론적 배경 · 25

1. 사혈의 유래 · 25

1) 소문 · 이법방의론 · 25   2) 영추 · 구침십이원 · 27   3) 소문 · 오장별론 · 28

4) 소문 · 병능론 · 29   5) 소문 · 음양응상대론 · 30   6) 소문 · 침해 · 32

7) 소문 · 진요경종론 · 33   8) 소문 · 혈기형지 · 36

2. 음양오행학설 · 37

1) 음양학설 · 41

　(1) 음양의 개념

2) 음양의 기본변화 · 43

　(1) 음양의 상호대립(相互對立)   (2) 음양의 상호의존(相互依存)

　(3) 음양의 상호소장(相互消長)   (4) 음양의 상호전화(相互轉化)

3) 오행학설(五行學說) · 45

　(1) 오행의 개념

4) 오행의 기본변화 · 46

　(1) 오행의 상생(相生)   (2) 간지오행과 장부와의 상생관계   (3) 오행의 상극

CONTENTS

(4) 천간의 상충 · 극   (5) 십이지의 상충 · 극   (6) 오행의 상승(相乘)

(7) 오행의 상모(相侮)   (8) 오행의 생극제화(生剋制化)   (9) 오행의 상생제화

(10) 오행의 상생강약제화

제3장 부항 사혈의 실제 · 54
1. 부항 사혈의 개요 · 54
1) 어혈 · 56
　(1) 담음(이상체액)   (2) 뭉친 혈   (3) 사혈(죽은 혈)
2) 부항 사혈 기법 · 59
　(1) 이것이 어혈이다

제4장 각 장부의 기능과 기능을 활성화하는 경혈 · 84
1. 사혈 시 중요한 장부순위 · 84
1) 신장 · 86   2) 위장 · 88   3) 대장 · 89   4) 소장 · 90
5) 간장 · 90   6) 심장 · 92   7) 비장 · 95   8) 폐장 · 97
9) 담낭 · 98   10) 방광 · 99   11) 심포 · 100   12) 삼초 · 101

제5장 육장육부를 활성화하는 모혈과 배수혈 · 105
1. 장부의 모혈과 배수혈 · 105
　(1) 기본예방사혈 1   (2) 기본예방사혈 2   (3) 기본예방사혈 3

제6장 사혈 기법의 응용 · 122

제7장 응급 사혈법 · 130

제8장 인체의 중요한 81개 경혈 사혈 점 · 137

제1장
부항 사혈 기법의 원리

1. 인간은 기후의 영향(음양오행)을 받으며 살아간다.

기후란 사계절의 한(寒)·난(暖)·조(燥)·습(濕)을 말한다. 인간은 이것으로 인해 건강과 질병 및 운의 좋고 나쁜 것에 관계가 있다. 이것이 기후의 사계절을 만드는 음양오행이다. 음양을 구분하면 하늘은 양의 기운이고 땅은 음의 기운이다. 하늘은 양의 기운인 풍·한·서·습·조·화의 육기(六氣)를 가지고 있고 땅은 목·화·토·금·수·군화의 육기를 가지고 있으며 이것이 변화하여 봄·여름·가을·겨울을 만들고 이러한 기후의 영향을 받는 인간은 아홉 개의 구멍을 통해 오장육부에 관계하여 살아가는 것이다.

1) 천기(天氣: 하늘의 기운)

하늘은 양의 기운이다. 양기는 경청하므로 상승하여 쌓인 양이 하늘이 된다. 『소문·음양응상대론』에서 "음양(陰陽)이라는 것은 자연계(천지)의 규율(道)이고 만물의 망기(網紀)이며 변화의 근원(부모)이고 생살의 본시이며 신명(만물이 변화하는 역량)의 부(모여 있는 곳)입니다. 병을 고칠 때는 반드시 근본(음양)에서 찾아야 합니다. 그러므로 양이 쌓여 하늘이 되고 음이 쌓여 땅이 됩니다."고 하였다. 이것은 인간을 비롯한 자연계의 모든 만물은 생·장·수·장·멸하는 과정이 음양으로부터 변화되어 이루어진다고 한 것이다.

음양에는 반드시 오행이 있다. 음양오행변화가 하늘의 양에 기운인 풍·한·서·습·조·화의 육기(六氣)를 만드는 것인데 이는 보이지 않는 기를 말하는 것이다.

2) 지기(地氣: 땅의 기운)

땅은 음의 기운이다. 음기는 중탁(重濁) 하므로 하강하여 쌓인 음이 땅이 된다. 인간은 땅에 집을 짓고 동·식물을 먹고 산다. 이것은 음중의 오행인 목·화·토·금·수와 화는 상화와 군화로 나누어져 이를 합쳐 육기(六氣)를 만든다. 즉, 보이는 오행을 만드는 것이다. 가령, 나무는 목이고 불은 화이며 땅은 토, 철강석은 금, 물은 수 등이다. 이것이 땅의 기운이다.

3) 인기(人氣: 사람의 기운)

위와 같이 하늘의 기운인 바람·찬 것·더운 것·습기·건조한 것·뜨거운 것 등의 육기(六氣)가 땅의 기운인 목·화·토·금·수·군화에 육기 즉, 천지의 변화작용으로 사계절인 봄·여름·가을·겨울을 만들게 된다. 이것이 인간의 일곱 가지에 감정인 칠정(희(喜: 기쁨)·노(怒: 성냄)·우(憂: 근심)·사(思: 생각)·비(悲: 슬픔)·공(恐: 공포)·경(驚: 놀람)) 등으로 인해 오장육부의 칠규(七竅)를 통해 작용하여 건강과 질병 및 길흉화복에 밀접하게 관계한다.

『영추·맥도』에서 "오장(五臟)은 항상 내부에서 칠규(七竅)로 통한다. 폐기는 코로 통하고 폐가 조화로우면 코로 냄새를 맡을 수 있고, 심기는 혀로 통하며 심이 조화로우면 오미(五味)를 알 수 있으며 간기(肝氣)는 눈으로 통하고 간이 조화로우면 오색을 잘 구별한다. 비기(脾氣)는 입으로 통하며 비가 조화로우면 오곡의 맛을 알 수 있고, 신기(腎氣)는 귀로 통하며 조화로우면 오음을 들을 수 있다. 오장이 조화롭지 못하면 칠규가 통하지 않고 육부가 조화롭지 못하면 기혈이 머물러 울결(鬱結: 뭉친 혈)되어 옹저(癰疽: 암)가 생긴다."고 하였다. 따라서 음양오행의 육기가 비정상적인 기운 즉, 음란한 기운을 육음(六淫)이라고 하는데 이러한 육음과 인간의 감정인 칠정(七情)이 오장육부에 작용하여 질병이 발생하는 것이다. 이것이 기혈순환을 방해하는 어혈이다. 그러므로 인간은 음양오행의 따른 자연계 기후변화의 영향을 받으며 살아가고 있다.

2. 오운육기(五運六氣)와 12정경(正經)

『소문·육절장상론』에서 예로부터 하늘의 천기와 통하는 것이 생명의 근본이며 음과 양을 근본으로 삼았다. 그 기는 땅에 구주와 사람의 구규(九竅)에 퍼져 있어 모두가 천기와 통하고 있다. 그러므로 그 천기가 오행을 생하고 그 기는 삼(삼음·삼양)으로 나누어지고 그 삼의 변화로 하늘(풍·한·서·습·조·화)을 이루고 땅(목·화·토·금·수·군화)을 이루고 사람(삼양·삼음의 기)을 이룬다.

◆ 『소문·사기조신논』에 이르길 '음양사시'란 만물의 종시이고 사생의 근본이다. 만일 땅에 있으면 구주에 이르고 사람에게는 구규에 이르는데 누가 천기와 통하지 않는다고 한다면 음양이 근본이라 할 수 있겠는가? 오행이 화생하여 이에 음양이 되고 이를 본으로 삼지 않고는 만물을 생함에 그로부터 나오지 않는 것이 없으므로 이르길 '기생오(其生五)'라 한 것이다. 그리하여 오행은 모두 음양을 근본으로 하며 이 음양의 기는 각기 세 가지가 있으니 이것을 이름에 '삼음·삼양'이라 한 것이다. 그러므로 '기기삼(其氣三)'이라 한다. 대저 '기생오·기기삼'이라는 것은 '오운육기'를 말한다. '육(六)'이라 말하지 않고 '삼(三)'이라 한 것은 음양을 합해서 말했기 때문이다. '천'은 천기이고 이것이 사천이다. '지(地)'는 지기이고 이것이 재천이다. 천지 사이에 기가 주고받는 가운데 사람이 있다. 천지인의 기가 모두 '삼음·삼양'이므로 '삼'은 하늘에 이르고 '삼'은 땅에 이르고 '삼'은 사람에 이른다고 한 것이다.

◆ '기생오·기기삼'은 오운육기를 말한다. '기생오·기기삼'이란 모든 만물은 음양오행으로부터 나오지 않는 것이 없고 그것을 근본으로 한 삼음·삼양을 말한다. '기기삼'은 천기(天氣)·지기(地氣)·인기(人氣)이다. '삼음'이란 한·조·습이요. '삼양'이란 풍·서·화이다. 이것은 천기로 인해 삼(삼음·삼양)으로 나누어지고 그 삼의 변화로 하늘(풍·한·서·습·조·화)을 이루고 땅(목·화·토·금·수·군화)을 이루고 사람은 삼양·삼음의 기를 이룸이다. 《소문·천원기대론》에서는 천간과 십이지의 해가 이른바 본원이니 '육원'이라한다고 하였으니 이것이 '기생오·기기삼'이고 '삼이성천, 삼이성지, 삼이성인'이다. 하여 하늘의 육기와 땅의 육기가 사람의 육기인 칠정에 의한 변화가 육장육부에 작용하는 것이다. 여기서 '육장육부'란 오장육부에 원혈인 심포가 있고 그 작용하는 범위가 양경에 까지 미치니 하나의 수혈을 더 두어 육장육부와 천지의 육기가 변화작용을 한다. 이것이 12정경이다.

『소문·조경론』에서 "황제: 인체에는 정기·진액·사지·구규·오장·16부와 365절 등이 있어서 이들의 모든 병이 생기는데 모든 병이 발생함에 허실 변화가 있습니다. 지금 선생은 유여와 부족에 다섯 가지가 있다고 하셨는데 어찌 생기는지요? 기백: 이 모두는 오장에서 생깁니다. 심은 신·폐는 기·간은 혈·비는 육·신은 지를 저장하는데 이들이 형체를 이룹니다. 신기와 비기가 통함에 골수와 연계되어 형체와 오장이 이루게 됩니다. 오장의 도는 경맥으로 나와서 혈기를 행하므로 혈기가 조화되지 않으면 그 변화에 의해 모든 병이 생깁니다. 그런 이유로 경맥을 지켜야 합니다.

◆ '정기' 는 '정액' 이 옳다. 살피건대, 장상의 종류는 25가지가 있다. '사지' 는 수족이고 오장의 구규와 합하면 공히 16부이다. 365절은 말하길 낙맥이 회합하는 곳이다. 여기서 '16부' 란 경맥이다. 수족경맥(12)·교맥(2)·임독맥(2)을 합하여 16부를 말하는데 '주석가' 에 따라 다르다. 가령 구규오장이 14부가 되고 사지는 수족을 합하여 16부가 있다는 주가가 있고 형체의 16부는 양주(양쪽 팔꿈치)·양비(양쪽 팔)·양괵(양쪽 오금)·양고(양쪽 허벅지)와 몸과 머리 각각의 전후좌우라는 주가도 있지만 여기서는 전자를 따르기로 하였다.

◆ 음양은 표리관계이므로 오장이 주관을 안 하는 것이 아니고 그 오장에서 주관한다. 신·기·혈·형·지의 형성은 밖에서 볼 수 있으나 신이 안에서 장하고 있으므로 이미 5가지를 도모함이다. '지의' 를 총괄해서 말하면 인체에 오신이다. '골수' 는 골수가 매우 깊이 화하여 이미 신형이 이루어진 것이다. 오신과 오장을 저장하고 운반하는 것은 심이 주관하므로 지의를 조절하고 안으로는 골수와 연결되며 이 오장이 신형을 이루는 것이 상호작용함이다.

◆ '수(隧)' 는 속으로 잠겨 있는 길이다. '경맥' 은 엎드려 행하여 깊이 있어 보이지 않으므로 '경수' 라고 말하는 것이다. 오장은 안에 있고 경수는 밖에 있는데 맥도를 서로 통하여 기혈을 행함으로써 기혈이 조화롭지 못하면 이에 백병이 생기므로 다만 경수만을 지켜야 오장의 병을 치유할 수 있다.

이처럼 천·지·인의 삼음·삼양은 인체 장부에 적용되는데 이를 12정경이라 한다. 경락의 구성은 12경맥을 비롯하여 기경8맥·12별락·12경별·12경근·손락 등을 포괄하는데 주로 12정경이 전체경락에 주체가 되어 장부에 각각 한 경씩을 가지고 있다. 이것이 얼굴·몸통·사지 등으로 나누어지고 또한 수경·족경·음경·양경 등으로 나누어져 조직적으로 순행한다. 음경은 장(臟)에 속하고 사지의 내 쪽으로 순행하는데 상지의 안쪽으로 순행하는 것이 수경이고 하지의 안쪽으로 순행하는 것이 족경이다.
양경은 부(腑)에 속하고 사지의 외쪽으로 순행하는데 상지의 외쪽으로 순행하는 것이 수경이고 하지의 외쪽으로 순행하는 것이 족경이다.
12경맥의 음경은 수삼음경과 족 삼음경으로 양경은 수삼양경과 족 삼양경으로 나누어진다. 수삼음경은 수소음심경·수태음폐경·수궐음심포경이고, 족삼음경은 족소음신경·족태음비경·족궐음간경이다.

수삼양경은 수양명대장경·수소양삼초경·수태양소장경이고 족 삼양경은 족양명위경·족소양담경·족태양방광경이다.

3. 질병의 원인 어혈

인간은 동서고금을 막론하고 무엇을 어떻게 해야 질병 없이 건강하게 오래 살 수 있을까! 많은 노력과 시간을 들여 연구를 계속하고 있다.

그 결과, 한의학과 서양의학이 많은 발전에 발전을 거듭하였지만, 이 시대를 사는 많은 사람은 아직도 각종 두통·위장질환·고혈압·당뇨병·허리 통증·견비통·관절염·통풍·암 등 각종 질병의 고통에서 벗어나지 못하고 있는 것이 오늘의 실정이다.

달이 차면 기울고, 물은 낮은 곳으로 흐르며, 겨울엔 눈에 덮이고, 앙상한 가지만 남았어도 봄이 되면 싹이 트고, 성장하여 꽃이 피고 열매를 맺고 다시 시들어 버리듯… 이것이 자연의 생·장·수·장·멸하는 과정이다. 인간도 생·노·병·사의 삶의 과정에서 언젠가는 흙으로 돌아간다. 이것이 대자연의 순환과정이고 인간이 순응하고 적응해야 할 자연의 이치다. 인간이 살아가는 동안도 순탄하지는 않다. 돈을 많이 가지고 있을 때가 있고 때론 사업에 실패하여 빚을 질 때도 있다. 행복할 때가 있으면 불행이 닥칠 때도 있으며 폭풍과 비바람이 몰아치다가 언제 그랬냐 하며 햇볕이 내리쬐듯 인간의 몸 상태도 나빴다가 좋았다가를 반복하는 것이다. 어떤 질병을 고친다는 것은 교통사고로 인한 경우, 당장 수술을 해야 하는 경우, 기타 위급을 요구하는 특별한 경우를 제외하고는 고도의 의학적 지식이나 전문적인 과학적 지식이 필요한 것이 아니며 사혈 기법의 요령만 배우고 나면 가정에서도 누구나 쉽게 질병의 예방 및 치유를 할 수 있다. 이것은 사혈을 통해 육장육부의 기능을 좋게 하여 자연치유력을 높이고 자연의 순리를 따르면 되는 것이다. 부항 요법은 가장 원시적이고 평범한 요법이라고 본다. 평범한 가운데 비법이 있듯 부항요법도 원시적인 요법이면서도 치병(治病)의 진리(眞理)가 담겨 있다. 진리란 호화찬란한 곳에만 있는 것이 아니다. 인간이 호흡하며 살아가는 것도 평범하면서도 가장 위대한 정혈법이다. 피부의 표면에다 공기의 분압의 차를 두어 호흡의 원리를 응용한 부항이야말로 위대한 호흡의 정혈 원리이고 동시에 인

류의 삶을 건강하게 하기 위한 기막힌 정혈법이다.(김영기, 1985)

조물주가 인간을 만들 때 자연계의 우주처럼 정교하게 만들었다. 각 장부와 기관에 임무와 기능을 주고 (육장육부·호흡기관·소화기관·순환기관·비뇨기계·생식기·중추신경계·내외분비계 등등) 각기 맡은 일을 충실히 수행하면서 상호보완·상부상조하여 서로의 관계를 유지하고 인간이라는 생명체를 유지하며 건강하게 살 수 있도록 만들어 놓았으니 이른바 인간을 소우주라 한다.

무슨 이유로 어떤 사람은 어린 나이에 중병이 걸리고, 어떤 사람은 100세가 넘게 장수할 수 있는 것일까?

인간이 태어나서 죽는 것은 불변의 이치이나, 늙어서 병들어 죽는다는 것은 몇 세를 늙었다고 하고 어디까지를 말하는 것일까? 교통사고나 천재지변으로 목숨을 잃는 것은 운명일지 모르겠으나 많은 사람이 비슷한 환경 속에서 누구는 오래 살고, 누구는 일찍 죽는 이유는 무엇 때문일까? 과연 질병은 어디서 오는 것일까?

우리 인체의 장부는 약 8조 1,000억 개의 세포로 구성되어 있다.

인체의 모든 세포는 적혈구·백혈구·혈소판·혈장에 해당하는 단백질, 각종 영양소, 산소 등을 포함하고 있는 혈액을 먹고 산다.

"혈액순환이 잘 안 돼서 질병이 왔다."

"피가 맑으면 질병에 걸리지 않는다."

"물이 흐리고 오염된 물에 사는 물고기는 힘이 없고, 맑은 물에 사는 물고기는 힘이 좋다."

"손발이 차면 혈액순환이 안 돼서 차다."

"머리가 아프면 신경을 많이 써서 아프다."는 등등

이처럼 우리는 일상생활 속에서 흔히 혈액순환에 대해서 많은 얘기를 한다. 혈액순환이 안 되어서 질병이 왔다는 말은 어딘가 막혀서 순환이 안 된 것이고, 피가 맑으면 질병에 안 걸린다는 말은 피 속에 다른 불순물이 없어야 한다는 말이다.

여기서 불순물이란 지나친 지방과 당분섭취 등으로 찐득찐득하고 엿물 같은 뭉친 혈 즉, 어혈로 이해될 수 있고, 어혈로 인해 혈액 속에 산소가 부족하면 세균침입이 있을 때 백혈구가 세균을 막지 못하고 힘을 쓰지 못해 질병이 온다는 말이다.

손발이 차다는 말은 어혈이 혈관을 막아 피가 돌지 못해서 손발이 차다는 말이 된다. 우리가 환절기나 갑자기 날씨가 추워졌을 때 감기나 심장마비 등으로 불행한 사태를 겪는 것은 혈관이 수축하였기 때문이다.

머리가 아프면 신경을 많이 써서 아프다는 말은 신경을 많이 쓰면 뇌세포가 혈액을 먹어야 하는데 어혈이 모세혈관을 막아 머리가 아픈 것이다. 따라서 거의 모든 질병의 원인이 어혈인 것이다.

혈관을 막는 어혈이란 무엇인가?

혈액이 심장에서 동맥을 통해 모세혈관을 지나 세포에 이르고 세포가 먹고 배설한 찌꺼기는 다시 정맥을 따라 비·폐·신장으로 들어가 몸에 불필요한 것을 몸 밖으로 배설하고 해독작용이 뛰어난 간을 통해 다시 심장으로 혈액을 보내 끊임없이 순환하는데 이에 각 장부의 정상적인 기혈순환을 방해하는 것이 어혈이다. 여기서 말하는 어혈이란 모세혈관에 박혀 움직이지 못하고 찌들어 있는 죽은 피와 지방과 당분이 적혈구와 뭉쳐 기혈순환을 방해하는 뭉친 혈 및 담음(痰飮: 이상 체액)을 말하는 것이다.

어혈은 강물 속에 있는 쓰레기(오물)에 해당한다. 가령, 비가 많이 왔을 때 각종 오물은 강을 따라 흘러가다가 물 흐름이 느린 곳에 쌓이게 되는데 이때 장대 등 기구를 이용하여 오물을 밀어 넣으면 떠내려가다가 다시 물줄기가 느린 곳에 또 쌓이게 될 것이다. 가령, 사람에게 있어 쓰레기에 해당하는 어혈이 허리의 혈관을 막고 있으면 허리에 통증을 유발하는데 이때 만지든가, 주무르든가 하면 허리 통증이 완화될 때도 있다. 그것은 어혈이 일부분만 허리에서 빠져나가 일시적으로 허리통증이 없어지는 이치와 같다.

1) 몸속의 어혈(瘀血)을 빼내는 장부

(1) 신장(腎臟)

세포들이 쓰다 남은 노폐물과 불순물 등은 정맥을 통해 신장에서 걸러져 몸속에 필요한 영양분은 다시 간으로 보내지지만 불필요한 노폐물과 불순물(요산, 요소) 등은 방광을 통해 몸 밖으로 배출된다. 하지만 나이를 먹으면서 신장으로 들어가는 문맥모세혈관이 막혀 신장기능이 떨어지면 몸속에 어혈은 자꾸 쌓이게 되고 특히 모세혈관에 박혀 움직이지 못하는 죽은 피가 많아지면 혈액은 신장 세포에 이르지 못한다. 따라서 혈액을 맑게 하는 신장이 제 기능을 못 하게 된다. 또한, 어린 나이에도 신장으로 들어가는 문맥모세혈관이 막히면 신장기능이 떨어지기 시작하는 것이다.

신장의 사구체 여과기능에서 몸에 필요 없는 요산·요소·각종 불순물·노폐물 등을 걸러서 방광을 통해 소변으로 배출하고 단백질, 각종 영양분 등의 좋은 성분은 간장으로 보내야 하는데 신장의 사구체 여과기능이 떨어지면 역으로 단백질 등 좋은 성분이 소변으로 나온다. 가령 소변검사를 하여 단백뇨나 혈뇨가 나오면 신장 기능에 이상이 온 것이다. 그러므로 신장이 제일 중요한 장부인 것이다.

(2) 간장(肝臟)

간장은 우리 몸의 육장육부 중 제일 큰 장부이며 소화기관이다. 간장은 각종 독성물질을 제거한다. 우리가 일상생활에서 지속하는 지나친 음주·흡연·각종 오염물질 등에 노출이 되어 있어도 어느 정도 건강을 유지하고 지탱하는 이유는 간의 뛰어난 해독작용 덕분이다. 그러나 지속해서 해독하다 보면 간은 지치게 되고 간세포 역시 어혈로 인해 혈액을 먹지 못해 간 기능은 점점 떨어지게 된다. 또한, 독성물질을 지닌 혈액 일부는 간에서 해독을 못 하고 심장으로 들어가 온몸으로 퍼지는 것이다.

(3) 폐(肺)·기관지

폐는 좋은 공기(산소)를 호흡기인 기관지를 통해 받아들이고 나쁜 공기(탄산가스 등)를 밖으로 내보낸다. 여기서 말하는 어혈은 폐와 기관지를 통해 몸 밖으로 배출시키지 못한다.

(4) 피부(모공)

피부의 모공은 우리가 운동할 때 체온을 조절하기 위해 땀이 나는데 모공 (땀구멍)이 열리면서 땀과 함께 노폐물·유해물질 등을 몸 밖으로 배출한다. 사우나와 여름철 무더위에 가만히 있어도 땀이 날 때는 노폐물·유해물질 등도 조금은 배출되지만, 몸속에 필요한 성분도 손실된다. 사우나에서 땀을 흘릴 때 몸을 움직여 준 다던가 운동하면서 사우나를 하는 것이 몸속에 좋은 성분의 손실을 조금은 막을 수 있다. 하지만 모공 역시 모세혈관에 있는 어혈은 제거하지 못한다.

땀이 나고 모공이 열릴 때는 노폐물 등이 배출되지만 찬 곳에 오래 노출되면 각종 세균이 침입하게 되는데 가령, 바이러스 등 각종 세균이 침입했을 때 백혈구가 약하면 감기 등 각종 질병에 걸리게 되지만 백혈구가 강하면 물리치게 되어 감기 등 질병에 걸리지 않는다. 이것은 피부(모공)는 폐와 연결되어 있기 때문이다.

(5) 대장(大腸)

대장은 음식물 속에 섬유질 섭취를 많이 하면 이 섬유질이 대장 속에 있는 각종 유해물질, 중금속 등과 함께 대변을 통해 배출이 쉽다. 그러나 대장 역시 몸속에 어혈은 제거하지 못한다.

위의 5가지 장기를 나열하고 설명하였으나 이러한 장기들은 어혈(瘀血)을 만드는 요인을 제거하는 역할을 할 뿐이지 이미 만들어진 어혈은 제거할 수 없다는 것을 알았을 것이다. 물론 신장의 여과기능과 간의 해독작용, 폐와 기관지의 정혈작용, 피부(모공)의 노폐물배출작용 등을 통해 어느 정도의 담음(이상 체액)인 어혈을 제거하여 혈액순환을 좋게 한다는 것도 알았다. 하지만 현대를 살아가는 사람들은 우리 몸속에 어혈을 제거하는 기능보다 어혈을 만드는 요인이 많아 어쩔 수 없이 어혈은 나이만큼 우리 몸속에 쌓이게 된다. 그러나 어혈을 제거하는 장기마저도 어혈이 장기를 막아 각 장기의 세포들이 맑은 혈액을 먹지 못하여 제 임무를 다하지 못해 결국 어혈은 증가하여 몸속 이곳저곳을 돌아다니며 어느 한 부위에 머무르면 질병을 유발하게 된다.

 한편 피를 맑게 하는 신장의 사구체 여과기능이 떨어지고 일정 기간 지속하면 유해물질을 해독하는 간장기능도 나빠지게 되며, 신장·간장기능 둘 다 나빠지면 몸속의 어혈은 급속도로 증가하게 되므로 몸은 점점 시들어 가는 것이다. 그 후 식생활을 개선하고 열심히 운동하며 건강에 관심을 가지고 노력하여 신장·간장기능이 어느 정도 좋아졌다 하더라도 이미 모세혈관에 박혀 움직이지 못하는 죽은 피(死血)는 몸 밖으로 배출되지 않는다. 그리고 그 막힌 정도에 따라 뭉친 혈인 어혈이 그 부위를 빠져나가면 다른 곳에 가서 막히는 것이다. 가령, 강(江)에 있는 각종 오물, 쓰레기를 강 밖으로 빼내면 강물은 맑고 깨끗해지듯이 우리 몸속의 죽은 피나 뭉친 혈 및 담음인 어혈도 부항기를 이용하여 몸 밖으로 빼내어 기혈순환을 원활하게 하면 비로소 우리 몸의 장부는 활성화되어 자연치유력이 생겨 각종 질병의 고통에서 벗어날 수 있는 것이다.

조물주가 인체를 만들 때 신비할 정도로 정교하게 만들었다.

육장육부의 장부를 두어 뇌에서 주관하도록 각종 신경, 내외분비선 등을 만들고 혈액이 돌 때 기혈이라는 것이 순환계를 돌아다니며(기가 돌아야 혈이 움직임) 에너지를 공급하고 있 는데 이것이 경락(經絡)이다.

'경락(經絡)'이란 경맥과 낙맥을 총칭하는 것으로 현대에는 림프절이라고도 한다. '경(經)' 이란 날실, 세로, 길, 도로의 뜻이 있는데 인체의 경락 중에서 날실과도 같은 비교적 큰 것 인데 세로로 주행하는 도로와 같다. 주로 인체에 깊은 곳으로 흐른다. 이를 경맥이라 한다. ' 낙(絡)'이란 솜, 망의 뜻이 있는데 인체의 경락 중에서 솜이나 망과 같은 비교적 적은 것인 데 가로로 갈라져 나온 그물과 같이 서로 연결되어 전신으로 흐르지 않는 곳이 없으며 주 로 인체에 얕은 곳으로 흐른다. 이를 낙맥이라 한다. 이로써 전신에 분포하고 있는 경락은 인체의 음과 양, 기와 혈, 진과 액이 드나드는 통로가 된다. 이 통로를 통하여 장부조직에 긴밀하게 연결되어 하나의 유기체가 되어 각기 맡은 장부조직을 자양시켜주므로 생명활동 을 유지하고 있다.

그러므로 경락(강줄기)을 따라 경혈(經穴: 웅덩이)에 에너지를 보내는데 그 경혈이 모세혈관 을 통해 장부에 영양공급을 해주도록 도와주는 곳이다. 반대로 몸속에 어혈이 많아 경혈이 막히면 그 경락이 주관하는 장부에 질병이 생기게 되는 것이다. 가령, 모세혈관의 한 곳이 막히면 다른 곳으로 돌아가도록 기혈을 열어주는 곳인데 그곳이 5개 중 3개 이상 막히면 경 혈과 관계되는 기관의 기능이 자기임무를 다하지 못해 망가지게 되는데 육장육부 문맥모세 혈관에 있는 그 경혈 부위에서 막힌 어혈만 뽑아주면 기능이 회복되는 것이다.

장부의 각 12 경락의 경혈 및 임·동맥을 합쳐 14 경락이라 하는데 주로 인체에 어혈이 잘 쌓이는 81곳의 경혈사혈 점을 알기 쉽게 기술하였다.

조물주(神)가 육장육부 모세혈관에 어혈이 막힐 때 밖에서 뚫을 수 있도록 경혈 사혈 점을 만들어 놓은 것이다.

이렇게 밖에서 핏 길을 열어주도록 만들어 준 것은 병들어 고통받는 모든 사람에게 무언가 깨닫게 하고 사회에 봉사하며 열심히, 즐겁게 살라는 신(神)이 준 최고의 선물이라 생각한 다. 이것이 신비의 '건강 부항 사혈 기법'의 원리이다.

건강 부항 사혈 기법이란?

모세혈관에 박혀있는 쓸모없는 어혈을 부항기를 이용하여 생피 손실을 최소화하면서 효과적이고 기술적으로 몸 밖으로 빼내는 방법이다.

4. 질병 없이 건강하게 장수하는 비결

1) 적당한 식사. 2) 적당한 운동. 3) 항상 긍정적인 마음을 가진다. 4) 몸의 어혈을 뺀다. 즉, 사혈한다. 이상의 4가지만 계획대로 실천하면 누구나 질병의 고통에서 벗어나 건강하고 즐거운 삶을 살 수 있다.

첫째, 적당한 식사를 한다. (소식)

음식을 많이 먹으면 위가 나빠지고 활성산소가 발생한다. 활성산소는 어혈을 만든다. 만성 위통, 속 쓰림, 속이 답답하고 거북한 증상으로 시달리게 되고 음식을 먹어도 소화기능이 저하되므로 소화 흡수를 할 수 없다.

　요즘 사람들은 서양식을 따라 오전을 간단하게 빵 한 조각에 우유 정도로 때우고 대신 저녁에 포식하는데 우리 몸은 동양식으로 오전 식사를 반드시 해야 하고 점심은 적당히 부담이 없는 음식물을 먹고 저녁은 간단히 해야 한다. 저녁 8시 넘어서는 물, 과일 정도 가볍게 위에 부담이 없이 먹고 자면 된다. (보통 밤 9시 넘어서 음식을 많이 먹는 것은 건강상 안 좋다.) 그러나 예외가 있다. 야간근무를 하는 사람들은 야간에 식사하되 식사 후 1시간 안에 취침하면 건강에 좋지 않다. 아침, 점심, 저녁 식사 후 30분 동안은 가볍게 산책을 한 다던가 좋은 음악을 듣는 다던가, 가볍게 움직여주면 소화에 도움이 된다. 식사 때 스트레스를 받으면서 식사를 하면 몸에 좋지 않으며, 식사는 즐겁게 해야 한다. 6대 영양소 (단백질·탄수화물·비타민·무기질·지방·수분) 즉, 무지개색의 식단으로 영양성분을 골고루 섭취하면 좋다. 우리 몸의 컨디션이 좋을 때는 몸에 좋은 음식만 입맛 당기게 되지만 컨디션이 안 좋을 때는 몸에 해로운 성분만 입맛 당기게 된다. 이럴 때를 대비하여 무지개색의 식단으로 식사해야 한다.

둘째, 적당한 운동

운동은 왜 하는 것일까? 한마디로 혈액순환을 좋게 하기 위해서다. 어떤 운동을 하든 즐거운 마음으로 재미있게 자신의 몸에 맞게 해야 한다. 가령, 고혈압·당뇨·동맥경화 등의 환자가 누군가 등산이 몸에 좋다더라 하여 등산을 다녀와 변을 당하는 경우가 있는데 이것은 등산이 자신에 몸에 맞지 않고 즉, 무리했기 때문이다.

무리한 운동과 격렬한 운동은 몸에 어혈을 만들고 활성산소를 발생시킨다. 활성산소란 일명 유해산소라고도 하는데 우리 몸에 적당히 가지고 있으면 백혈구를 도와주어 외부의 세균침입을 막아 주지만 활성산소가 너무 많이 생성되고 지속하면 이것이 혈액순환을 방해하고 특히 우리 몸을 방어하는 좋은 유전자와 백혈구 및 해로운 세균 등을 구분하지 못하고 마구잡이로 공격하여 우리 몸의 면역력을 저하하므로 유해산소라고도 불리는 것이다. 그러므로 운동을 할 때는 몸에 맞게 가볍게 걷는다든가, 무릎을 구부리지 말고 다리를 올려준다는가(스트레칭), 땀이 조금 날 정도로 가볍게 운동을 해주고 특히 오전 9시 이전에는 무리한 운동은 삼가야 한다. 왜냐하면, 밤에 잠을 잘 때는 모든 뼈마디나 근육이 풀어진 상태이므로 무리한 운동을 하면 뼈마디나 근육이 자리를 잡지 못한 상태가 되어 각종 질병을 유발하게 되는 것이다. 또한, 심한 운동은 심장에 치명적일 수도 있다. 특히 새벽 운동에는 아주 가볍게 해야 할 것이다.

셋째, 항상 긍정적인 마음을 가진다.

평소 쉽지는 않겠지만 모든 일에 긍정의 마음을 갖는 것이 삶의 질을 향상하게 시킨다. 만약 일이 뜻대로 되지 않을 때와 건강이 좋지 않을 때는 하루 30분만 두뇌에 투자한다.

밤 11시 31~오전 1시 30분 자시(子時) 사이에 30분만 좌선하면 몸에 엄청난 변화를 느낄 수 있다. 몸에 기를 보충하는 것이다. 특히 경락에 이상 있는 허약체질에 좋다.

요령은 좌선하고 반가부좌 상태에서 남자는 왼발바닥이 위로 오게 하고 여자는 반대로 한다. 허리는 꼿꼿이 세우고 턱은 앞으로 당긴다. 만약 저녁에 술을 먹었거나, 임산부나 여성이 월경할 때는 좌선을 하면 안 된다. 호흡에는 신경 쓰지 말고 자연호흡을 한다. 졸면 안 되고 깨어있는 상태에서 아무 생각 없이 앉아만 있는 것이다. 좌선이 처음에는 힘들 수 있다. 지금까지 살아온 세월 동안 우리 뇌를 혹사했기 때문에 하루에 30분만 쉬게 해주는 것이다. 즐거운 마음과 생각, 좋은 음악, 명상시간은 하루 30분만 두뇌에 투자한다. 따라서 즐거운 생각, 좋은 생각을 하면서 즐거운 마음으로 뇌를 쉬게 하는 것이다. 식사할 때나 운동을 할 때, 즐거운 마음으로 또한 음악을 듣는 습관을 갖는 것이 건강에 좋다. 평소에 걷거나 대중교통을 이용해 앉아 있을 때도 조용히 명상하면서 즐겁고 좋은 생각만 해라. 그리하면 우리 몸의 세로토닌·엔도르핀 등의 스트레스 방어 호르몬이 생성되어 몸과 마음이 건강하게 된다.

넷째, 우리 몸의 어혈(瘀血)을 빼라

위에 3번까지 잘 지켜도 웬만한 질병은 피해 갈 수 있다. 어혈이 생기는 요인에 의해서 몸속에 나이±α 만큼의 어혈은 누구나 쌓이고 있다는 데 문제가 있다. 그러기 때문에 육장육부가 건강하다고 느끼는 사람이라도 어혈은 주기적(1년에 1~2회)으로 빼주어야 한다.

예를 들어 "나이가 40대에 고혈압으로 혈압약은 약 3~4년 정도 먹고 평소에 술을 좋아해서 간장약을 먹은 적이 있으나 항시 피곤하다" 라고 하는 사람이 있을 때, 40+3+2=45% 즉, 약 45%의 어혈이 있다고 본다. 이런 경우 먼저 신수 사혈 점, 간수 사혈 점에 사혈을 하되 기준량에 맞춰 어혈을 빼고 혈압을 정상으로 잡아 놓은 뒤 다시 기본 예방 사혈 점에 따라 사혈을 해주고 1) 적당한 식사 2) 적당한 운동 3) 하루 30분 두뇌에 투자한다. 이것을 지킨다면 이 사람은 당뇨병, 고혈압, 간 질환 등 각종 질병에서 벗어나 건강하게 살 수 있다.

육장육부의 기능이 활성화되었다면 (기본 예방 사혈 점을 찾아) 봄에 사혈하고, 여름에 쉬고, 가을에 사혈하고, 겨울에 쉬는 방법으로 1년에 1~2번 정도 기본 예방 사혈을 하면 질병 없이 건강한 생활을 할 수 있는 것이다.

제2장
부항 사혈의 이론적 배경

1. 사혈의 유래

1) 소문·이법방의론

【원문】

동방의 지역은 천지의 기가 처음 생겨나는 곳이고 생선과 소금의 지역으로 바다를 끼고 있어 그곳 사람들은 생선을 주로 먹으며 짠 것을 좋아하는데 모두 그곳에 사는 것을 편안하게 여기고 그곳에 음식을 즐긴다. 생선을 많이 먹으면 중초에 열이 쌓이고 짠 것을 많이 먹으면 혈이 엉겨 상한다. 그러므로 그곳 사람들은 모두 안색이 검고 혈액이 엉겨 통하지 않아 열이 울체되어 그 병 모두 옹양(암)이 되니 치유는 반드시 돌침(폄석)으로 해야 합니다. 고로 폄석(砭石)[1]은 역시 동방으로부터 유래되었다(故東方之域, 天地之所始生也. 魚鹽之地, 海濱傍水, 其民食魚而嗜鹹, 皆安其處, 美其食, 魚者 使人熱中, 鹽者勝血, 故其民皆黑色疏理, 其病皆爲癰瘍, 其治 宜砭石 故砭石者 亦從東方來).

◆ 장개빈[2]은 "천지의 기는 동쪽으로부터 올라서 양기가 생겨나기 시작하므로 기의 발생은

---

1. 배병철(2000), 『황제내경독해』 p.71. 이경우(1994), 『황제내경영추 1』 p.23. '폄석' 에 대하여: 폄(돌침)·석침이라고도 한다. 가장 오래된 의료도구이다. 이것은 농포를 절개하고 피하혈관을 째서 피를 내는 등의 용도에 광범위하게 사용되었다. 그 후 금속제의 의료용 침이 발명되기까지 오랫동안 민간에서 사용되었다. 상고시대에 병을 치유했던 끝이 뾰족한 돌. 금속 침구의 전신이다. 우창은 "폄석은 돌중에 날이 있지만 침의 형태가 없으므로 침의 명칭이 없어 무명 침이라 한다." 고 하였다.

2. 박경·금경수·정헌영(1999), 『의학한문』 p.210. 장개빈 : 1563~1640년, 『유경』 32권. 명대의 저명의가. 자는 경악 또는 회향.

동방에서 시작되고 계절에서는 봄이다. 동남방은 지대가 낮아 물이 많은 곳이다. 바닷가라서 생선과 소금이 많은 것은 물을 끼고 있는 지리적인 조건 때문이다"고 하였다.

◆ 생선과 소금의 이물을 얻기가 쉬우므로 살기가 편안하고 음식을 즐긴다. '어(魚)'란 인충이다. 물고기는 수중에서 살고 있으며 수의 본체는 외적으론 음이나 내적으론 양이므로 열이 많다. 그러나 수는 한함을 따라가 화하므로 역시 비장이 한하면 피해야 한다. 짠 음식을 먹으면 갈증이 나는 것은 수 극화하여 소금이 혈을 이긴다는 증거이다.

◆ 혈이 약하므로 얼굴색이 검어지고 혈이 엉겨 통하지 않고 열이 울체되어 옹양(암)이 된다. '폄석'은 석침으로 자봉의 속한다. 《산해경》에 이르길 '고씨의 산에 옥과 같은 돌이 있는데 이것이 침이고 역시 침의 일종이다. 동방의 사람들은 소리하므로 옹양이 되고 그 병이 있는 곳이 겉에 살이므로 폄석을 사용해야 하고 폄석으로 그 천부를 다스려야 한다. 무릇 후세에도 그곳은 폄석으로 사용해야 하는 도리이므로 또한 자연히 동방에서 유래한 것이다.

◆ '폄석'은 고대에 질병을 치유했던 석침으로 자봉의 속하고 끝이 날카로운 돌이다. 파개농종과 배농방혈에 사혈 도구로 사용되었음을 알 수 있으며 동양에서 가장 오래된 의료도구이다. 고조선 시대(B.C.57년)에 종기 치유에 폄석을 이용하여 외과적 치유를 하였으며 폄석이 중국에 전해[3] 졌을 것으로 생각한다. 지역에 따라 발생하는 질병과 치유방법이 다르나 '사혈'은 동방지역으로부터 유래하였음을 밝히고 있다.[4]

십 여세에 명의 금영으로부터 의학을 배웠고 중년에 종군하여 하북, 동북 등에서 살았으나 공명을 얻지 못하다가 귀향하여 의학 공부에 진력하여 세월이 지나 의명을 크게 떨쳤다. 임상에 있어서는 온보방제를 상용하여 '온보 파'라 부른다.

3. 임승국(2000), 『한단고기, 삼성기전(상)』 p.18. '黃帝東到靑丘 過風山 見紫府眞人 '이라 하여 자부진인으로 부터 중국의 황제헌원에게 우리 한민족의 문화가 중국으로 건너가는 과정을 설명하였다.

4. Kyung-Bae Kim, 『Research on The Effects of Blood Depletion on The Level of Satisfaction With Psychological States of Illness, Self-Esteem And Physical Symptoms』 International Journal of Applied Engineering Research, ISSN 0973-4562 Volume 9, Number 24 (2014) pp. 25155-25164.

2) 영추·구침십이원

【원문】

첫째는 참침이라 하는데 길이가 1촌 6푼이고 참침은 침에 머리가 크고 끝이 예리하여 주로 양의 열을 사혈하는데 사용한다. 넷째는 봉침(삼능침)이라 하는데 길이가 1촌 6푼이며 봉침은 날이 삼면이고 고질병에 사용한다. 다섯째는 피침이라 하는데 길이가 4촌이고 폭이 2.5푼이며 피침은 침 끝이 칼날같이 날카로워 농·옹을 제거하는 데 사용한다. 일곱째는 호침이라 하는데 3촌 6푼이고 호침은 침 끝이 모기나 쇠파리의 부리처럼 가늘어 서서히 침을 놓고 잠시 머무르면 양기가 길러지므로 만성 통증을 다스리는 데 사용한다. 아홉째는 대침이라 하는데 길이가 4촌이고 침 끝이 부러진 대나무와 같고 날이 약간 둥글어 관절에 고인 수액을 사혈하는 데 사용한다.

◆ 첫째의 참침은 천의 법이고 양이다. 사람에 오장은 제일 높은 곳에 있고 장부 위에 있으며 그 상은 천에 응한다. 그 합은 피모이고 또한 양에 속한다. 그러므로 참침은 그 머리 부분이 크고 침의 끝이 예리하여 천부에 있는 어혈을 제거할 때 사용한다. 다만 그 양기운의 사기를 욕구대로 출혈시키려면 숙달하여야 한다. 네 번째의 봉침은 시의 법이고 뭉친 기의 병은 시기에 응함이다. '유(瘤)'란 머무름이다. 그러므로 치유 시에는 그 몸을 반드시 대통하게 해야 하는데 봉침은 끝이 뾰족하고 예리하여 곧게 찌를 수 있으므로 옹고의 병을 취하여 출혈시키고 이에 열을 사혈한다. 다섯째의 피침은 '음(音)'이 법이고 '음'이란 오행과 합을 이룸에 천간에 응하는 것이므로 겨울의 子수와 여름의 午화로 나누어진다. 치유 시에는 피침이니 반드시 그 영의 끝을 검봉과 함께 사용하되 대농을 취하고 한열이 있는 곳을 다스림으로써 음양의 기가 화평해진다. 일곱째의 호침은 '성(星)'이 법이고 이에 사람의 칠규와 합이 된다. '거칠규지대(擧七竅之大)'란 구멍과 몸이 크게 행(擧)한다고 말한 것은 곧 몸과 공규가 행하여 모두 그곳을 주관함이다. 치유하려면 호침을 써야 하고 날이 뾰족하여 침 끝이 마치 모기나 쇠파리의 부리처럼 가늘어 천천히 조심스럽게 찔러 그 사기가 점

점 흩어지도록 하면 진기가 길러지므로 한열을 취하여 만성 통증을 다스리는 것은 부천의 낙(絡)에 있음이다. 아홉째의 대침은 '야(野)'가 법이고 사람의 몸이 들판에 두루 응하는 것이다. 무릇 음란한 사기가 넘쳐흐르는 것은 살이 거칠어지는 것이니 풍수에 의해 생긴 것이라 혈이 막혀 행할 수가 없으므로 이에 옹체의 병이 된다. 반드시 대침을 사용하여 막힌 곳을 부드럽게 하고 대기가 통하도록 해야 하며 대기를 통하게 한다는 것은 음란한 사기를 제거함이다. 대침이 뾰족하고 곧게 생긴 것을 말하며 그 거칠고 또 커서 관절부위에 쓴다.

◆ 본 절에서는 9침 중에서 양열·고질병·농·옹·통비·관절수액 등의 병증에 사혈할 때 쓰던 침종은 다음과 같다. 첫째, 참침은 주로 양의 열을 사혈하고 넷째, 봉침(삼릉침)은 고질병에 사용하며 다섯째, 피침은 농·옹을 제거하는 데 사용하고 일곱째, 호침은 만성 통증을 다스리는 데 사용하며 아홉째, 대침은 관절에 고인 수액을 사혈하는 데 사용한다고 하였다. 비록 고대에 쓰던 침이라 현대에서 사용할 수 없다 하더라도 침자의 원리와 치유병종·침에 용도 등에 관해 터득하면 어혈을 제거하는 데 상당히 효과적일 것이다.
 가령, 침을 찌르고 머물러 있으면 진기가 길러진다거나 양기운의 사기를 욕구대로 출혈시키려면 숙달해야 한다(欲出其陽邪耳)고 한 것은 부단히 연구하고 공부해야 한다는 것이니 참고할만하다.

3) 소문·오장별론

(1) 사혈의 침석

【원문】

무릇 질병을 치유함에는 반드시 환자의 대소변을 살피고 맥박을 살펴야 하며, 그 환자의 의식과 병의 상태를 살펴야 한다. 만약 귀신에 얽매인 자라면 함께 지덕을 논할 수 없고 침석을 싫어하는 자라면 함께 침석의 오묘한 의술을 논할 수 없으며 병이 있어도 치유받기를 불허하는 자에게는 병은 반드시 치유가 안 된다. 치유한다 해도 효과가 나타나지 않는다.

◆ 장개빈은 "이미 병이 난 뒤에 치료하지 않고 아직 병이 없을 때 치료(예방)하려고 힘써야 하는 것이 사람에 도리이거늘 그 병이 이미 있는데도 오히려 치료받기를 불허하는 자는 특별난 편견으로 밝지 못하고 신뢰감이 돈독하지 못하여 귀신에 구속되거나 침석을 싫어하는 무리와 같은 것이 그것이다. 이미 서로를 믿지 못하고 팔꿈치를 잡아당기지 않았으니 강제로 치료한들 어찌 성공하겠는가? 치료하여 나은 자라 하더라도 상대(彼:저 사람)는 역시(亦) 그렇지 않다고 말하니 모두 공 없는 일에 속한다."고 하였다.

◆ 본 절에서 이미 병이 난 뒤에 치료하지 않고 아직 병이 없을 때 치료(예방)하려고 힘써야 하는 것이 사람에 도리인데(不治已病治未病, 圣人之道也) 치료받기를 거부하거나 특별한 편견과 신뢰감이 없거나 귀신에 구속되거나 침석 치유를 싫어하는 무리는 치료하여 나은 자라 하더라도 역시 여전히 그렇지 않다고 말하니 모두 공 없는 일에 속한다고 하였다. '구어귀신'은 귀신에게 구속된 사람이고 '악어침석'은 침석 치유를 싫어하는 사람으로 질병 치유 방법이 서로 반대됨을 분명하게 제시하였다. 질병을 진찰하고 치유하는 것을 논했으며 이 문헌에서 『황제내경』의 의학사상과 질병 치유에 기본개념을 반영한 것으로 고대사회에서는 무속인들이 무의(巫醫)라 하여 병을 치유하는 사람이었으므로 그 당시 침석을 거론한 본문을 보더라도 사혈이 대중화되었을 것이다.[5]

4) 소문·병능론

(1) 질병의 형태변화

【원문】
황제: 목의 옹이 생긴 사람을 때로는 폄석으로 치유하거나 때로는 침구로 치유하여도 모두 나으니 참된 이치가 무엇이오? 기백: 병명은 같아도 종류가 다른 것입니다. 대저 옹의 기가

---

5. 김 경배, 『「황제내경」의 사혈이 질병 치유에 미치는 영향에 대한 고찰』 선도문화, 2014, 제17권, pp.508-510.

제 2 장 부항 사혈의 이론적 배경 29

정체된 경우는 마땅히 침으로 절개하여 제거하고 기가 성하여 모인 혈의 경우는 마땅히 폄석으로 사혈합니다. 이것이 이른바 동병이치(同病異治; 같은 병이라도 치유법이 다른 것)입니다.

◆ 장개빈은 "목의 옹은 비록 이름은 같으나 증상은 다른 것이므로 역시 각기 병소가 있는 곳을 치유한다. '식(息)'은 그침이다. 옹에 기가 맺혀 머물러 있어 분산이 안 되니 치유함에는 마땅히 침으로 그 맺혀 있는 기를 제거하여 그 기가 행하면 옹이 낫는다."고 하였다.

◆ 본 절에서 옹기가 맺혀 있으면 마땅히 침으로 기를 열어주면 옹이 치유된다((癰有气結, 治宜用鍼, 气行則癰愈)고 한 것과 기가 성하여 모인 혈은 마땅히 폄석으로 사혈한다(氣盛血聚者, 宜石而寫之)고 한 것을 살펴보면 '옹결'로 진단할 것인가 아니면 '기성'으로 진단할 것인가에 따라 침과 폄석을 구분했을 뿐, 결국 옹기가 정체된 경우는 침으로 기가 성한 경우와 굳은살이 된 경우 폄석으로 사혈한다고 하였으니 같은 병이라도 치유법이 다르나 치유원리는 같다고 한 것이다.

5) 소문·음양응상대론

(1) 치유의 음양

【원문】

발병 초기에는 자침만으로도 치유할 수 있으나 병세가 너무 성하면 약간 쇠퇴하기를 기다려 자침하면 낫습니다. 그러므로 병사가 가벼우면 흩어지게 하고 병사가 중하면 사혈 시켜야 하며 정기가 쇠하면 보해주어야 하고 형(양)이 부족한 것은 가온해 주며 정(음)이 부족한 것은 오미로 보해주고 병사가 상부에 있으면 월출시키고 병사가 하부에 있으면 대소변으로 유인하여 이뇨시키며 뱃속이 창만한 것은 안으로 사하게 하며 사기가 울결되면 형을 담아 땀을 내고 사기가 피부에 있으면 발한시키며 병세가 사납고 맹렬한 상태라면 안하여 수렴시킵니다. 그 사기가 실하면 발산하여 사 시키고 그 음양을 살펴 강유를 구별하여 양의 병은 음으로 치유하고, 음의 병은 양으로 치유하며 그 기혈을 안정시키고 각기 그 향을 지켜야(병소에 맞는 치유) 합니다. 혈이 실할 때는 사혈하여 터주고 기가 허할 때는 끌어당겨 줍니다.

◆ 장개빈은 "이 아래 모두는 치법에 대하여 말한 것이다. 무릇 병이 일어나기 시작할 때는 사기가 반드시 경락에 있으므로 자하면 나을 수 있고 그 사기가 이미 성하면 반드시 성세가 쇠퇴한 뒤에 그친다. 경한 것은 부표에 있으므로 의당 양하여야 한다. '양(揚)'이란 산포함이다. 중한 것은 안으로 실한 것이므로 의당 감 시켜야 한다. '멸(滅)'은 사함이다. 쇠한 것은 기혈이 허한 것이므로 의당 창(彰; 드러냄) 시켜야 하고 '창(彰)'이란 보해 주고 익(益; 더해)하여 기로 하여금 혈을 회복시켜 줌이다. 자를 행함에 삼자(양·멸·창)는 '표리허실'의 치진이다"고 하였다.

◆ 장개빈은 "'형정'을 말한다면 형은 양이고 정은 음이다. '기미'로 말한다면 기는 양이고 맛은 음이다. '양'은 견고하게 밖을 에워싸고 '음'은 정을 장하여 양화에 빠르게 응함이므로 형이 부족한 것은 양이 쇠함이니 기가 부족하여 표에 도달하지 못해 따뜻하게 해줄 수 없고 정이 부족한 것은 음이 쇠함이니 맛이 부족하여 안을 실하게 보할 수 없다. 양의 성질은 따뜻하므로 덥혀줄 수 있다는 말이고 음의 성질은 정하므로 보할 수 있다는 말이다. '중만'이란 두 글자는 의당 상세히 살펴야 하니 즉, 꽉 막혀서 매우 견실함에 이르는 것으로 응당 안에 있는 것을 사해야 한다. 만약 밖으로 부종이 나타나고 팽만함이 안에 있지 않으면 '중만'이 아니니 망령되게 공사(생혈) 시키면 반드시 해를 입기에 이른다."고 하였다.

◆ 장개빈은 "양이 실하면 의당 산해야 하고 음이 실하면 의당 사(瀉)해야 한다. 형체에는 유강이 있는데 맥의 색에도 유강이 있고 기미에는 더욱 유강이 있다. 유한 것은 음에 속하고 강한 것은 양에 속한다. 유강이 화하는 것을 알면 음양의 오묘한 쓰임새를 알 수 있으므로 반드시 살펴서 구별해야 한다. 양이 성하면 음이 반드시 병이 들고 음이 성하면 반드시 양에 병이 든다. 가령, 「소문·지진요대론」에서 '대개 한하게 했는데도 열이 나는 것은 음을 취

하며 열이 나게 했는데도 한한 것은 양을 취한다.'고 하였는데 《계현자》에 이르길 '수가 주관하는 것을 성하게 해서 양광을 제어하고 화의 근원을 더해서 음이 가려지는 것을 없앤다.'고 하였으니 모든 양병에는 음을 치유하고 음병에는 양을 치유하는 도이다. 역시 윗글의 '종음인양, 종양인음(從陰引陽, 從陽引陰)'한다는 뜻이다."고 하였다.

◆ 본 절에서 '기실자, 산이사지(其實者, 散而寫之)'라 하여 '실'에는 표실증과 이실증이 있는데 표가 실하면 소산시키고 이(裏)가 실하면 사하는 방법으로 사기를 제거해야 한다는 것과 '혈실의결지(血實宜決之)'라 하여 '혈실'은 어혈이 울체된 것을 말하고 '결'은 막힌 곳을 터준다는 뜻이나 이 문장에서는 어혈이 있는 곳에 자침하여 사혈함을 말하므로 질병을 치유함에 음양 기혈순환이나 정기와 사기의 변화나 허함과 실함 등을 변별하여 여러 가지 병인과 병태 등 정황을 근거로 정기를 보하고 사기를 제거하여 치유한다는 '허보실사(虛補實寫)'의 치유원칙을 천명하였다.

6) 소문·침해

(1) 침자의 보사

【원문】

허한 것을 침자하여 실하게 해야 한다는 것은 침 아래에 열감이 느껴지는데 기가 실함에 열이 나는 것이고 기가 만하면 사(泄) 시키라는 것은 침 아래가 한하도록 함인데 사기가 허해져서 한해지는 것이다. 울결이 오래되면 제거하라는 것은 나쁜 피를 배출하라는 것이고 사기가 승하면 허하게 하라는 것은 침을 빼고서 침공을 눌러서는 안 된다는 것이다.

◆ 장개빈은 "침 아래가 열이 나는 것은 스스로 한해지면서 열이 나는 것이고 열이 나는 것은 정기에 이름에 허하던 것이 실해짐이므로 보하는 것이 된다. 침 아래가 한해진다는 것은 스스로 열이 나면서 한해지는 것이고 한해짐은 사기가 제거되어 실하던 것이 허해지므

로 사(瀉)함이다"고 하였다.

◈ 장개빈은 "출침할 때 눌러 막지 말아야 한다. 즉 그 사기를 사(瀉)함이다(出鍼勿按, 則寫其邪也)."고 하였다.

◈ 본 절은 주로 침의 보사하는 수법을 기술하였다. 침 아래에 열감이 느껴지면 차가운 상태에서 열나는 상태가 된 것이므로 열이 나면 정기가 이르러 허한 것이 실해지므로 보하는 것이고(刺虛則實之者, 鍼下熱也), 침 아래에 찬 기운이 느껴짐은 열한 상태에서 차가운 상태가 된 것이다. 차가워지면 사기가 제거되어 실한 것이 허해 짐은 사(瀉)된 것이다(滿而泄之者, 鍼下寒也). 가령 '실지(實之)'란 보함이고, '설지(泄之)'란 사함이다. 그중에서 혈이 오래 쌓여있는 나쁜 피는 혈락에서 사혈하고 사기가 왕 하면 그것을 허하게 할 때 침을 빼고 침공을 누르면 사기가 침을 따라 빠져나가지 못하기 때문에 침공을 누르지 말라고 한 것이다. 침 아래가 한·열하는 것으로 분별하는 보사에 대한 침자원리를 설명하였다.

7) 소문·진요경종론

(1) 사계절의 사혈

【원문】

봄에 여름의 부분을 자하면(심기를 손상해 토인 위병이 생김) 맥이 혼란해지고 기가 쇠미해지며 사기가 골수에 깊이 침입하니 병이 낫지 않고 음식을 먹으려 하지 않아 또한 기가 적어집니다. 봄에 가을의 부분을 자하면(폐기가 손상되어 목인 간병이 생김) 근육이 경련하고 기가 역상하여 폐로 전하여 해수가 되어 병이 낫지 않으며 잘 놀래고 잘 웁니다. 봄에 겨울의 부분을 자하면(신기를 손상시켜) 사기가 저장되어 장만하게 되어 병이 낫지 않으며 또한 말하고 싶어 합니다. 여름에 봄의 부분을 자하면(간기를 손상시켜) 병이 낫지 않으며 나른해지고 무력해 집니다. 여름에 가을의 부분을 자하면(폐기를 손상시켜) 병이 낫지 않으며 심중을 말하지 않고 항상 근심하고 두려워하며 장차 남에게 잡혀갈 것 같은 공포심을 느끼게 됩니다. 여름에 겨울의 부분을 자하면(신기를 손상시켜) 병이 낫지 않으며 기가 적어지고 수시로 화를 냅니다. 가을에 봄의 부분을 자하면(간기가 손상되어) 병이 낫지 않으며 두려운 듯 무엇인가 하려고 하다가 문득 잊어버립니다. 가을에 여름의 부분을 자하면(심기를 손상시켜) 병이 낫지 않으며 점차 눕기를 좋아하고 자주 꿈을 꾸게 됩니다. 가을에 겨울의 부분을 자하면(신기를 손상시켜) 병이 낫지 않으며 으슬으슬 한기를 느끼게 됩니다. 겨울에 봄의 부분을 자하면(간기가 손상되어) 병이 낫지 않으며 누워도 잠을 설치게 되고 잠이 들더라도 괴이한 생각에 시달리게 됩니다. 겨울에 여름에 부분을 자하면(심기를 손상시켜) 병이 낫지 않으며 양기가 위로 올라가 발하여(허한 것을 틈타) 비병이 됩니다. 겨울에 가을의 부분을 자하면(폐기를 손상시켜) 병이 낫지 않으며 목이 말라 갈증 나게 한다.

◆ 장개빈은 "봄에 손락을 찌르면 이것이 여름에 찔러야 할 부분이다. 여름은 심에 응하고 심은 맥을 주관하므로 맥이 어지러워지고 기가 쇠미해 지며 신수에 음기가 도리어 체내로 들어오면 신은 골을 주관하므로 골수에 음기가 침입하며 심의 맥이 쇠미하여 위의 기능이 떨어져 기를 수 없으므로 먹기를 싫어하고 먹기를 싫어하면 소기가 된다."고 하였다.

◆ 장개빈은 "봄에 피부를 찌르면 이것이 가을에 찔러야 할 부분이다. 간목은 가을로부터 기를 받으면 간은 근육을 주관하므로 근육이 경련을 일으킨다. '역기'란 기가 치솟음이다. 그 기가 몸을 일주한다. 가을은 폐에 응하므로 폐기가 부족하여 기침하는 것이다."고 하였다.

◆ 장개빈은 "봄에 골수를 자한다 함은 이것이 봄에 겨울 부분을 자하는 것이다. 겨울은 신에 응하고 신이 상하면 즉 사기가 안으로 침입하여 저장되어 사람으로 하여금 창(脹)하게 한다. 화가 겨울로부터 기를 받음에 심은 화에 속하고 마음을 주관하므로 말하고자 하는 것이다. 봄의 여름에 경맥을 자한다함은 이것이 여름에 봄 부분을 자하는 것이다. 간은 봄에 응하고 그 근육을 주관하니 그 간기가 상하므로 사람으로 하여금 근력이 풀어지게 한

다.”고 하였다.

◆ 장개빈은 “여름에 그 신(腎)이 상하면 신정이 허해져 화기 할 수가 없으므로 사람으로 하여금 기가 적어지게 한다. 수가 적으면 자신이 낳아준 목이 자양을 잃게 되어 간기가 강하고 급하므로 때때로 분노하려고 한다. 가을에 봄의 부분을 찌르면 간기가 상하게 된다. 심이 그 어미를 잃으면 신기(神氣)가 부족해지므로 사람으로 하여금 두려운 듯하고 또한 잘 잊어버린다.”고 하였다.

◆ 장개빈은 “가을에 여름 부분을 찔러서 심기를 소기하게 하여 손상시키면 비기가 홀로 되어 비가 허하면 누워있기를 좋아하고 심이 허하며 신(神)이 불안하여 꿈에 시달린다. 가을에 겨울 부분을 찔러서 신(腎)을 손상시키면 양화 하는 정기를 소모시키고 흩어지게 하므로 사람으로 하여금 으슬으슬 수시로 추위를 잘 느낀다.”고 하였다.

◆ 장개빈은 “간은 혼을 저장하는데 간기가 손상되면 신의 혼이 흩어지고 혼란스러워지므로 사람으로 하여금 누워있게 하고 잠을 잘 수가 없으며 혹은 잠이 들어서도 무언가 보이고 이른바 괴이한 것 등 물체가 나타난다. 심은 여름에 응하고 그 혈맥을 주관하는데 맥이 상하면 사기가 올라타서 허하게 되므로 여러 비병이 된다. 자하여 폐금을 상하게 하면 반드시 신수가 상하므로 사람으로 하여금 머리카락을 상하게 하고 잘 갈증 나게 한다.”고 하였다.

◆ 본 절에서 춘하추동 사계의 각기 가지고 있는 기를 거역하면 질병이 발생하므로, 장개빈은 응당 자침해야 할 곳과 응당 자침해서는 안 될 혈 자리를 지적하였다. ‘봄의 손락’은 간·담에, ‘여름의 낙유’는 심·소장에, ‘가을의 피부’는 폐·대장에, 가을에는 신·방광의 유규분리에 혈 자리를 취한다. 잘못 춘분을 찌름은 간·담을, 잘못 하분을 찌름은 심·소장을, 잘못 추분을 찌름은 폐·대장을, 잘못 동분을 찌름을 신·방광의 유규를 찌름을 말한다. 따라서 사계에 맞는 육장육부의 사혈 혈 자리는 다음과 같다. 봄의 병(甲·乙·

寅·卯)은 간의 모혈(기문;LR14[6])과 배수혈(간수;BL18)에서, 담의 모혈(일월;GB24)과 배수혈(담수;BL19)에서 사혈하고 여름의 병(丙·丁·巳·午)은 심의 모혈(거궐;CV14)과 배수혈(심수;BL15)에서 소장의 모혈(관원;CV4)과 배수혈(소장수;BL27)에서 사혈하며 가을의 병(庚·辛·申·酉)은 폐의 모혈(중부;LU1)과 배수혈(폐수;BL13)에서 대장의 모혈(천추;ST25)과 배수혈(대장수;BL25)에서 사혈하고 겨울의 병(壬·癸·亥·子)은 신의 모혈(경문;GB25)과 배수혈(신수;BL23)에서 방광의 모혈(중극;CV3)과 배수혈(방광수;BL28)에서 사혈하며 환절기(戊·己·辰·戌·丑·未)에는 비의 모혈(장문;LR13)과 배수혈(비수;BL20)에서 위의 모혈(중완;CV12)과 배수혈(위수;BL21)에서 사혈하고. 심포의 모혈(단중;CV17)과 배수혈(궐음수;BL14)에서 사혈하며 삼초의 모혈(석문;CV5)과 배수혈(삼초수;BL22)에서 사혈한다.

8) 소문·혈기형지

(1) 인인제선

【원문】

몸은 편안하나 마음이 고통스러우면 병은 경맥에서 발생하는데 침구로서 치유하고 몸과 마음이 모두 편안하면 병은 살에서 발생하는데 침석을 사용하여 치유한다.

◆ 장개빈은 " '형체가 즐거운 것은 몸이 고달프지 않음이고 마음이 고달픈 것은 근심이 많음이다. 심은 맥을 주관하니 깊이 생각하고 과거의 일을 근심하면 맥에 병이 나므로 맥병에는 당연히 경락을 다스려야 하고 그에 알맞은 것을 따라 구자(灸刺)한다. 형체가 즐거운 것은 마음을 잃은 것이니 마음이 즐거운 것은 몸이 한가한 것이다. 온종일 포식하고 몸을 움직이지 않으니 비(脾)가 많이 상한다. 비는 살을 주관하므로 병이 생긴다. 살의 병은 기가 머물러 있거나 농혈이 적취되어 있으므로 응당 침석을 사용하여 그 혈을 취한다. '석(石)'

---

6. 원광대학교, 『인체경혈도』 서울: 도서출판 정담.

은 폄석이다." 고 하였다.

◆ 본 절에서 몸이 편하면 병은 경맥에 있으니 침구로, 몸과 마음이 모두 편하면 병은 살에 있으니 침석으로, 몸은 고달프면 병은 근육에 있으니 찜질이나 도인법으로, 몸과 마음이 고통스러우면 병은 인후에 있으니 백약으로 치유한다. 이는 사람의 칠정으로 인해 오장을 상하게 한다는 것이니 「소문·음양응상대론」 중에 칠정·사계와 오장과의 관계를 참고하여 치유함이 마땅하다. 형지의 고락이 다름으로 인해 발생하는 병기와 병증에 따라 치유방법도 다름을 설명하였다. 형체가 즐겁고 마음이 즐거우면 살에 병이 생기므로 이에 울결된 어혈은 침석으로 치유해야 한다(形樂志樂, 病生於肉, 治之以鍼石). 특히 『황제내경』의 본 절을 비롯하여 약물치유는 단지 몇 곳에 불과할 정도로 고대 의술에서 사혈은 중요한 치유의술이었다. 또한, 오장이 건강해지려면 삶에 있어 몸과 마음의 고락을 적절히 유지하는 것이 중요하다.

2. 음양오행학설

천지의 모든 만물은 어둠이 내리면 보금자리로 돌아가 휴식을 취하고 다음 날 동이 트면 빛이 있어 생명활동을 시작한다. 이것은 당연한 현상이 아니라 대우주의 법칙에서 온 자연현상이며 천지대우주의 질서운동이다.

이에 소우주라고 하는 인간은 대우주의 법칙에 따른 자연현상에 근거하여 질서운동을 하고 있으며 이에 반하면 질병은 물론 길흉화복과 수요장단에 적응하지 못하고, 힘들고 고통스러운 삶을 살게 된다. 그러므로 인간은 대우주의 질서운동을 배우고 삶의 적용하여 쾌적한 삶을 영위하고자 하는 것이다.

음양학설은 고대 동양철학의 이론으로 고대인들이 자연계에 사물의 성질, 특징 및 변화 규율을 이해하고 인식하는 방법으로 생활에 활용되었다.

「소문·음양응상대론」에서 명대(明代)의 명의인 장개빈은 음양오행을 다음과 같이 설명하였다. " '도' 란 음양의 이치이다. '음양' 이란 하나인 태극이 둘로 나뉜 것이다. 태극이 동하면 양을 낳고, 정하면 음을 낳으며 천은 동하여 생겨나고, 지는 정하여 생겨난 것이므로 음양은 천지의 도가 된다. 물(物)은 크고 작은 것이 없고 이로 말미암지 않은 것이 없으므로 만물의 망기가 된다. 《천원기대론》에서 이르길 '물'이 생하는 것을 '화'라 하고 물이 극에 이른 것을 '변(變)'이라 한다. 《주역》에 이르길 천에 있어 상을 이룬 것이고, 지에 있어 형을 이룬 것이며 변화를 보이는 것이다. 《주자》에 이르길 '변'이란 점진적으로 화하는 것이고 '화(化)'란 변이 이루어짐이다. 음은 변하여 양이 되고 양은 화하여 음이 된다. 그러나 변·화가 비록 많다 하더라도 음양이 아니면 낳아 줄 수 없으므로 '부모'라 한 것이다. '생살'은 도이고 음양이 그치면 양이 오면서 물을 낳고 양이 떠나면 물이 죽는다."고 하였다.

'사시(四時)'란 춘·하·추·동이다. '오행'이란 목·화·토·금·수이다. 이를 합쳐서 말하길 봄은 목에 속하면서 생을 주관하고 그 풍으로 화하며 여름은 화에 속하면서 길러줌을 주관하고, 그 더운 것으로 화(化)하며, 장마철(장하)은 토에 속하면서 화(火)를 주관하고, 습한 것으로 화하며, 가을은 금에 속하면서 거둠을 주관하고, 건조함으로 화하며, 겨울은 수에 속하면서 저장하는 것을 주관하고, 추운 것으로 화한다. 오행은 각기 하나씩인데 오직 화(火)만이 '군화(君火)·상화(相火)'의 구분이 있다. 이 말은 '한·서·조·습·풍'이란 바로 오행이 화함이고 이것이 육기를 낳는다.

「소문·오운행대론」에서 황제가 "'한·서·조·습·풍·화'의 육기가 인체에 배합되면 어찌되고 만물에 대해서는 어떻게 생화 하는가?" 기백이 대답하기를 "육기는 하늘에 있어서는 오묘하고 심오한 변화의 원동력이고 인간에게 있어서는 삶의 이치이며 땅에 있어서는 만물을 화생합니다. 화생이란 오미를 생하고 삶의 이치란 지혜를 생하며 오묘하고 심오한 변화의 원동력은 예측할 수 없는 음양오행의 변화를 생합니다."고 하여 다음과 같이 설명하였다.

◆ 봄(동방)은 풍기를 생하고 풍기는 목을 생하며 목은 신맛을 생성하고 신맛은 간을 생하고 간은 근을 생하며 근은 심을 생한다(목생화: 東方生風, 風生木, 木生酸, 酸生肝, 肝生筋, 筋生心). 간의 정지는 노여움이다. 노여움이 지나치면 간을 손상시키는데 슬픔으로 노여움을 억누르고, 지나친 풍기는 간을 손상시키는데 가을에 조기가 풍기를 억누르며 지나친

신맛은 근을 손상시키는데 매운맛은 신맛을 억제한다(금극목: 其志爲怒. 怒傷肝, 悲勝怒; 風傷肝, 燥勝風; 酸傷筋, 辛勝酸).

◆ 여름(남방)은 열기를 생하고 열기는 화를 생하며 화는 쓴맛을 생성하고 쓴맛은 혈을 생하고 혈은 비를 생한다(화생토: 南方生熱, 熱生火, 火生苦, 苦生心, 心生血, 血生脾). 심의 정지는 기쁨이다. 기쁨이 지나치면 심을 손상시키는데 두려움으로 기쁨을 억누르고, 열기는 기를 손상시키는데 찬 한기로 열기를 억누르며 지나친 쓴맛도 기를 손상시키는데 짠맛은 쓴맛을 억제한다(수극화: 其志爲喜. 喜傷心, 恐勝喜; 熱傷氣, 寒勝熱; 苦傷氣, 鹹勝苦).

◆ 장마철(중앙)은 습기를 생하고 습기는 토를 생하며 토는 단맛을 생성하고 단맛은 비를 생하고 비는 살을 생하며 살은 폐를 생한다(토생금: 中央生濕, 濕生土, 土生甘, 甘生脾, 脾生肉, 肉生肺).
비의 정지는 생각함이다. 생각함이 지나치면 비를 손상시키는데 노여움으로 생각함을 억누르고, 습기는 살을 손상시키는데 풍기로 습기를 제거하고 지나친 단맛은 비를 손상시키는데 신맛이 단맛을 억제한다(목극토: 其志爲思. 思傷脾, 怒勝思; 濕傷肉, 風勝濕; 甘傷脾, 酸勝甘).

◆ 가을(서방)은 조기를 생하고 조기는 금을 생하며 금은 매운맛을 생성하고 매운맛은 폐를 생하고 폐는 피모를 생하며 피모는 신을 생한다(금생수: 西方生燥, 燥生金, 金生辛, 辛生肺, 肺生皮毛, 皮毛生腎). 폐의 정지는 근심함이다. 지나친 근심은 폐를 손상시키는데 기쁨으로 근심을 억누르고, 열기는 피모를 손상시키는데 한기로 열기를 억누르며 매운맛은 피모를 손상시키는데 쓴맛이 매운맛을 억제한다(화극금: 其志爲憂. 憂傷肺, 喜勝憂; 熱傷皮毛, 寒勝熱; 辛傷皮毛, 苦勝辛).

◆ 겨울(북방)은 한기를 생하고 한기는 수를 생하며 수는 짠맛을 생성하고 짠맛은 신을 생

하고 신은 골수를 생성하며 골수는 간을 생한다(수생목: 北方生寒, 寒生水, 水生鹹, 鹹生腎, 腎生骨髓, 髓生肝). 신의 정지는 두려움이다. 지나친 두려움은 신을 손상시키는데 생각함은 두려움을 억누르고 조기는 한기를 억누르며 단맛이 짠맛을 억제한다(토극수: 其志爲恐. 恐傷腎, 思勝恐; 寒傷血, 燥勝寒; 鹹傷血, 甘勝鹹).

이처럼 기후의 오기는 번갈아가며 먼저 이르는 바가 있는데 이것이 간지오행의 바르게 작용하면 정기가 되고 바르게 작용하지 않으면 사기가 된다. 간지오행이 기후와 부합되면 질병이 경미하고 부합되지 않으면 질병이 심해지는 것이다. 가령, 오운육기가 주관하는 한해에 어느 오행의 기가 너무 많으면 평소 자신이 이기는 기(상극)와 평소 자신이 이기지 못하는 기(상모)도 억제하게 되고 너무 부족하면 평소 자신이 이기지 못하는 기에 의해 사기가 침입하고 평소 자신이 이기던 기도 업신여기다가 도리어 사기의 침입을 받게 되는데 이것은 간지오행에서 그 오행이 부족하여 정상적인 억제가 이루어지지 않아 질병이 발생하는 것이다.

모든 천지 만물은 음양오행으로 이루어지지 않는 것이 없으며 천·지·인은 음양오행에 의해 존재한다. 천이 사시오행을 두어 '생·장·수·장'하여 '한·서·조·습·풍·화'를 만들고 사람이 장부를 두어 천의 육기와 오지로 인해 '희·노·우·사·비·공·경'의 칠정을 만드는 것은 모두 음 중에는 반드시 양이 있고(重陰必陽), 양 중에는 반드시 음이 있다(重陽必陰).고 하여 음양오행의 변화에 의해 일어나는 현상을 말한 것이다. 그러므로 사람의 생사 즉, 질병을 예방하고 치유함에 '음양'이 근본(生殺之本始, 治病必求於本)임을 천명한 것이다.

《주역·계사상전》에 "사람은 우주의 근본인 음양의 원리를 체득함에 천지와 나란히 하는 지위를 얻는다."고 하였는데 천지와 나란히 하는 직위를 얻음이란 그 음양에 법칙을 내 것으로 응하면 끊임없는 변화 속에서도 스스로 운명을 개척해 갈 수 있다는 것이다.

음양오행학설은 지금으로부터 2,500여 년 전 춘추전국시대에 이르러 자연계의 현상을 이해하고 해석하는 데 널리 이용되었으며 고대 동양의학의 영역과 철학 사상에 깊은 영향을 미쳤다. 음양오행학설은 음양학설과 오행학설로 나누어진다.

음양학설은 고대인들이 생업에 종사하면서 천지 만물의 성질을 음양으로 나누어지고, 음양의 관계에서는 상호대립·상호의존·상호소장·상호전화하는 관계임을 밝혔다.

오행학설은 자연계의 원자론이다. 천지 만물은 오행(목·화·토·금·수)의 운동변화로 구성되어 있고, 상생·상극·상승·상모·생극제화의 관계를 맺고 있다. 그리하여 음양과 오행학설이 합쳐지면서 연구 발전되어 음양오행학설은 드디어 오운육기와 철학과 의학적 체계를 갖추게 되고 이것이 사람의 질병은 물론 길흉화복과 수요장단의 운명을 예측하는 사주와 한의학의 기본이론으로 연구 발전하게 된다.

1) 음양학설(陰陽學說)

(1) 음양의 개념

『소문·음양응상대론』에서 "음양이라는 것은 자연계(천지)의 규율(도)이고 만물의 망기이며 변화의 근원(부모)이고 생살의 본시이며 신명(만물이 변화하는 역량)의 부(府: 모여 있는 곳)이다. 병을 치유할 때는 반드시 음양에서 찾아야 한다. 그러므로 양이 쌓여 하늘이 되고 음이 쌓여 땅이 된다."고 하였다.

◆ '도' 란 음양의 이치이다. '음양' 이란 하나인 태극이 둘로 나뉜 것이다. 태극이 동하면 양을 낳고 정은 음을 낳았으며, 천은 동하여 생겨나고 지는 정하여 생겨난 것이므로 음양은 천지의 도가 된다. 큰 것을 '망(網)' 이라 하고 작은 것을 '기(紀)' 라 하며 총괄하는 것이 '망' 이고 두루(周)는 것이 '기' 이다. 물(物)은 크고 작은 것이 없고 이로 말미암지 않은 것이 없으므로 만물의 망기가 된다. 「천원기대론」에서 이르길 '물' 이 생하는 것을 '화(化)' 라 하고 물이 극에 이른 것을 '변(變)' 이라 한다. 《주역》에 이르길 천에 있어 상을 이룬 것이고 지에 있어 형을 이룬 것이며 변화를 보이는 것이다. 《주자》에 이르길 '변' 이란 점진적으로 화하는 것이고 '화' 란 변이 이루어짐이다. 음은 변하여 양이 되고 양은 화하여 음이 된다. 그러나 변·화가 비록 많다 하더라도 음양이 아니면 낳아 줄 수 없으므로 '부모' 라 한 것이다. '생살' 은 도이고 음양이 그치면 양이 오면서 물을 낳고 양이 떠나면 물이 죽는다. '본(本)' 은 근본이고 '시(始)' 는 종시이다.

◆《주역·계사상전》에 "사람은 우주의 근본인 음양의 원리를 체득함에 천지와 나란히 하는 지위를 얻는다."고 하였다. 천지와 나란히 하는 직위를 얻음이란 그 음양에 법칙을 내 것으로 응하면 끊임없는 변화 속에서도 스스로 운명을 개척해 갈 수 있다는 것이다.

◆ '신(神)'은 변화를 헤아리지 못하는 것이고 '명(明)'은 세 가지 빛이 상으로 드러나는 것이며 '부(府)'는 물을 저장하는 곳이다. 신명은 음양이 나가는 것이므로 음양을 '신명의 부' 라 하는데 이것이 스스로 수절하는 음양의 두 글자이고 이것이 일관되게 이르면 바르게 사귐이다.

'본'은 병을 치유하는 근원이다. 사람에 질병은 겉에 있고 혹은 깊은 곳에 있으며 혹은 찬 것에 있고 혹은 열에 있으며 혹은 오운육기가 감소되고 혹은 장부경락이 상했다면 이는 모두 음양 두 기가 밖에 있는 것이다. 반드시 그 병은 '본'에 있으므로 혹은 음의 본이나 혹은 양의 본이 병의 변화를 비록 많이 일으킨다 할지라도 그 근원은 하나(음양)이다. 음양의 상에 본체는 크거나 작거나 같지 않으나 형기는 생성되고 쌓이지 않거나 두텁지 않으므로 반드시 양이 쌓이면 이에 천에 크게 이르고 쌓인 음은 두텁게 지에 이른다.

◆ 천지 만물이 변화하고 생살함에 있어서 신명을 부리는 것은 모두 음양은 병의 근본 한다. 즉 음양은 병에 근본이 됨을 알 수 있다. 그러므로 병을 치유함에는 반드시 그 근본을 찾아야 하니 혹은 음에 근본하고 혹은 양에 근본하기도 하나 반드시 그 연고를 살펴서 치유해야 한다. 양기는 경청하므로 상승하여 쌓인 양이 천이 되고 음기는 중탁하므로 하강하여 쌓인 음이 지가 된다.

음양은 자연계에 구체적인 어떤 사물이 아니라 상호 대립하는 개괄적인 개념이다. 천지만물은 음양으로 구분되며, 낮은 양이고 밤은 음이다. 남자는 양이고, 여자는 음이다. 하늘은 양이고 음은 땅이다. 이러한 자연계의 현상에서는 따뜻한 것과 찬 것, 활동적인 것과 안정적인 것, 유·무형과 상·하적 및 외·내적인 것 등 일체의 사물은 상호 대립하는 관계를 분별하여 음양으로 구분할 수 있다. 가령, 낮은 양이고, 밤은 음이지만 사(巳)·오(午)·미(未)시는 양 중의 양이고, 신(申)·유(酉)·술(戌)시는 양 중의 음이다. 또한, 밤으로 접어드는 초저녁(申·酉·戌時)에는 음 중의 양이고 한밤중(亥·子·丑時)에는 음 중의 음이다. 그러므로 음양은 상대적인 것이지 절대적인 것이 아니다.

창조주가 우주를 창조하실 때 태양(빛)과 달(어둠)을 만드시고, 남자와 여자 즉 음양의 배합으로 인해 내가 태어났고, 자라서 가정을 꾸미고 국가와 사회라는 조직에 일원으로 생활하는 것이다. 한편 음과 양의 배합이 아니고 음과 음, 양과 양만 존재한다면 나 또한 존재할 수 없으며 가정, 사회, 국가 및 전 인류는 존재할 수 없다.

음양의 이론은 태양(日)과 달(月)의 현상으로 본다. 이때 자연 과학적인 천체관측법이 발달하면서 지구에서 볼 때 태양과 달에 의해 음양의 논리가 성립되고, 지구와 가장 먼 목성·화성은 따뜻한 별, 금성·수성은 차가운 별을 관측하며 지구를 중앙으로 하여 목성·화성·토성·금성·수성의 오행과 음양의 변화를 자연현상에 비유하여 연구 발전시키면서 음양 속에는 반드시 오행이 존재하고, 오행 속에는 반드시 음양이 존재한다는 우주대순환운동에 근거하여 방향, 계절은 물론, 음양오행학설이 연구 발전되면서 천간지지의 60갑자 배열로 사주가 세워지게 되고 일정한 규칙에 의해 인간의 운명과 길흉화복 및 수요장단을 판단하는 기초가 된 것이다. 따라서 자연계의 음양은 일정한 조건에서 서로 대립하면서 계속해서 변화하는 것이다.

2) 음양의 기본변화

(1) 음양의 상호대립(相互對立)

모든 만물은 대립적인 음양의 양면성을 가지고 있다. 가령, 육장육부에서 육장은 음이고, 육부는 양이다. 기혈에서 기는 양이고, 혈은 음에 속한다. 남자는 양이고, 여자는 음이지만 부부 사이에서는 남자가 양 중의 음이 되는 경우도 있고, 여자가 음 중의 양이 되는 경우도 있다. 낮은 양이고, 밤은 음이지만 사(巳)·오(午)·미(未)시는 양 중의 양이고, 신(申)·유(酉)·술(戌)시는 양 중의 음이다. 또한, 밤에서의 초저녁(申·酉·戌時)에는 음 중의 양이고 한밤중(亥·子·丑시)에는 음 중의 음이다. 이와 같이 음양은 모순된 양면성을 가지고 있지만,

음양의 상호대립은 천지 만물의 음양 속성을 대표한다. 가령, 사주 십이지에서 子·午, 丑·未, 寅·申, 卯·酉, 辰·戌, 巳·亥는 충을 하면서 서로 대립하고 있다. 이것은 음양의 대립이 아니라 양과 양, 음과 음의 대립이므로 충을 하고 있는 것이다.

(2) 음양의 상호의존(相互依存)

음양은 상호대립관계에 있지만 서로 의존하면서 조화롭게 하기 때문에 음과 양 중에서 한 가지만이 존재할 수 없다. 가령, 활동적인 것은 양에 속하고, 안정적인 것은 음에 속하지만, 활동적인 것이 없으면 안정적인 것을 말할 수 없고, 남자는 양이고, 여자는 음이지만 부부 사이에서 남자나 여자가 없으면 부부라 말할 수 없다. 오장은 음이고, 육부는 양이지만 어느 오장의 기능이 좋지 못하면 그에 육부의 기능도 좋지 못하다(五臟不和, 六腑不和). 또 인체의 기능은 양이고, 음식은 음에 속하지만, 음식이 없으면 기능이 상실되고, 인체가 생명 활동을 할 수가 없게 되므로 음양은 서로 대립하며 의존하면서 조화롭게 한다. 예컨대 사주 천간에서 갑(甲)의 양목과 기(己)의 음토가 만나면 합이 되면서 양목은 음토를 강하게 해 주는데, 甲일간에 己를 만날 때, 남자 사주라면 아내가 되고, 己일간에 甲을 만날 때, 여자 사주라면 남편이 된다. 이렇듯 사주에서도 음양은 서로 의존하면서 조화롭게 하는 것이다.

(3) 음양의 상호소장(相互消長)

음양이 서로 대립하고 의존하면서 조화롭게 한다는 것은 끊임없이 없어지고 길러지는 운동 변화를 한다는 것이다. 가령, 사계절의 변화에서 겨울(亥·子·丑)에서 봄(寅·卯·辰)과 여름(巳·午·未)으로 계절이 바뀌는 것은 추위가 점차로 더위로 변화하는 과정에서 음이 사라지고 양이 성장(成長)하기 때문이며, 여름(巳·午·未)에서 가을(申·酉·戌)과 겨울(亥·子·丑)로 계절이 바뀌는 것은 더위가 점차로 추위로 변화하는 과정에서 양이 소멸하고, 음이 성장하기 때문이다.

장부의 각종 기능은 양에 속하므로, 그 기능이 활동하려면 음에 속하는 음식을 소화해야 하는데, 이 과정에서 양이 장하고 음이 소멸하기 때문이다. 이러한 신진대사도 일정한 에너지가 소모되는데 이것은 음이 장하고 양이 소멸하는 과정이다. 음양의 상호소장활동이 정상적인 상태라면 장부의 음양을 조화롭게 하여 건강하지만, 상호소장활동이 비정상적인 상태라면 음양의 부조화로 질병이 생기게 된다. 가령, 사주 천간에서 계수(癸)는 음 중의 음이면서 신장에 속하고, 을(乙)목은 음 중의 양이면서 간장에 속하는데 신장은 자신의 수가 부족해도 목의 간장을 도와준다. 사주 십이지에서 음 중의 음인 해(亥)수가 음 중의 양인 묘(卯)목을 만나면 해(亥)수는 자신을 버리고 목을 도와준다. 이것이 수생목(水生木) 즉, 음양이 상생하는 소장운동의 원리이다.

(4) 음양의 상호전화(相互轉化)

천지 만물의 음양은 일정한 어느 단계에 이르면 상반된 물질로 바뀔 수 있다. 가령, 아이스팩도 일정한 단계에 이르면 뜨거움을 느끼게 되는데 이런 현상은 음이 양으로 전화됨을 말한다. 일반적인 사주에서 여름(巳·午·未)에 태어나면 대체로 장부는 열증으로 타고나는데 질병의 진행과정에서는 한증으로 전화될 수 있고, 양증과 음증 사이에 음양의 상호전화는 언제든 일어날 수 있다. 가령, 사기가 인체에 침입하면 손발에 열이 나고, 얼굴이 붉어지는데 그러다가 병세가 심해지면 얼굴이 창백해지고 손발이 차가워진다. 이런 증상은 양에서 음으로 전화된 것이다. 사주 천간에서 양의 무(戊)토와 음의 계(癸)수가 만나면 화(火)로 전화된다. 이것이 음양의 상호전화운동이다.

3) 오행학설(五行學說)

(1) 오행의 개념

오행에서 오(五)는 목·화·토·금·수의 물질을 말하고, 행(行)이란 움직인다는 뜻으로 운(運)을 말한다. 고대의 선현들은 오행속성을 근거로 인체의 병리와 생리, 기후환경과의 상호관계를 밝히고 음양·한열·허실·표리 등을 변별하여 질병에 대처하였다. 오행설은 고대인의 자연과학에 의해 즉, 천지 만물은 목·화·토·금·수의 오행의 원소로 구성되었다는 생각에서 나온 것인데, 이 원리를 이용하여 고대 제나라의 상극오행이라는 학설을 필두로 목은 토를 극한다. 화는 금을, 토는 수를, 금은 목을, 수는 화를 극한다는 이론을 추연이란 사람이 주장하였고, 그 이후 목은 화를 생한다, 화는 토를, 토는 금을, 금은 수를, 수는 목을 생한 다는 이론을 유향부자가 상생오행을 주장하였다.

 이때 천체관측법이 발달하면서 지구를 중앙으로 하여 목성, 화성, 토성, 금성, 수성의 오행을 자연현상에 비유하여 연구 발전시켰다. 그리하여 오행학설은 음양오행학설과 사주명리학의 연구 발전되기까지 중요한 기초적인 연구 자료가 된 것이다.

4) 오행의 기본변화

(1) 오행의 상생(相生)

생은 자생과 성장의 뜻을 가지고 있으며 서로 공생관계를 유지함을 말한다. 우주 천체의 자율운동과도 같다. 가령, 목성은 화성을, 화성은 토성을, 토성은 금성을, 금성은 수성을, 수성은 목성을, 태양을 중심으로 당겨주는 자율운동을 말하는 것이다. 이것을 자연현상에 비유하면 다음과 같다.

◆ 목 생 화: 나무는 자신을 태워 불을 만들고

◆ 화 생 토: 태워서 재가 되어 흙을 도우며

◆ 토 생 금: 흙이 다져져서 쇠를 보호하고

◆ 금 생 수: 쇠는 흙에 묻혀 물을 만들어 바위틈으로 물을 흘려보내고

◆ 수 생 목: 물은 나무가 자라도록 영양을 공급한다.

(2) 간지오행과 장부와의 상생관계

◆ 목(甲·乙·寅·卯)은 간·담에 속하고, 화(丙·丁·巳·午)는 심·소장에 속하므로 간·담은 심·소장의 어미가 되고, 심·소장은 간·담의 자식이 되어 모자 관계가 된다.

◆ 화(丙·丁·巳·午)는 심·소장에 속하고, 토(戊·己·辰·戌·丑·未)는 비·위장에 속하므로

심·소장은 비·위장의 어미가 되고, 비·위장은 심·소장의 자식이 되어 모자 관계가 된다.

◆ 토(戊·己·辰·戌·丑·未)는 비·위장에 속하고, 금(庚·辛·申ㅍ酉)은 폐·대장에 속하므로 비·위장은 폐·대장의 어미가 되고, 폐·대장은 비·위장의 자식이 되어 모자 관계가 된다.

◆ 금(庚·辛·申·酉)은 폐·대장에 속하고, 수(壬·癸·亥·子)는 신·방광에 속하므로 폐·대장은 신·방광의 어미가 되고, 신·방광은 폐·대장의 자식이 되어 모자 관계가 된다.

◆ 수(水: 壬·癸·亥·子)는 신·방광에 속하고, 목(甲·乙·寅·卯)은 간·담에 속하므로 신·방광은 간·담의 어미가 되고, 간·담은 신·방광의 자식이 되어 모자 관계가 되는 것이다.

(3) 오행의 상극

'극(剋)'은 '능히 이긴다.'의 뜻이므로 억제와 제약한다는 뜻이다. 이 말은 단순히 억압하는 것이 아니라 제어함으로써 균형을 도모한다는 의미가 있다. 목은 토를, 화는 금을, 토는 수를, 금은 목을, 수는 화를 극한다.

◆ 목 극 토: 토는 목에 극을 받으면서 금을 도와주며
◆ 토 극 수: 수는 토에 극을 받으면서 목을 도와주고
◆ 수 극 화: 화는 수에 극을 받으면서 토를 도와주고
◆ 화 극 금: 금은 화에 극을 받으면서 수를 도와주며
◆ 금 극 목: 목은 금에 극을 받으면서 화를 도와준다.

(4) 천간의 상충·극

◆ 갑(甲)의 양목은 무(戊)의 양토와 극을 하나 갑(甲)의 양목은 기(己)의 음토와 천간 합이 되어 토의 기운이 강해진다.

◆ 을(乙)의 음목은 무(戊)의 양토와 목 극토에 관계이긴 하지만 을(乙)의 음목이 무(戊)의 양토를 극하기는 어렵다. 을(乙)의 음목과 경(庚)의 양금은 천간 합이 되어 금의 기운이 강해진다. 을(乙)의 음목은 기(己)의 음토를 극하고 있다.

◆ 병(丙)의 양화는 경(庚)의 양금을 극하나 병(丙)의 양화는 신(辛)의 음금과 천간 합이 되어 수의 기운이 강해진다.

◆ 정(丁)의 음화는 경(庚)의 양금과 화극금에 관계이긴 하지만 정(丁)의 음화가 경(庚)의 양금을 극하기는 힘들어 보인다. 정(丁)의 음화는 신(辛)의 음금을 극하고 있다.

◆ 무(戊)의 양토는 임(壬)의 양수와 극을 하나 무(戊)의 양토는 계(癸)의 음수와 천간 합이 되어 화의 기운이 강해진다.

◆ 기(己)의 음토는 임(壬)의 양수와 토극수에 관계이긴 하지만 기(己)의 음토가 임(壬)의 양수를 극하기는 힘들다. 기(己)의 음토는 계(癸)의 음수와 극하고 있다.

◆ 경(庚)의 양금은 갑(甲)의 양목을 극하나 경(庚)의 양금은 을(乙)의 음목과 천간 합이 되어 금의 기운이 강해진다.

◆ 신(辛)의 음금은 갑(甲)의 양목을 금극목에 관계이긴 하지만 신(辛)의 음금이 갑(甲)의 양목을 극하기는 힘들어 보인다. 신(辛)의 음금은 을(乙)의 음목과 극하고 있다.

◆ 임(壬)의 양수는 병(丙)의 양화와 극하나 임(壬)의 양수는 정(丁)의 음화와 천간 합이 되어 목의 기운이 강해진다.

◈ 계(癸)의 음수는 병(丙)의 양화와 극하나 계(癸)의 음수가 병(丙)의 양화를 극하기는 힘
들다. 계(癸)의 음수는 정(丁)의 음화와 극하고 있다.

◈ 천간의 상충·극도표

	상충극	
천간	甲	戊
	乙	己
	丙	庚
	丁	辛
	戊	壬
	己	癸
	庚	甲
	辛	乙
	壬	丙
	癸	丁

(5) 십이지의 상충·극

지지의 충을 칠충(七沖)이라고 한다. '충' 이란 부딪쳐서 깨진다는 뜻도 내포하고 있지만 부
딪쳐서 비워진다는 뜻도 있다. 자(子)의 양수·오(午)의 양화, 축(丑)의 음토·미(未)의 음토,
인(寅)의 양목·신(申)의 양금, 묘(卯)의 음목·유(酉)의 음금, 진(辰)의 양토·술(戌)의 양토,
사(巳)의 음화·해(亥)의 음수는 서로 대립하면서 충하고 있다.

◈ 십이지 상충·극도표

	상충·극	
십이지	子	午
	丑	未
	寅	申
	卯	酉
	辰	戌
	巳	亥

◈ 천간의 충·극은 사주를 풀이할 때, 작용력이 떨어지기는 하나 참고자료로 반드시 알아둘 필요가 있다. 천간 합과 지지 충은 매우 중요하다.

(6) 오행의 상승(相乘)

승(乘)이란 자신이 극하는 상대가 약해짐을 틈타서 지나치게 억제한다는 뜻이다.
목은 토를, 화는 금을, 토는 수를, 금은 목을, 수는 화를 승한다.

◈ 목 승 토: 목은 토를 승하면서 토를 극하고,

◈ 토 승 수: 토는 수를 승하면서 수를 극하며,

◈ 수 승 화: 수는 화를 승하면서 화를 극하고,

◈ 화 승 금: 화는 금을 승하면서 금을 극하며,

◈ 금 승 목: 금은 목을 승하면서 목을 극한다.

정상적인 상태에서 심화는 폐 금을 억제하는 작용을 하지만 심화가 태과하여 지나치게 폐 금을 억제하면 폐 금이 영향을 받게 된다.
또한, 폐 금이 지나치게 불급하면 태과하지 않은 심화라도 폐 금이 영향을 받게 된다. 가령, '을(乙)년 금기가 불급한 한해에 운기의 경우, 여섯 '乙' 년(乙丑·乙卯·乙巳·乙未·乙酉·乙亥)을 말하는데 금기가 불급함에 화가 승(乘)하고, 염화가 이에 행하므로 가슴이 답답하고 괴로우며 코가 막히고 재채기를 하는 것이다. 금이 화의 사기를 받으므로 이런 병이 된다. 또한, 목기가 성하고 금기가 부족하므로 생기가 작용하여 만물이 무성해 지고 화기가 홀로 왕 함에 건조하고 더운 기가 이에 행한다. 이것이 오행의 상승작용이다.

(7) 오행의 상모(相侮)

'모(侮)'란 '업신여기다' 의 뜻으로 힘을 믿고 약한 것을 업신여기고 괴롭혀온 것을 오히려 극한다는 뜻이다. 즉, 자신을 극하던 상대가 약해짐을 틈타서 보복한다는 뜻이다. 토는 목을, 수는 토를, 화는 수를, 금은 화를, 목은 금을 상모한다.

◆ 토 모 목: 토는 목을 상모하면서 금을 생하여 목을 극하고,

◆ 수 모 토: 수는 토를 상모하면서 목을 생하여 토를 극하며,

◆ 화 모 수: 화는 수를 상모하면서 토를 생하여 수를 극하고,

◆ 금 모 화: 금은 화를 상모하면서 수를 생하여 화를 극하며,

◆ 목 모 금: 목은 금을 상모하면서 화를 생하여 금을 극한다.

폐 금은 간목을 억제하는 정상적인 관계에서 폐 금이 지나치게 불급하거나, 간목이 지나치게 태과하면 폐 금이 영향을 받게 된다. 물론 금기가 부족하면 화극금과 화승금은 정상적인 관계에서 영향을 받지만, 상모는 간목이 평소 자신이 이기지 못하던 금기의 불급한 틈을 타서 기습적으로 침습하므로 폐금의 영향을 주는 것이다.

장개빈은 "목기가 성하고 금기가 부족하므로 생기가 작용하여 만물이 무성해 지고 화기가 홀로 왕 함에 건조하고 더운 기가 이에 행한다."고 하여 화기가 왕성하다는 것은 목기의 도움을 받기 때문이며 그러면서 목기는 평소 자신이 이기지 못하던 금기를 보복하는 것이다. 이것이 오행의 상모작용이다.

(8) 오행의 생극제화(生剋制化)

오행의 상생과 상극으로 인해 너무 태과하거나 불급하면 제화작용을 통해 균형을 맞춘다는 뜻이다. 가령, 목이 너무 많으면 화로서 목 생화하여 설기시켜 균형을 맞춰야 하고, 화가 너무 부족하여 설기하지 못하면 금으로 제어해야 한다는 뜻을 내포하고 있다. 그러므로 생극 관계에 오행이라 하더라도 한쪽으로 치우쳐 너무 많으면 오히려 감당하지 못해 피해를 당하는 자연현상은 다음과 같다.

◆ 나무(목)가 너무 많으면 불이 꺼지고 도끼가 상한다.

◆ 불(화)이 너무 많으면 흙이 타버리고 물이 졸여진다.

◆ 흙(토)이 너무 많으면 쇠가 묻히고 나무도 묻힌다.

◆ 쇠붙이(금)가 너무 많으면 깨끗한 물을 얻지 못하고 불이 꺼진다.

◈ 물(수)이 너무 많으면 나무가 썩고 흙이 쓸려 내려간다.

(9) 오행의 상생제화

상생의 관계에서는 나를 낳아준 오행이 부모가 되는데 부모가 자식을 많이 낳아 뒷바라지 하느라 쇠약해져 피해를 보는 자연현상은 다음과 같다.

◈ 나무(목)가 너무 많으면 물이 마른다.

◈ 불(화)이 너무 많으면 나무가 시들해진다.

◈ 흙(토)이 너무 많으면 불이 약해진다.

◈ 쇠붙이(금)가 너무 많으면 땅(토)이 갈라진다.

◈ 물(수)이 너무 많으면 쇠붙이(금)가 녹이 슨다.

(10) 오행의 상생강약제화

◈ 나무(목)가 잘 자라고 있는데 강한 불을 만나면 잘 자라지 못한다.

◈ 불(화)이 잘 타고 있는데 강한 흙을 만나면 불빛이 흐려진다.

◈ 흙(토)이 단단한데 강한 금을 만나면 단단함을 잃는다.

◈ 쇠붙이(금)가 강한 물을 만나면 쇠붙이가 약해진다.

◈ 물(수)이 잘 흐르고 있는데 큰 나무를 만나면 물의 기세가 떨어진다.

◈ 나무(목)가 약한데 쇠붙이를 만나면 나무가 꺾인다.

◈ 불(화)이 약한데 물을 만나면 불이 꺼진다.

◈ 흙(토)이 약한데 나무를 만나면 땅이 갈라진다.

◈ 쇠붙이(금)가 약한데 불을 만나면 쇠붙이가 녹아 버린다.

◈ 물(수)이 약한데 흙(토)을 만나면 물이 힘을 잃는다.

이상과 같이 오행의 상생·상극·상승·상모·생극 제화작용 등은 천지 만물의 다양한 변화 작용을 설명한 것이다. 이들 오행의 변화는 간지오행에 조직적으로 분포하여 인간에게 질병은 물론 길흉화복과 수요장단이 모두 들어 있다.

인간은 한해와 하루하루, 한 달, 두 달, 그리하여 계절이 바뀌면서 삶을 살아가는 동안에 찾아오는 인생의 변화 속에서 때론 즐겁기도 하고 고통스럽기도 하고, 때론 당황스럽기도 한, 많은 일을 겪어가며 살아가고 있다. 이것을 일러 인간은 한 치 앞을 내다볼 수 없는 것이므로 숙명과 운명이라 말한다. 그러나 이런 일들은 알고 보면 음양오행에 작용이다. 그러므로 오행의 성질과 음양의 기질을 충분히 이해해야 하며 또한 음양오행을 합친 성질과 기질에 의한 생성, 변화 등을 관찰하고 숙지해야 사주풀이가 용이하다.

 우주 만물의 변화 작용에 따라 인간에게 길흉화복의 변화가 생기게 되며 용신을 잡을 때도 음양오행의 작용을 잘 이해하여야 정확히 용신을 잡을 수 있게 된다. 용신을 정확히 잡아야 미래를 예측할 수 있다. 아울러 간지오행에 의한 사주명리학은 바로 음양오행의 진리에 근거하여 인생의 현상과 미래의 예측까지도 추론할 수 있게 한 것은 대우주의 순환운동 변화에 따라 결정된다는 사실을 밝힌 것이다.

제3장
부항 사혈 기법의 실제

1. 부항 사혈의 개요

'사혈(瀉血)'이란 병증에 상응하는 혈 자리나 염좌 등의 환부에 삼능침(三稜鍼)이나 압침을 찔러 피를 뽑는 방법이다. 어혈증·실열증·고혈압증·동맥경화증·염좌·타박상 등에 쓰인다.

'어혈'이란 혈액이 인체에 울체되어 기혈순환을 방해하는 것으로 사혈(死血; 죽은 피)이라고도 한다. 경맥 밖으로 넘쳐 피하조직에 쌓여 있는 것도 있고 혈액 운행의 장애로 경맥 안에 체류하거나 기관 안에 쌓여 있는 것도 포괄한다. 이는 병에 의해 어혈증이 생기는 것으로, 예를 들어 질박손상(넘어지거나 타박상)·월경폐지·한응기체·혈열망행 등이 이에 해당한다. 또한, 어혈로 인해 생기는 병으로는 기기조체·경맥조해·어열호결·적어성가 등에 해당하며 심하면 축혈발광증이 생기기도 한다. 임상에서는 비교적 복잡하여 얼굴색이 검고, 피부가 청자색을 띠고, 비늘처럼 피부가 마르거나 일정한 곳이 아프거나 아파서 누르지도 못하며 자색의 혈종이 생기고 아랫배에 단단한 것이 생기며, 가슴과 옆구리가 아프고, 생리가 끊어지고, 검은색 대변을 보며, 혀 전체가 어두운 자색을 띠거나 반점이 생기고 맥이 삽 한 등의 증상이 나타나고, 심하면 건망증·경광 증 등이 발생하는데 이 모두는 어혈에서 볼 수 있는 증상이다. 이외에도 오랜 질병에는 대부분 어혈 증을 수반하고 있으며 적지 않은 고질병도 어혈로서 변증 논치를 해야 한다.

'어혈(瘀血)'의 발생기전은 기혈의 흐름이 비정상이거나 정상적인 흐름의 궤도를 벗어난 혈액을 모두 어혈이라 하는데 혈어, 축혈이라고도 한다. 이로 인해 발생되는 여러 가지 증상을 어혈증이라고 한다. 일단 어혈이 생성된 후에는 기혈순환을 방해하여 영향을 미치므로 장부의 기능이 균형을 상실하여 질병이 생기게 된다.

『동의보감』에서 '어혈'이란 혈액이 막혀 정체되어 순행하지 못하는 혈액을 가리킨다(血液瘀結不行也)고 하여 어혈이 있는 징후로는 입안이 건조한데 물을 마시고 싶지 않으며 복부가 팽만하지 않은데 팽만한 것 같은 자각증상 등을 비롯해서 온몸의 번열감, 피부점막에 자반 점, 피부에 푸른 힘줄, 혀의 검 푸른색, 맥에 침색(깊은 살 속에 막힌 듯이 뛰는 맥상), 침색미(깊은 살 속에 막힌 듯이 뛰면서 약한 맥상) 등의 다양한 형태의 증상이 나타난다. 기체로 인한 어혈은 기가 혈을 거느리므로 기가 움직이면 혈도 움직이고 기가 멈추면 혈도 멈춘다. 그러므로 어혈을 형성하는 데 있어서 기체는 매우 중요한 역할을 한다. 가령, 간염 환자의 경우 간의 울체되어 기체가 오래되면 어혈로 인해 간·비에 동통을 자주 호소하는데 이 기전의 원인이 어혈이다.

실제로 한의학에서 다루는 수백·수천 가지의 병증이 어혈로부터 오고 한의학은 어혈을 바탕으로 질병 치유에 대해 연구한다. '어혈'이란 스트레스·활성산소·바이러스·담울·습울·한울·혈울 등으로 인해 피가 엉겨 순환되지 않는 것을 뜻한다.

'어혈'과 '담음'이 종류는 달라도 혈행이 정체되어 오는 병증은 서로 같으므로 음양으로 구분된 어혈로 본다. 거의 모든 질병의 원인을 한의학에서는 어혈로 보고 있다.

'담음'이란 여러 가지 음증과 담증을 통틀어 일컫는다. 기맥이 막혀 진액이 통하지 않으니 수음이 가슴에 정체되고 맺힘으로써 생성된다. 몸 안에 수습이 운화되지 못하여 생긴 음(묽은 가래)과 담(진한 가래)을 말한다.

《제병원후론》에서 "담음은 기맥이 막혀 진액이 통하지 못함으로 수음과 기가 흉부에 정체되어 맺혀 담이 된다.(痰飮者, 有氣脈閉塞, 津液不通, 水飮氣停在胸府, 結而成痰)."고 하였다.

음이 정체된 부위와 지속되는 시간 차이에 따라 유음(流飮)·유음(留飮)·벽음·지음·일음·현음·폐음·복음·적음 등으로 나뉜다. 《적수현주》에서 "담음은 단단하고 끈적끈적한 것이 담이고 맑고 멀건 것이 음인데 담과 음이 병을 일으킴에 있어 느끼는 바는 같지 않다.(痰飮, 膠固稠黏者痰也, 淸而稀薄者飮也, 爲病所感不同)."고 하였다.

《경악전서》에서 "담과 음이 비록 같은 종류이나 실제로는 같지 않다. 음은 수액의 일종이라 맑은 물을 토하고 가슴과 배가 더부룩하며 신물이 넘어오고 냄새나는 트림을 하며 꼬르륵 소리가 나는 등의 증상이 나타나는데… 이것이 음이다. 담은 음과는 다른 것으로 음이 멀건 데 반하여 담은 짙고 탁하다(痰之與飮, 雖曰 同類, 而實有不同也, 蓋飮爲水 液之屬, 凡嘔吐淸水及胸腹膨滿, 呑酸噯腐, 渥渥有聲等證,…是卽所謂飮也. 若痰有不同於飮者, 飮淸澈而痰稠濁)."고 하였다.

담음의 형성은 대부분 폐·비·신의 기능이 고르지 못하여 수액을 제대로 운화하지 못함으로써 발생한다. 한방에서 체액을 말하고 양방에서는 물을 의미하는데 객담도 여기에 속한다. 물에 장애가 생기면 각종 질병 증상이 나타나는데 이 장애를 담음증이라 한다. 대체로 물의 대사 장애로 질병이 생기는 담음증은 기혈의 변화를 수반한다.

담음증으로 비위의 운화기능의 장애로 담음이 중초에 몰려서 생기는 담음복통, 한음이나 열담이 머무름으로써 발생하는 담음구토, 속안에 담음이 있어 음식을 소화시키지 못하는 담음식불소, 담음이 머무름으로써 발생하는 담음복창, 담이 상초에 머물러 청도가 막혀 발생하는 담음오한, 담습과 수음으로 인하여 발생하는 담음위완통, 담음이 일정한 곳에 있지 않음으로 인해 발생하는 담음유주, 담음이 폐에 몰려 기가 치밀어 생긴 숨이 찬 병증의 담음천역, 담음 병으로 인해 발생하는 기침의 담음해수, 담음이 궐음경으로 흘러 들어가면 기침이 나고 옆구리가 땅기고 아픈 담음협통, 비가 허하여 생긴 담음이 머리에 몰려 발생하는 담음현훈, 담과 혈이 엉킴으로써 혈이 쌓이는 병증의 담체축혈, 악조 증의 하나로 담음이 원인이 되어 발생한 담체악조, 담으로 인한 통증의 담통, 담이 성하여 발생하는 기침의 담해 등이 있다. 그러므로 담음·뭉친 혈·죽은 피를 통틀어 어혈이라 한다. 따라서 사혈기법이란 어혈로 인한 장부 병증에 상응하는 혈 자리에 사혈하여 증상을 호전시키는 방법이다.

1) 어혈

20세기 이후 질병의 양상은 기계문명 고도의 산업사회로 진입하면서 각종 스트레스·타박상 등 무리한 운동·운동부족·지나친 흡연·과식·과음·오염물질·중금속·화학물질·방부제·항생제·진통제·약물 오, 남용·신·간 기능 저하·다량의 활성산소·교통사고 및 각종 수술 등으로 인해 어혈(瘀血)[1]이 몸속에 쌓이게 되고 이것이 기혈순환을 방해하여 그로 인해

---

1. 『동양의학대사전6(1999)』 p.377.   '어혈 '에 대하여: 혈액이 체내에 어체되어 있는 것을 이르는 말. 사혈(死血: 죽은 피)이라

각종 질병이 발생한다. 어떤 질병을 치유한다는 것은 각종 사고·급한 수술·기타 긴급을 요구하는 특별한 경우를 제외하고는 고도의 의학적 지식이나 전문적인 과학적 지식이 필요한 것이 아니며 사혈기법을 터득하면 누구나 질병의 예방 및 치유가 가능하다. '사혈건강' 이란 우리 몸속에 나이만큼 있는 어혈을 부항기를 이용하여 기술적으로 빼내어 질병을 예방하고 치유하는 것이다.

'어혈' 이란 담음(이상체액)·뭉친 혈·사혈(死血)로 구분된다.

(1) 담음(이상체액)

담음의 형성과정은 대체로 물의 대사 장애로 질병이 생기는 담음 증은 기혈의 변화를 수반한다. 주로 비·폐·신·삼초의 기능 저하로 나타나며 음양의 균형을 잃고 사기 등의 원인으로 진액이 비정상적으로 작용하여 수습이 몸속에 머물러 형성되는 담(痰)과 음(飮)은 장부의 병리 현상에 의해 생긴 것인데 담은 농도가 짙은 것이고 음은 농도가 묽은 것이며 한·습의 사기가 음식의 정기를 만나 음이 되고 한·열의 사기가 음식의 정기를 만나 열기가 농축되면 담이 생기는데 이를 합쳐 담음이라 한다. 또한, 삼초의 수액을 순환하고 배설하는 기능이 손상되면 수액이 기와 결합하여 정체되어 담음이 된다. 담음(이상체액)이 일단 형성되면 기혈을 따라 장부·기육(살)·근골·경락 등 전신으로 포진한다. 이로 인해 여러 가지 담음병증이 발생하는데 이것은 기혈순환을 방해하는 어혈이다.

(2) 뭉친 혈

'뭉친 혈' 의 발생기전은 기혈의 흐름이 비정상이거나 정상적인 흐름의 궤도를 벗어난 혈액이 뭉친 혈인데 이 뭉친 혈이 기혈순환을 방해하여 음양의 부조화로 장부에 기능이 손상되어 질병이 생기는 것이다. 그러므로 뭉친 혈이 결국 어혈인 셈이다.

고도 한다. 경맥 밖으로 넘쳐 피하조직에 쌓여 있는 것도 있고 혈액운행의 장애로 경맥 안에 체류하거나 기관(器官) 안에 쌓여 있는 것도 포괄한다. 이는 병에 의해 어증이 생기는 것으로 예를 들어 질박손상(넘어지거나 타박상)·월경폐지·한응기체·혈열망행 등이 이에 해당된다. 또한, 어혈로 인해 생기는 병으로는 기기조체·경맥조해·어열 호결·적어성가 등에 해당되며 심하면 축혈 발광 증 등이 생기기도 한다. 임상에서는 비교적 복잡하여 얼굴색이 검고, 피부가 청자색을 띠고, 비늘처럼 피부가 마르거나 일정한 곳이 아프거나 아파서 누르지도 못하며 자색의 혈종이 생기고 아랫배에 단단한 것이 생기며, 가슴과 옆구리가 아프고, 생리가 끊어지고, 검은색 대변을 보며 혀 전체가 어두운 자색을 띠거나 반점이 생기고 맥이 삽 한 등의 증상이 나타나고 심하면 건망증·경광증 등이 발생하는데 이 모두는 어혈에서 볼 수 있는 증상이다. 이외에도 오랜 질병에는 대부분 어혈 증을 수반하고 있으며 적지 않은 고질병도 어혈로서 변증 논치를 해야 한다.

(3) 사혈(死血)

사혈(死血: 죽은 피)의 발생기전은 바이러스나 중금속·오염물질·유독성·발암물질 등이 우리 몸에 들어오면 백혈구가 싸우다가 그중 약한 백혈구는 죽게 되는데 죽은 혈액이 사혈이다. 이 사혈이 혈관을 따라 흐르다가 모세혈관에 박히면 그 모세혈관이 주관하는 장부에 질병이 발생하게 된다. 따라서 담음과 뭉친 혈 및 사혈은 기혈순환을 방해하여 질병을 일으키는 '어혈'인 셈이다. 그러므로 담음(이상 체액)·뭉친 혈·사혈(死血)의 세 가지를 통틀어 '어혈'이라 한다.

최원철 박사는 "'어혈'이란 육울(스트레스)·식울(활성산소)·열울(바이러스)·담울·습울·혈울(성인병) 등이다. 또 어혈은 피가 엉긴 것, 순환되지 않는 것을 뜻한다. 담음과 어혈이 종류는 달라도 혈행이 정체되어 오는 병증은 서로 같으므로 음양으로 구분된 어혈로 보면 된다. 거의 모든 질병의 원인을 한의학에서는 어혈로 보고 있으며 현대인의 3대 사망원인 중 암의 원인은 바로 어혈이고 여러 가지 어혈의 요인 중에서 어혈이 오랫동안 묵으면 적취가 되는데 이 적취가 현대의학에서 말하는 암이다. 이에 암의 치료도 어혈에 근거한다."고 하였다. 현대의학에서는 스트레스나 각종 원인에 의해 교감신경(양)과 부교감신경(음)의 부조화로 질병이 생긴다고 말하고 동양의학에서는 음양의 부조화로 질병이 생긴다고 말하는데 그 질병의 원인이 음양의 부조화로 만드는 바로 '어혈'이다.

◆『소문·혈기형지』에서 "몸은 평안하나 정신적으로 괴로우면 병은 주로 경맥에서 발생하는데 이를 치유하려면 침구를 사용하고, 몸과 마음이 다 편안하면 병증은 주로 살에서 발생되는 이를 치유하려면 침석을 사용한다. 몸이 괴롭고 마음이 즐거우면 병은 주로 근육에 생기게 되는데 이를 치유하려면 도인법이나 찜질이 좋고 몸과 마음이 모두 괴로우면 병은 주로 인후부에 발생하는데 치유하려면 한약 제를 사용한다. 몸이 자주 놀라고 두려워하며 경락이 통하지 않으면 병을 키우게 되는데 이를 치유하려면 안마와 약주를 사용한다. 이를 '오형지'라 한다.(形樂志苦, 病生於脈, 治之以灸刺; 形樂志樂, 病生於肉, 治之以鍼石; 形苦志樂, 病生於筋, 治之以熨引; 形苦志苦, 病生於咽嗌, 治之以百藥; 形數驚恐, 經絡不通, 病生於不仁, 治之以按摩醪藥. 是謂'五形志'也."고 하였다. 이는 몸과 마음이 괴로워서 자주 놀라거나 두려워하면 병을 키우게 되므로 약주를 적당히 먹어 심신을 안정되게 하여 치유하란 뜻이다. 다시 말하면 '요(醪)'란 막걸리나 술의 뜻으로 술을 적당히 먹어서 심신을 안정

시키라는 말이다. 그런데 현대인들이 겪고 있는 각종 정신적·육체적 스트레스와 약물, 오·
남용, 잘못된 생활습관 등이 어혈의 발생 요인 중 가장 중요한 요인인데 현대를 살아가는 많
은 사람은 사회생활 속에서 겪고 있는 각종 스트레스나 자주 놀라고 두려워하는 마음 등을
푼다는 명분으로 과음·과식을 하게 되고 이로 인해 성인병·만성병·고혈압 등 병을 키우면
서 심혈관계 질환을 앓고 있으나 이른바 고혈압인 사람이 혈압약을 먹고 혈압이 정상으로
돌아왔다는 착각 속에서 우선 술을 먹으면 몸과 마음이 편안해지므로 절주하지 못하고 과
음을 하여 병을 키우면서 살아가고 있다.

"나는 현대의학을 믿지 않는다."의 저자 로버트S.멘델존은 "현대에는 한 번에 여러 종류
의 약을 복용하는 다제 병용요법이 많아졌다... 두 가지 이상의 약을 동시에 복용하면 부작
용을 일으킬 가능성은 거의 모든 장기에서 100%에 이르게 된다."고 하여 약에 대한 독성
을 강조했다. 그럼에도 불구하고 현대인들은 질병의 증상을 완화시키고 유지하는 것에 급
급하여 약물과 수술 등에 의지한 체 질병의 근본원인이 누구나 우리 몸에 나이만큼 있다
는 어혈을 모른 체 사혈을 접해보지도 못하고 질병의 고통에서 벗어나지 못하는 것이 오늘
의 현실이다.

2) 부항사혈기법

'부항사혈기법' 이란 우리 몸속에 어혈을 부항기를 이용하여 기술적으로 빼내어 질병을 치
유하는 방법이다.

(1) 이것이 어혈이다

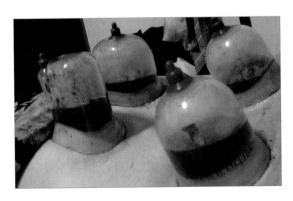

◆부항기를 자세히 보면 왼쪽 빨간 꼭지에 띠를 두르고 있는 것이 담음(이상체액)이고 밑에 있는 부항기가 뭉친 혈과 사혈(死血)이며 맨 오른쪽은 담음(이상체액)만 조금 나왔다. 이곳이 어혈이 많이 막힌 증거이다.

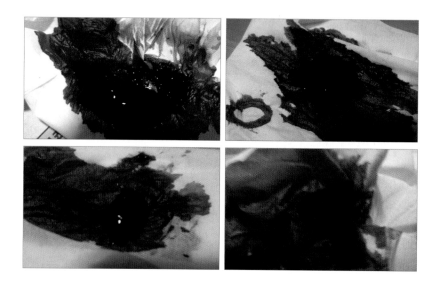

◆바닥에 연홍색이 담음(이상체액)이고 가운데가 뭉친 혈이다.

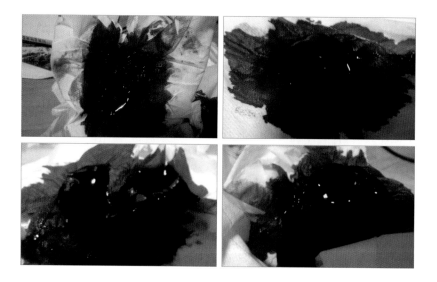

◆가운데가 뭉친 혈과 사혈(死血)이 엉켜있고 그 옆에 연분홍색이 담음(이상체액)이다.

◆여기는 주로 모세혈관에 찌들어 있던 죽은 피 즉, 사혈(死血)이다.

『소문·무자론』에서 장개빈은 "머물러 있는 어혈을 축출해야 한다. 무릇 높은 데서 떨어진 사람은 반드시 병은 근골에 있으므로 위로는 궐 음맥이 상하는데 간이 근을 주관하기 때문이고 아래로는 소 음락이 상하는데 신이 골을 주관하기 때문이다. 사혈할 때는 연골 앞(연곡KL2)에서 출혈시켜야 하며 이것이 소음경락이다.(先飮利藥, 逐留內之瘀血也, 凡墮墜者, 必病在筋骨, 故上傷厥陰之脈, 肝主筋也, 下傷少陰之絡, 腎主骨也. 刺然骨之前出血, 卽少陰絡也)."고 하였는데 비록 연골 앞에서 출혈시키라고 하였지만, 이 어혈이 어느 장부에 울결되느냐에 따라 병명이 달라진다.

『황제내경』에 기록되어 있는 많은 질병 예컨대 악혈·대농·고비·중설·기육통·비증·부종·여풍·전질·근맥질환·광증·궐역·단기·산증·융증·남고여저·요통두중·오장학·학병발작·학병·두통두중·비육·요통·함통·농혈·두통 심·전산(음경) 등과 같은 병증은 장부에 어혈이 막혀 생긴 질병이고 병명은 달라도 어혈을 원인으로 생기는 질병들이다.

『영추·구침십이원』에서 "실한 것을 더욱 실하게 해서는 안 되고 허한 것을 더욱 허하게 하면 안 되며 이에 반하면 병은 가중되고 치유할 수 없다(无實者, 无實實也. 无虛者, 无虛虛也. 反而爲之, 不惟不治病, 活所以增病)."고 하였다. 이 문헌에서 주는 시사점은 실한 것은 응당 사(瀉)해야 하고 허한 것은 응당 보(補)해야 한다. 하지만 허해진 이유가 이미 어혈이 그 병소에 막혀 허해진 것이므로 응당 생혈 손실을 최소화하면서 기술적으로 그 어혈을 제거하여 허한 것을 보해야 하는 것이다.

'간지오행'이란 자신의 의지와는 상관없이 타고난 팔자이고 이와 관련해서 장부도 약하고 강한 장부를 사람마다 각기 다르게 타고난다. 그리하여 자연에 순응하면서 저마다의 행복하고 건강한 삶을 위해 부단히 노력하며 살아가고 있다. 사람들이 행복을 추구하는 무병장수, 이른바 각종 질병이 그것인데 '간지오행'의 태과·불급·피상 등 천지의 기후변화로 인해 사람으로 하여금 사기(어혈)로 작용하면 각종 질병에 걸리게 된다. 가령, 간지오행에서 이미 약하고 강한 장부를 평소 약한 장부를 보하고 강한 장부를 사하여 간지오행의 음양을 부항사혈기법으로 조화롭게 하면 미래에 다가올 질병에 대비할 수 있는 것이 사혈의 건강비법인 것이다.

☞ 어혈(瘀血)을 간단하게 정리하면 다음과 같다.

첫째, 이상체액 즉, 담음인데 사혈을 할 때 부항 캡에 물처럼 띠를 두르고 나온다. 이것이 이상체액(담음)이다.

둘째, 뭉친 혈 즉, 우리는 흔히 어혈이 몸에 쌓여있어서 혹은 콜레스테롤 수치가 높아서, 혈관에 혈전이 많아서 또는 피의 흐름이 느리다거나, 피가 나쁘다거나, 끈적인다거나, 질척질척하다거나 등 자주 듣는 얘기일 것이다. 이것이 뭉친 혈이다.

셋째, 사혈(死血) 즉, 모세혈관에 쌓여 찌들어 있는 새까만 피를 일러 죽은 피라 한다.

어혈은 문자 그대로 피가 뭉친 것을 말하고 콜레스테롤이란 피 속에 지방질을 말하며, 혈전이란 혈소판에 변형(혈구가 활성산소에 의해)서로 뭉친 것을 말하는 것이나, 피 속에 어느 정도 필요한 콜레스테롤(지방)도 너무 많아 서로 엉겨 붙어서 뭉친 것을 말하는 것이다. 둘 다 같은 뜻이다. 혈액이 걸쭉하고 지방질이 많아 쉽게 응고되고 검붉은 색을 띠고 있는 것이 어혈이라 생각하면 되는데 이상체액, 뭉친 혈, 죽은 피를 통틀어 어혈(瘀血)이라 한다.

☞ 혈액이란?

심장에서 동맥 ⇒ 모세혈관 ⇒ 정맥을 순환하면서 몸 안의 세포에 영양분과 폐의 도움을 받아 산소를 공급하는 액체 즉, 혈액(血液)은 순환계를 통해 조직이나 기관 및 활성에 필수적인 영양물질과 산소를 공급하며 세포 활동의 결과로 생성된 이산화탄소나 노폐물 등을 운반하는 역할을 한다. 인체의 모든 세포는 혈액의 공급이 단절되는 순간 몇 초 내지, 몇 분 안에 죽게 된다. 모세혈관에 쌓여 찌들어 있는 새까만 피는 죽은 피이고, 혈액순환을 방해하는 것이 어혈이라면 혈액의 공급이 단절된다는 말은 모세혈관에 오랜 기간 죽은 피가 차곡차곡 쌓이고 찌들어서 움직이지 못하는 상태가 된 것을 말하는 것이다.
 혈액의 성분을 살펴보면 산소를 운반하는 적혈구, 몸의 방어를 맡는 백혈구(白血球), 출혈을 응고시키는 혈소판(血小板), 혈장(血漿)(85% 정제된 수분, 영양소, 단백질, 호르몬, 세포 활동 부산물 등)으로 구분된다.

인체의 혈액은 체중의 약 8%를 가진다.

(평균 혈액량은 남자 60kg×8=4.8~5.8L, 40kg×8=3.2~4.2L
여자 60kg×8=3.8~4.8L, 40kg×8=2.2~3.2L)

혈액량에 있어 여자는 남자보다 약 1리터가 적은 것이 보통이다.

혈 액의 세포성분 중 적혈구, 혈소판은 핵이나 세포구조가 없다. 백혈구만이 완전한 핵(核) 이 있는 세포(細胞)다. 세포성분 대부분은 며칠 정도만 혈류 내에 생존하고 유일하게 백혈구 만 세포분열을 하며 대부분의 혈액세포는 분열하지 못하고 계속 새롭게 만들어지는 것이다. 지금까지 우리는 몸속에 혈액이 얼마나 흐르고 있고, 혈액의 중요한 임무는 산소와 영양분 을 몸 전체로 운반하고 반대로 몸 전체에서 노폐물을 모아 신장·간장·폐장·기관지·피부 모 공·대장 등에서 몸 밖으로 처리한다는 것을 알았다.

☞ 몸속에 어혈이 생기는 원인?

〈어혈이 생기는 원인〉

▶스트레스로 인해서

▶지나친 흡연으로 인해서

▶타박상 등 무리한 운동으로 인해서

▶과식·과음으로 인하여

▶동물성 지방질(육류)을 좋아하는 사람

▶유전적(가족력) 병력 소지자

▶단 음식을 좋아하면서 운동이 부족한 사람

▶오염물질·중금속·화학물질·방부제 등으로 인해

▶항생제·진통제 등 약물 오·남용으로 인해

▶신장과 간장 기능이 떨어져서

▶교통사고 및 각종 수술로 인해

위와 같은 이유로 인해서 몸속에 어혈이 만들어지는 것이다. 어혈이 만들어지는 요인으로 인해 가령, 돌멩이도 강한 것이 있고 약한 돌멩이가 있듯이 백혈구가 세균과 싸우다가 약한 백혈구부터 죽게 된다. 이것이 어혈이고, 어혈은 굵은 동맥을 통과할 때 유속만 느릴 뿐이지 혈관을 따라 흐르다가 머물고 모세혈관을 통과하지 못한 상태가 되면 어혈이 어느 곳을 막든, 그 막힌 모세혈관의 경혈이 담당하는 장기에 영양공급을 못 해줌으로써 질병이 발생한다.

가령, 5개의 모세혈관이 경혈 자리에 있다면 3개 이상 막히면 증상이 나타난다. 허리통증으로 나타났을 때 주무르고 만져 주어 일시적으로 어혈이 허리를 빠져나가면 허리통증은 없어지겠지만 다른 부위에 가서 증상을 일으키게 되는 것이다.

● 스트레스에 의해서

사람이 스트레스를 받으면 자율신경이 반응하게 되고 지나치게 흥분하거나 긴장·불안하고 초조하여 교감신경이 자극을 받으면 아드레날린·노르아드레날린·코티 졸과 같은 스트레스 호르몬이 과다분비 되어 혈관이 수축하고 어혈이 증가하며 피의 흐름이 나빠지면서 각종 질병이 유발되는 것이다.

현대의학에서는 낮에 활동하는 교감신경과 밤의 활동하는 부교감신경의 조화로움이 있어야 건강을 유지 할 수 있다고 말하고 한의학에서는 낮에 해당하는 양(陽)과 밤에 해당하는 음(陰)이 조화로워야 건강하다고 말한다. 이것은 양이 5.5% : 음이 4.5%의 비율을 말하는 것이다. 따라서 낮에 코티솔 등과 같은 스트레스 호르몬이 과다하게 분비되면 밤에 세로토닌 등의 스트레스 방어 호르몬이 생성되어 조화를 이루어야 건강을 유지 할 수 있다고 한 것이다.

● 지나친 흡연으로 인해서

담배 연기 속에는 수백 가지의 유해물질이 있다고 하는데 그중 니코틴 성분(니코틴이 뇌혈관을 막는 원인이 됨)은 뇌의 쾌락 중추를 자극하여 혈액순환의 장애를 주고 뇌혈관을 마비시키기도 하지만, 혈관을 수축시키는 스트레스 호르몬을 분비시켜 혈압을 상승시키고 심장에 부담을 주어 심근경색이나 심장마비의 위험이 도사리고 있다. 흡연으로 인해 활성산소가 발생하여 각종 질병을 유발하고, 폐장(肺臟)기능에 장애를 일으켜 혈액에 산소공급을 원활히 할 수 없게 된다. 즉, 혈액 속에 산소 부족은 백혈구의 힘을 저하하게 시키는 결정적 요인이 되는 것이다.

● 타박상 등 격렬하고 무리한 운동으로 인해

격렬하고 무리한 운동은 많은 활성산소를 발생시킨다.

겉으로 보기에 아주 건강해 보여도 무리한 운동을 한 사람이라면 건강에 문제가 있는 경우가 많다. 무리한 운동으로 인해 어혈을 만드는 활성산소는 증가하고 몸은 어혈로 인해 혈액순환을 방해하면서 각종 질병에 시달리게 되고 오래 살지 못한다.

한편 타박상이나 몸이 어디에 부딪히면 시퍼렇게 멍이 들다가 시간이 지나면 자연히 없어지는데 그것이 어혈로 몸속에 남는 것이다. 사혈(瀉血)하면 곧 없어진다. 그리고 무리한 운동을 하면 몸에 활성산소를 만들어 어혈을 만드는 요인으로 작용하는 것이다.

● 과식·과음으로 인하여

과식과 과음은 비만과 당뇨에 원인이 된다. 술은 적당히 마시면 피의 흐름을 좋게 하여 피로회복과 기분전환에도 도움이 된다. 과식은 비만, 과음은 간 기능 저하에 결정적 역할을 하고 신장 기능까지 떨어트린다. 이 상태가 지속되면 어혈은 상상할 수 없게 만들어지게 되어 각종 질병을 유발하게 되는 것이다.

● 동물성 지방질(육류)을 좋아하는 사람

육류는 누구나 좋아한다. 본래 지방은 식욕이 없을 때 또는 건강이 좋지 않을 때 입맛을 당기는 음식이고, 고열량이기 때문이다. 이 동물성 지방을 많이 섭취하면 혈액 속에 중성지방 농도가 높아지게 되어 지방·적혈구·혈소판·당분 등이 서로 엉켜 뭉쳐서 혈관 벽에 달라붙어 혈관을 좁게 하여 피의 흐름을 방해한다. 지방을 섭취한 만큼 운동을 하여 지방을 태워주면 문제는 없다.

몸이 쓰고 남은 지방은 간에서 기억하여 배라든가, 등이라든가, 엉덩이라든가, 몸의 여러 곳으로 보내지게 되어, 몸속에 지방이 부족하면 꺼내 쓰는데 보관한 지방이 몸속에 있는데도 계속해서 들어오면 비만에 원인이 되기도 하지만 할 수 없이 혈액 속으로 지방을 보내게 되어 혈액순환을 방해하고 혈관을 좁게 만들어 질병을 악화시키는 결정적 역할을 하며 어혈을 만드는 요인으로 작용하게 된다.

● 유전적(가족력) 병력소지자

집안 식구나 친척 중에 고혈압·저혈압·동맥경화·뇌경색·고지혈증·당뇨·암·중풍 등으로 인해 쓰러졌던 경험이 있는 사람은 유전적인 요인이 있다고 보이는데 이것은 별로 중요한 것은 아니고 그 집안에 식생활이 서구화되면서 지방 과다섭취, 육류 등 어혈을 만드는 요인 즉 습관성 식생활에 문제가 있었다고 보인다. 저칼로리·저지방·고단백 식사로 식생활을 바꿔야 한다. 집안에 유전적인 요소가 있으니까 "나는 언젠가 고혈압으로 인해 중풍이나 뇌경색 등으로 쓰러질 것이다" 라는 생각을 완전히 지워버려야 한다.

● 단 음식을 좋아하면서 운동이 부족한 사람

몸에 적당한 당분은 에너지원이다. 특히 뇌(腦)에는 필수성분이며 과다하게 섭취하면 몸에 해롭다. 운동해서 에너지를 발산해야 하는데 음식(당분)은 섭취하고 운동을 하지 않으면 몸 속에 에너지가 축적되어 비만이 된다.

혈액 속에 당분이 필요 이상 많아지면 걸쭉한 피와 찐득찐득한 피가 서로 엉겨 붙어 피의 흐름을 막는다. 적혈구와 일부 혈소판까지 달라붙어 뭉치게 되어 어혈이 되는 것이다.

●오염(汚染)물질·중금속(重金屬)·화학물질(化學物質)·방부제(防腐劑) 등으로 인해

우리 몸속에 위와 같은 유해물질이 몸속에 들어오면 몸속에 방어기능을 가진 백혈구가 몰리게 된다. 백혈구가 유해물질을 감지하면 방어를 하기 위해 싸우다가 약한 백혈구는 유해물질과 함께 죽는다. 몸속으로 유해물질이 퍼지는 것을 방지하기 위함이다.

그것이 죽은 피(死血)가 되는 것이다. 유해물질은 죽은 백혈구와 함께 모세혈관에 쌓이게 되고, 지속되면 모세혈관에 박혀 움직이지 않는다. 혈액에서 유일하게 백혈구만 세포분열을 하는데 유해물질이 계속 들어오면 백혈구는 세포분열을 하여 그 수를 늘려가지만, 백혈구의 힘은 약해진다. 가령, 지속적인 유해물질로 인해 암(癌)세포가 모세혈관이 막혀 약해진 세포에 자리를 잡았다면 늘어가는 백혈구와 싸워 이기기 위하여 암세포는 커지는 것이며 백혈구가 싸워서 이기면 암세포는 소멸되지만, 그렇지 않으면 암세포는 커지는 것이다. 그러므로 유해물질이 우리 몸속에 들어오지 못하게 부단히 노력할 일이다.

● 항생제(抗生劑)·진통제(鎭痛劑) 등 약물 오·남용으로 인해

우리 몸속에 세균이 침입하면 먼저 백혈구(白血球)가 몸을 지키기 위해 싸운다고 했다. 백혈구가 세균을 잡아먹는 힘이 생겨 이기면 발병을 못 할 것이고, 몸속에 어혈이 많고 산소가 부족하여 백혈구가 힘을 쓰지 못하면 발병하게 되는데, 모세혈관을 어혈이 막아 백혈구가 접근하지 못해서 세균이 자리 잡고 발병하는 경우도 있다. 혈관이 막혀서 백혈구가 접근을 못 했든, 혈액 속에 산소가 부족해서 백혈구가 약해져서 질병이 생겼든 간에 항생제나 진통제 다른 약물 등이 몸속에 들어오면 백혈구는 이물질이 들어 왔으니 싸움을 할 수밖에 없다. 염증을 죽이는 독한 약이니 백혈구는 더욱 힘을 쓰지 못하게 된다. 그 틈에 모세혈관으로 약(藥) 성분은 침투하여 일시적인 통증은 없어졌으니 몸은 좋아지는 듯 보이지만 결국 면역(免役)기능은 떨어지게 되고 어혈은 더욱 증가하므로 질병을 점점 키우고 있는 것이다.

● 신장과 간장기능이 떨어져서

복잡하고 다양한 여러 요인으로 인해서 어혈은 우리 몸속에 쌓이게 되고 신장에서 간(肝)으로 들어가는 유해물질을 제거하다 보면 신장기능이 떨어지게 된다. 그것은 어혈이 신장으로 들어가는 문맥모세혈관을 막고 있기 때문이다. 신장은 혈액을 만들고 정화하는 우리 몸속에 가장 귀중하고 중요한 장기다. 우리 몸에 어혈을 만드는 필요 없는 성분은 신장의 사구체 여과 기능을 통해 소변을 만들어 몸 밖으로 배출하고 맑은 혈액을 만들어 주는 정말로 고마운 장기가 신장이다. 신장은 세포들이 먹고 배설한 혈액을 걸러주어 골라 쓸 수 있는 성분은 육장육부로 돌려보내고 도저히 쓸 수 없는 것만 방광을 통해 소변으로 배출한다. 신장으로 들어가는 문맥모세혈관이 막혀서 정상적으로 혈액을 공급받지 못하여 사구체 여과기능이 떨어지면, 요산·요소·유해물질 등을 걸러주지 못하고 간(肝)으로 유입되게 되는데 간장은 이런 유해물질들을 해독시키다가 지치게 되어 간 기능이 떨어지게 된다. 이때부터 더욱더 혈액의 흐름을 방해하여 각종 무서운 질병으로 진행되고 마는 것이다.

● 교통사고 및 각종 수술로 인해

교통사고에 의한 수술 및 각종 장기, 종양 제거 수술 등에 의해서 어혈은 급속도로 증가한다. 수술을 마치고 나면 엄청난 항생제·소염진통제를 쓸 수밖에 없다. 가령, 수술 후 붓는 것은 백혈구와 싸움을 하면서 일어나는 현상이다. 따라서 교통사고나 각종 수술 때문에 몸속에 어혈이 증가하는 플러스 요인으로 작용하는 것이다.

위와 같은 여러 가지 요인에 의해 어혈은 끊임없이 증가하고 있다.

☞ 혈관의 구조와 기능

혈관은 동맥(動脈)·모세혈관(毛細血管)·정맥(靜脈)으로 나눈다. 심장이 움직일 때 혈액은 동맥을 따라 흐르면서 모세혈관에 혈액을 공급하고 다시 정맥을 거쳐 마침내 심장으로 흘러 들어 가는 것이다. 동맥과 정맥은 단순히 혈액의 운반역할을 하지만 모세혈관만이 조직 세포에 혈액(백혈구, 적혈구, 혈소판, 각종 단백질, 영양소 등)을 공급하는 혈관이다.

모세혈관을 실핏줄이라고도 하며 이 모세혈관을 통해 혈액과 세포조직 사이에 산소와 영양분 노폐물을 교환하는 혈관(血管) 중, 가장 가는 혈관이며 그 길이는 1mm 정도이고 모세혈관의 직경은 약 9㎛으로 가늘고 섬세한 혈관이다. (1㎛=1/1000㎜)

이 모세혈관은 한 곳이 막히면 다른 모세혈관으로 이동하며 세포조직(細胞組織)에 영양소를 공급하다가 모세혈관에 가령, 5개 중 3개 이상 막히면 비로소 모세혈관이 관계하는 장기나 기관, 세포조직에 이상이 생기는 것이다.

"모세혈관이 5개 중 3개 이상이 막히면" 이 자주 나오는데 사혈 기법 원리의 이해를 돕고자 함이다.

☞ 질병은 왜 발생하는가?

질병은 2가지로 나눈다. 세균(細菌)에 의한 질병과 신경계(神經系)로 인한 질병이다.

세균은 호흡기나 외부 상처, 모공 등을 통해 내부로 침입한다. 예를 들면 감기·식중독(食中毒)·각종 전염병(傳染病) 등이 있다. 이런 세균이 몸속에 침입하면 우리 몸을 방어하는 백혈구가 방어에 나서게 된다. 백혈구는 과립구·림프구·단구(매크로파지)로 나누어지는데 먼저 매크로파지는 세균의 특성을 파악하고 이 세균을 상대할 과립구와 림프구를 지명하여 박멸에 나서게 된다. 가령, 세균이 커서 한 개씩 상대하려면 과립구로, 세균이 무리를 이루면 림프구가 상대하는 것이다. 그리하여 몸속의 백혈구가 세균을 물리치면 질병이 발생하지 않지만, 다음과 같은 경우는 질병이 발생한다.

첫째, 산소부족·약물남용 등으로 인해 백혈구가 약해진 경우
둘째, 세균이 모여 있는 곳까지 혈관이 막혀 백혈구가 접근을 못 할 경우

위 같은 경우에 질병이 발생하는 것이다.

☞ 신경계통에 의한 질병

내적인 요인과 외적인 요인으로 분류할 수 있다.

첫째, 내적인 요인으로는 기쁠 때(喜)·화날 때(怒)·근심할 때(憂)·생각할 때(思)·슬플 때(悲)·무섭거나 두려울 때(恐)·놀랐을 때(驚) 등이다. 이를 칠정이라 한다.

둘째, 외적인 요인으로는 바람(風)·추위(寒)·더위(暑)·습기(濕)·건조(燥)·뜨거움(火) 등이다. 이것이 정상적일 때는 육기라 하지만 지나치면 육음(六淫)이라 하는데 이른바 신경계의 질병의 원인을 육음칠정이라 한다.

그 밖에 과음·과식·무리한 운동·오염된 음식·방부제·중금속·각종 유해물질 등 각처에 질병의 요인들이 도사리고 있다. 즉, 위와 같은 요인으로 인해 어혈이 만들어지고 질병이 발생하는 것이다.

내적인 요인을 살펴보면 적당한 경우는 몸에 좋은 결과를 낳지만 심할 경우, 예를 들어 기분 나쁜 일이 자주 생기고, 화를 자주 내면 뇌에서 나쁜 호르몬이 분비되어 이 분비액이 혈관을 수축시켜 혈액의 흐름을 방해하여 결국 어혈을 만든다. 외적인 요인 역시 과하면 어혈을 만드는 요인으로 남는다.

과음이나 과식의 경우 몸속에 활성산소를 발생하게 하며 이 활성산소는 어혈을 만드는 결과가 되는 것이다.

몸속에 어혈이 많아 모세혈관에 차곡차곡 쌓여서 피의 흐름을 느리게 하다가 결국은 막혀 영양공급을 못 하게 되면 피가 돌지 못해 생기는 것이 질병이다.

☞ 내 몸에 어혈은 얼마나 있을까?

사람마다 어혈이 몸속에 쌓이는 차이는 있다. 자신의 나이에 플러스, 마이너스 알파($\pm\alpha$) 라고 생각하면 된다.

가령, 나이가 40세인데 어렸을 때부터 몸이 약하여 각종 질병에 시달리고 스트레스를 많이 받는 생활 속에 습관적으로 흡연·과식·과음을 하여 만성피로에 시달린다면 40+(5-10)= 45~50%의 어혈이 몸속에 있다고 보면 된다.

반대로 스트레스를 적당히 풀면서 운동하고 좋은 환경 속에서 금연은 물론 술을 적당히 하면서 몸을 아끼고 낙천적인 삶을 사는 사람이라면 40-(5-10)=30~35%의 어혈이 있다고 보는 것이다.

☞ 몸 안의 어혈은 왜 빼내야 하는가?

여름철 장마가 끝나고 무더위가 시작될 때, 계곡으로 피서를 떠나는 사람이 많을 것이다. 계곡에서 텐트를 치고 피서를 즐긴다. 계곡 물이 무척 맑다. 여러 사람이 놀다가 돌아가고 또 오고를 반복하다가 피서가 끝날 때면 계곡에 쓰레기 등 오염물질로 몸살을 앓는다. 자세히 보면 물줄기가 빠른 곳은(동맥, 정맥) 쓰레기나 오염물질이 없는데 물줄기가 느린 곳에 (경혈, 모세혈관), 쓰레기 등 지저분한 것이 많이 쌓여있는 것을 볼 수 있다. 이때 쓰레기를 손이나 발, 기구를 이용하여 밀어 넣으면 흘러가다가 또 느린 곳에 머물게 되고 쓰레기는 또 쌓이게 될 것이다. 그러나 이런 방법보다는 아예 쌓여있는 쓰레기를 밖으로 빼내어 청소하면 계곡 물은 맑아질 것이다. 즉, 쓰레기는 어혈에 해당하므로 몸 밖으로 빼내면 피가 맑아질 것이다.

다시 말하면 우리 몸속에 노폐물·요산·요소·유해물질 등을 밖으로 배출시키는 장기가 있다. 그것은 신장과 간장이다. 신장 기능을 설명했듯이 신장 기능에는 각종 노폐물을 걸러주는 사구체 여과 기능이 있는데 혈액 속에 각종 노폐물의 함유량이 많다는 얘기는 신장 기능이 떨어졌다는 얘기다. 이 상태로 얼마간 지나면 간 기능도 나빠진다. 신장과 간장, 두 기능이 나빠지면 혈액은 노폐물 등 요산 함유량이 많아지는 것은 물론 혈액이 뻑뻑하고 걸쭉해진다. 그 혈액이 동맥과 정맥에서는 혈액의 흐름이 느려지게 되고 혈관이 좁아지게 된다.

이것이 동맥경화·고지혈증·고혈압·당뇨병 등 각종 질병으로 발전하게 되는 것이다.

☞ 어혈이 몸 밖으로 어떻게 나올 수 있을까?

우리 몸속에 유해물질을 몸 밖으로 배출시키는 기능을 가진 장기가 신장과 간장이라 했다. 신장을 좋게 하려면 요추 2번 부위에 신유라는 경혈이 있는데 이곳의 모세혈관이 막히면 신장기능이 나빠진다. 이곳을 부항기를 이용하여 어혈을 빼내면 되는 것이다. 간장(肝臟)은 간수·담수 혈 자리 중간을 사혈하면 간장은 물론 담낭까지 좋아진다. 가령, 계곡 물에 머물러 있는 쓰레기를 밖으로 빼내면 계곡물이 깨끗해지듯 경혈에서 어혈을 몸 밖으로 빼내면 혈액이 맑아지고 혈액이 맑아지면 혈액순환이 좋아져서 각종 질병의 고통에서 벗어날 수 있다. 신장과 간장을 예로 들었지만 다른 장기도 경혈 자리가 있고 그곳으로 모세혈관을 통해 세포조직이 영양분을 먹고 활동하는 것이다.

한편 몸속에 있는 어혈을 피부 즉, 경혈 자리에서 뽑을 수 있느냐 하면 인간을 소우주라 했고 비가 오면 물이 땅속으로 스며들어 자연 만물이 살아가듯이 우리 몸속에 세포들도 피를 먹어야 살아갈 수 있는 것이며, 땀이 날 때 피부 모공을 통해서 몸속에 노폐물 등을 배출하듯 어혈이 모여 있는 경혈 자리에 부항기를 이용하여 빼낼 수 있다. 경혈이란 어혈이 모이는 곳으로 각기 그 경혈이 주관하는 장기가 있다. 이를 장부경락이라 한다.

☞ 이 책을 읽고 사혈 하기 전 마음가짐

「소문·오장별론」에서 "무릇 질병을 치유함에는 반드시 환자의 대소변을 살피고 맥박을 살펴야 하며(脈候) 그 환자의 의식과 병의 상태를 살펴야 합니다. 만약 귀신에 얽매인 자라면 함께 지덕을 논할 수 없고 침석(鍼石)을 싫어하는 자라면 함께 침석의 오묘한 의료기술을 논할 수 없으며 병이 있어도 치유 받기를 불허 하는 자에게는 병은 반드시 치유가 안 됩니다. 치유한다 해도 효과가 나타나지 않습니다(凡治病必察其上下, 適其脈候, 觀其志意, 與其病也. 拘於鬼神者, 不可與言至德; 惡於鍼石者, 不可與言至巧; 病不許治者, 病必不治, 治之無功矣)."고 하였다. 이 문헌을 살펴보면 침석 치유는 사혈을 말하는 것이고 이 사혈 치유를 의심하고 다른 치유방법을 믿거나 치유 받기를 거부하는 사람에게는 사혈을 해도 효과를 볼 수 없다고 한 것이다.

몸에서 어혈을 뽑는다고 하면 아플까 봐 두렵고 피가 새까맣게 나오면 더욱 두려움을 느낀다. 막상 어느 부위에 통증이 왔을 때, 진통제에 의존하던 사람도 사혈을 하여 통증이 가라앉고 나면 그 효과에 놀라게 된다.

그러면서도 또 다른 의심을 하게 되는데 사혈을 해서 통증이 가라앉은 것이 아니고 그냥 때가 되어서 나았다고 생각해 사혈을 그만두어 버리는 경우도 있다. 그러나 사혈 기법은 가장 안전하고 확실한 치유법이다.

걱정하는 것처럼 아프지도 않다. 오히려 사혈하고 난 뒤 개운하고 가벼운 기분마저 든다. 이렇게 말하면 사혈을 해보지 않은 사람은 일시적인 효과라고 터부시 생각할지도 모른다.

"필자는 사혈 기법으로 5학년 때까지 야뇨증으로 (당시 13세) 고생한 아이를 2개월 만에 치유한 바 있는데 처음 몇 번은 사혈의 두려움도 있는 듯 보였으나 그 아이는 지금 집안 식구들을 사혈 해주는 중학생이 되었다." 이 내용은 10여 년 전 자연부항사혈 책에 소개한 바 있는데 이 글 속의 아이는 지금 한의사가 되었다. 이 아이가 바로 필자의 소중한 아들이다. 이렇듯 어린아이에게도 사혈은 아주 안전한 치유방법이다.

나이가 많고 건강이 안 좋은 사람은 육장육부의 순서에 맞게 사혈하되 장부의 기능을 이해하고 성급한 마음을 갖지 말며 느긋한 마음으로 천천히 체력을 보강하면서 조금씩 사혈하길 바란다.

사혈 기법으로 자신의 건강과 가족과 친척, 친지들이 건강하게 즐겁게 살 수 있다는 확신을 가지고 사혈에 임해야 한다.

반드시 이 책을 완전히 정독하고 이해를 한 다음 "사혈을 해야만 육장육부가 활기를 찾아 건강을 유지할 수 있을 것이다." 라는 믿음이 생길 때 사혈을 해야 할 것이다.

☞ 사혈(瀉血)은 이렇게 한다.

[준비물]
부항기·사혈 침·위생 솜·소독약(과산화수소, 알콜)·압축기(펌핑기)

◆ 사혈을 할 때

(1) 부항 캡 크기를 결정하여 사혈 부위에
올려놓고 압축기(펌핑기)로 압을 건다.

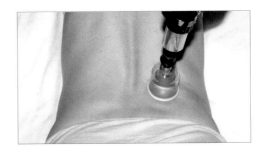

(2) 둥글게 색소반응이 나타난다.

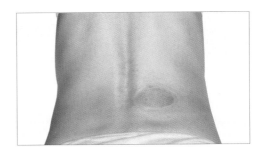

(3) 사혈 침으로 25~30회 정도 찌르는데
보이는 혈관은 피한다.

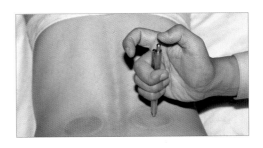

(4) 압축기로 당긴다.

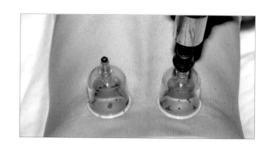

(5) 피가 전혀 안 나오면 그대로 두고 피가 조금 나오면 압축기로 당겼다가 바로 빼서 즉, 부항기를 빼고 반드시 사혈 침 자리와 부항 캡 바닥에 피를 묻힌다. 피를 묻히면 혈소판이 응고되면서 생피손실을 어느 정도 막을 수 있다. 가령, 위장의 모혈인 중완을

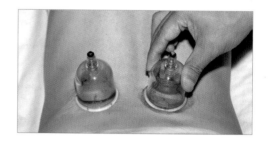

사혈할 때 위장기능이 좋지 않아도 사혈 침으로 찍고 그대로 부항기를 당기면 피가 잘 나오는 경우가 많다.

(6) 근육의 이완(통증완화)을 위해서 당겼다가 풀고를 2~3회 반복한다.

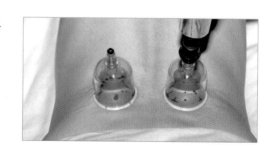

(7) 부항기를 보고 있다가 어혈이 나오다가 멈추었다 싶으면 빼고 위생 솜으로 닦는다.

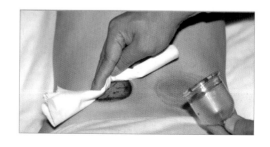

◆ 부항기에 어혈이 3/2 정도 쌓이면 빼고 위생 솜으로 닦으면 되지만 어혈이 나오지 않고 하얀 부위가 많으면 다시 그 부위를 사혈 침으로 찌르고 오랫동안 틈틈이 자극을 준다. 이것은 뇌에서 자극을 받아 혈액을 계속해서 보내달라는 것으로 이렇게 하면 모세혈관에서 자극을 받아 미세한 움직임으로 꾸역꾸역 어혈이 나오게 될 것이다.

◆ 위생 솜으로 어혈을 닦고 난 뒤 1회용 바늘은 본인만 몇 번 더 사용해도 무방하지만 다른 사람에게는 절대로 사용하면 안 된다. 사용한 부항기는 물로 세척한 뒤 말려 두었다가 사용할 때는 소독(알콜·과산화수소)을 해서 사용하고 사혈 부위에도 철저히 소독해야 한다. 만약 전자레인지를 사용하여 소독할 경우 부항기의 꼭지는 빼고 사용해야 한다.
 사혈을 할 때와 사혈이 끝난 뒤 두 번 이상 사혈 침이나 부항기, 사혈 부위 등을 꼼꼼히 소독해야 한다.

☞ 사혈(瀉血)은 얼마나 어떻게 해야 하는가?

처음 사혈을 하면 부위에 따라 어혈이 잘 나오는 부위와 잘 안 나오는 부위가 있다. 가령, 잘 나오는 부위는 담음(이상체액)과 뭉친 혈이 많은 경우와 혈 자리를 잘못 잡은 경우가 있고 특히, 피를 품고 있는 간수라는 혈 자리에서는 혈액이 잘 나온다. 이러한 현상은 간은 혈액을 저장하고 있다가 뇌에서 어느 부위에서 혈액이 필요하다고 지시를 하여, 간에 전달되면 즉시 혈액을 심장으로 보내기 때문이다. 또한, 안 나오는 현상은 그 부위 즉, 모세혈관에 어혈이 막힌 기간이 오래되어서 안 나오는 것이다.

대체로 음식이 식도를 따라 위 속으로 들어가는데 과식과 과음, 배가 고파서 먹을 때는 무척 많이 먹고 안 먹을 때는 전혀 안 먹는 불규칙한 식생활 속에서 우리 위장은 혹사당한다. 과식하면 소화를 시키려고 혈액이 위장으로 몰리게 되는데 이런 현상이 지속되면 어혈이 만들어지고 혈액순환이 안 되면 위장의 저체온으로 인해 혹사당하게 되는 것이다.

『내경』에서는 오장을 말할 때 다른 장부는 가령, 간(肝)·심(心)·폐(肺)·신(腎)이라고 쓰지만 비(脾)는 비장과 위장을 같이 쓰므로 '비위(脾胃)'라 한다. 인간은 음식을 먹고 살아간다. 즉, 곡기(穀氣)를 먹고 살아가는데 우리가 흔히 곡기를 끊었다면 죽음이 임박했다고 보는 것이다. 이렇듯 위장은 중요한 장기이다. 각종 암(癌)중에서도 위암 사망률이 간암을 제치고 1위라 한다. 그런 이유로 위장을 다스리는 중완이라는 사혈 점은 매우 중요한 혈 자리이다. 이곳에 사혈을 해보면 내 몸에 혈액이 없어서 안 나오나 생각할 정도로 어혈이 잘 안 나오는 부위이다.

이렇듯 어혈이 안 나오는 부위는 2~3일에 한 번, 4~5회 정도 사혈을 해도 무방하지만, 간수와 같이 잘 나오는 부위는 6~7일에 한 번 3~4회 정도 체력에 맞게 사혈하는 것이 좋다.

☞ 생피 손실을 최대한 줄이는 사혈방법

혈액에는 백혈구(白血球)·적혈구(赤血球)·혈소판(血小板)과 혈장으로 나눈다. 혈액의 반 이상은 혈장이며, 염분·단백질·당분 등 각종 영양분이 들어있다. 이 혈액이 산소와 더불어 기(氣)의 흐름에 따라 체내에 운반되는 주요성분이다.

혈구는 적혈구·백혈구·혈소판으로 나눈다. 혈구에 대부분은 적혈구이며 몸 전체에 세포들에 먹이가 되고 산소를 운반하며 세포가 먹고 배출한 노폐물을 수거하는 일을 담당한다.

백혈구는 체내에 들어오는 각종 세균·독소·암세포 등에 의한 손상으로부터 몸을 보호한다. 몸에 독성이 퍼지는 물질이나 몸에 좋지 않은 어떠한 유해물질에도 백혈구는 몰려들어 적극적으로 몸을 지킨다. 백혈구만이 핵(核)이 있는 완전한 세포이다. 세포분열을 하여 그 수를 유지한다. 가령, 암 환자의 경우 방사선을 투여하면 백혈구가 몸을 방어하기 위해 몰려드는데 이때 약한 백혈구는 죽고 강한 백혈구는 살아남게 된다. 이런 과정에서 때론 머리가 빠지게 되지만 곡기를 먹고 어느 정도의 기간이 지나면 살아남은 백혈구는 세포분열을 하여 그 수를 유지하게 되어 또다시 방사선을 투여하면서 암세포를 죽이는 것이다.

혈소판(血小板)은 혈관의 출혈을 막고 상처를 아물게 하며 지혈시키는 기능을 담당하고 있다.

혈액의 성분과 역할을 알았다면 사혈하는 방법을 자세히 설명하겠다.

사혈을 할 때 부항기·사혈 침·소독약·위생 솜 등을 준비하고 부항기를 사혈 부위에 올려놓는다. 압축기로 일단 압(壓)을 걸고 조금 있다가 압을 풀면 동그랗게 색소반응이 나타난다. 그곳을 사혈 침으로 25~30회 정도 찍는다. 사혈을 할 때는 사혈 침을 허공에다 찍어보고 보일까 말까 할 정도로 사혈 침을 조정하고 색소반응이 나타난 자리에 찍는 것이다.

피가 돌지 못한 경우 사혈 침 끝이 유관으로 보일 정도면 통증을 동반할 수 있기 때문이다. 사람에 따라 차이가 있지만, 대부분은 경혈 자리에 어혈이 막힌 기간이 오래되지 않았다면 따끔할 정도로 참을 수 있고 별로 통증이 없다. 하지만 고혈압·동맥경화·고지혈증·당뇨 등으로 인해 오랫동안 막혀 있었다면 심한 통증이 올 수도 있지만 걱정할 정도의 아픈 것은 아니며 가령, 사혈에 대한 믿음이 강할수록 보통은 미소 지으면서 참을 수 있다.

다시 말하면 사혈 침으로 25~30회 찍고 난 뒤 부항기를 대고 압축기를 당긴다. 피가 조금 나왔을 때 부항을 풀고 부항 캡(cap)에 피를 묻히고 다시 압축기로 당긴다. 침 자리에 일시적으로 혈소판이 응고되면서 막아주면 어느 정도의 생피 손실을 막아준다. 또한, 어혈은 혈소판이 없으므로 어혈이 나오게 되는 것이다. 그리고 부항기에 공기가 들어가 거품 나는 것을 방지함은 물론 압을 강하게 걸어서 자극을 주게 되면 뇌에 전달되어 그 부위로 혈액이 계속해서 공급되기 때문에 모세혈관은 자극을 받아 어혈이 순조롭게 나오게 되는 것이다. 처음 사혈 침으로 찍어서 어혈이 잘 나오지 않고 새카맣게 침 자리에만 동그랗게 굳어서 나올 때는 부항 캡이나 사혈 침 자리에 피를 묻힐 필요가 없다. 어느 정도 생피가 섞여 나올 때 부항 캡에 피를 묻히고 사혈 침 구멍에도 피를 묻혀 압을 거는 것이다. 이것은 사혈할 때 중요한 포인트이다.

사혈 침으로 피부에 상처를 내면 생피에 있는 혈소판이 상처에 출혈을 막으려고 응고된다. 어혈은 혈소판이 없기 때문에 압축시키는 힘으로 사혈 침 자리에서 어혈만이 꾸역꾸역 나오게 되는 것이다. 이런 방법으로 사혈을 하면 생피손실을 최소화할 수 있다.

☞ 사혈해서는 안 되는 사람

사혈의 금기로는 「소문·자금」에서 자침함에 대취(大醉: 술을 많이 먹은 사람)·대노(大怒: 화가 많이 난 사람)·대피(大疲: 너무 피로한 사람)·신포(新飽: 음식을 갑자기 많이 먹은 사람)·대아(大饑: 너무 배고픈 사람)·대갈(大渴: 갈증이 심한 사람)·대경(大驚: 너무 놀란 사람) 등과 같이 기혈(氣血)이 문란한 상황에서 금자 할 것, 또한 혈 자리를 자침함에 너무 깊거나 지나치면 안 된다는 것을 강도 높게 지적하고 있다. 다시 말하면 만취한 사람이나 크게 화가 난 사람이나 많이 피로한 사람이나 음식을 갑자기 많이 먹은 사람이나 너무 배가 고픈 사람이나 갈증이 심한 사람이나 너무 놀란 사람에게는 사혈을 금하고 있다. 또한, 혈 자리를 자침함에 너무 깊거나 지나치면 안 된다는 것은 깊게 찔러 지나치게 출혈시키면 안 된다고 한 것이다. 본문에 '자음고중대맥혈출부지사(刺陰股中大脈血出不止死)'라고 한 것은 자침하여 넓적다리의 대맥에서 출혈이 멎지 않으면 죽는다고 한 것이고 '자비태음맥, 출혈다입사(刺臂太陰脈, 出血多立死)'라고 한 것은 자침하여 태음맥에서 출혈이 지나치면 죽는다고 한 것이다. 여기서 '태음맥'이란 수태음 폐경맥과 족태음비경을 말하는 것으로 이는 기혈을 주관하는 장기를 말하는 것이다. 이것은 고대로부터 확실한 임상을 거친 것으로 중시할 가치가 있다. 따라서 한의사들이 고도의 침술로 쓰는 침을 사용해서는 안 된다. 사혈을 할 때는 반드시 삼능침인 사혈 침을 사용하는 것이다. 이것을 허공에 찔러보아 침이 보일까 말까 할 정도를 확인하고 사혈해야 한다.

◈ 어린아이를 사혈할 때는 점자사혈을 원칙으로 해야 하며 주로 손끝이나, 발끝 부위에 한두 방울 정도 사혈한다(12정혈사혈법). 증상이 심할 때 즉, 사혈을 하고자 할 때는 사혈 침이 나오지 않게 하고(몸에 대고 찍었을 때 아프지 않게) 압축기 또한 아프지 않게 당겼다가 풀고를 반복하되 사혈의 두려움이 사라질 때까지 피를 보여주면 안 되고 특히 10세 이하는 신중을 기해야 한다. 어혈은 어른들도 보면 현기증이나 거부반응을 보일 때가 많다.

◈ 여성이 월경할 때 및 임신 기간에는 사혈해서는 안 된다.

◈「소문·오장별론」에서 "무릇 질병을 치유함에는 반드시 환자의 대소변을 살피고 맥박을 살펴야 하며(맥후: 脈候) 그 환자의 의식과 병의 상태를 살펴야 합니다. 만약 귀신에 얽매인 자라면 함께 지덕을 논할 수 없고 침석을 싫어하는 자라면 함께 침석의 오묘한 의료기술을 논할 수 없으며 병이 있어도 치유받기를 불허하는 자에게는 병이 반드시 치유가 안 됩니다. 치유를 한다 해도 효과가 나타나지 않습니다."고 하였다.
고대에는 침석이라 하여 뾰족한 돌을 만들어 외과적인 출혈방법으로 질병을 치유하였다. 다만 사혈 방법을 의심하거나 원시적인 방법으로 생각하여 사혈하기를 거부하는 사람에게는 사혈을 해서는 안 된다고 한 것이고 사혈을 한다 해도 효과가 없다고 한 것이다. 또한, 당뇨병으로 인한 합병증 각종 암 환자 중 체력이 떨어진 중병환자나 나이가 많은 노약자 등은 사혈을 할 때 신중하여야 하며 사혈 원리를 숙지하여 마음을 정한 뒤 사혈을 하되 사혈에 대한 효과를 의심한 상태에서 사혈하면 안 되는 것이다.

◈ 목욕한 직후나 음주 후 사혈하면 안 된다.

◈ 급성 맹장염·복막염·늑막염 등과 각종 수술을 요하는 중병환자는 사혈하면 안 된다.

◈ 혈액 속에 혈소판이 적어 지혈이 안 되는 사람·혈액질환·밝혀지지 않은 희귀병·쇼크 등의 위험한 사람은 사혈하면 안 된다.

◈ 사혈을 하고 난 부위에는 파스 등 소염제를 바르면 안 된다.

◈ 사혈을 하고 난 뒤 바로 목욕을 하면 안 된다.

◈ 현재 병·의원에서 치료를 받고 있는 사람은 사혈을 하면 안 된다.

◈ 화상이나 심한 피부질환 등의 부위에는 직접 사혈하면 안 된다.

◈ 사혈 침에 의한 알레르기·혈소판 부족·가려움·출혈·어지럼증 등의 증상이 있을 경우 반드시 한의사나 의사와 상의하여야 한다.

☞ 사혈(瀉血) 시 섭취해야 할 음식

사혈 중에 체력이 달리는 현상을 줄이기 위해 뒷장에서 설명한 대로 사혈 순서(기본예방사혈법1)를 지켜야 하지만 신장(신수)부터 사혈을 하되 평소 위장에 문제가 있는 사람이나 다른 질병이 있는 사람은 그 질병을 치유 후 예방 사혈을 해야 한다.

사혈 중에는 어떤 식품이든 잘 먹어야 한다. 검은콩, 검은깨, 다시마, 녹황색 채소 뿌리채소(양파, 마늘 등) 바다 생선(등 푸른 생선, 오징어 굴 낙지) 등 예를 들면 녹황색 채소에는 B-카로틴, 양파에는 퀘세틴, 마늘에는 알리신, 오징어에는 타우린 토마토에는 리코펜 고추에는 캡사이신 등은 혈액을 맑게 한다. 특히, 천기 염은 여름에 땀을 많이 흘리므로 사혈을 할 때 하루에 한 번 차 숟갈로 반 스푼 시원한 물에 타서 마시면 좋다. 겨울에는 땀이 나지 않으므로 평소 식단으로 염분섭취가 되기 때문에 따로 천기 염을 섭취할 필요가 없다. 조혈을 돕는 칼슘, 마그네슘, 포도즙, 철분제, 비타민, 멸치, 김 등을 섭취한다. 멸치는 하루에 보통 크기로 고추장에 찍어서 10~20마리 정도, 아몬드 10개 정도 호두, 잣 등 골고루 먹는 식습관이 중요하다.

뒷장에서 설명할 기본예방사혈 1~3의 사혈 순서를 지키고 음식을 잘 섭취하여 어혈이 잘 안 나올 경우 조혈기능을 돕는 한약재나 무지개 식단의 음식을 골고루 섭취하면서 사혈을 하면 체력이 달리는 현상을 방지할 수 있다.

필자는 평소 알고 지내던 친지로부터 그가 만든 천기 염을 먹으면서 사혈을 한관계로 또한 입맛에 맞지 않는 음식을 먹기가 쉽지는 않지만, 골고루 먹는 식습관으로 바꾸면서 체력이 떨어지는 현상을 별로 느끼지 못했고 신기할 정도로 새카만 어혈(瘀血)이 잘 나오면서 체력이 좋아지는 것을 몸소 체험하였다. 그 이유인즉, 천기 염은 대장기능이 활성화되면서 신장(腎臟)과 간장(肝臟)을 활성화하여 혈액순환을 좋게 하는 성분 때문이라는데, 개인적으로 대중화했으면 하는 바람이다.

◆ 사혈(瀉血) 시 체력이 달려 어지럽거나 조금만 걸어도 숨이 차다면 병원에서 의사와 상의를 하여 링거(전해질)를 맞고 조혈기능을 돕는 한약재를 쓸 때는 한의사와 상의하는 것이 좋다.

☞ 기본예방사혈로 건강하게 인생을 즐겁게 살자

인간은 몹시 흥분하거나 스트레스를 받아 기분이 상해 불쾌감을 느끼면 뇌에서 코티솔과 코티솔의 일종인 아드레날린(혈관을 수축시키는 물질)이 분비된다.

화를 자주 내거나 흥분을 자주하여 스트레스를 받으면 이 호르몬의 독성으로 인해 혈액순환을 방해하여 어혈을 증가시키고 각종 질병을 유발하게 한다.

기분이 좋을 때는 엔도르핀(Endorphin)과 세로토닌 등의 몸에 좋은 물질을 분비한다. 항상 긍정적인 즐거운 생활과 깊은 잠을 자면 이 호르몬이 분비된다. 기분 나쁘고 불쾌한 일이 있더라도 긍정적인 마음으로 기분전환을 하면 뇌는 몸에 좋은 호르몬을 분비하는 것이다.

환경이 좋고 생활이 넉넉하며 부유한 사람이라도 욕심을 부리고 화를 잘 내는 불쾌한 마음을 가지고 있으면 뇌는 우리 몸에 해로운 물질을 분비하며 이것이 오랫동안 지속되면 각종 질병으로 고통을 받고 고생을 하게 되는 것이다. 그러나 질병으로 오랫동안 고생하던 사람이라도 사업이 잘되고 하는 일마다 긍정적인 마음으로 바꾸고 즐겁게 봉사하면서 생활하는 사람은 별로 질병을 느끼지 못하고 생활하는 경우가 많다. 특히 질병이 있는 사람이 사업이 잘 안 되고 하는 일마다 부정적인 마음을 가지고 있으면 그 충격으로 처음에는 질병이 가볍다 하더라도 중병으로 발전하게 되고 오래 살지 못하게 되는 것이다.

왜 이런 현상이 일어날까?

뇌에서 몸에 좋은 호르몬을 분비하면 모세혈관은 확장되면서 혈액순환이 좋아지게 된다. 가령, 기분이 좋을 때 얼굴 혈색이 좋아지는 것은 혈관이 확장되어 혈색이 좋아지는 것이고, 기분이 나쁠 때는 몸에 나쁜 호르몬이 분비되어 혈관이 수축하므로 혈색이 안 좋은 것이다.

평소 예방 사혈을 해주면 어쩔 수 없이 받아야 하는 각종 스트레스와 부정적 요인에서도 건강을 유지할 수 있고 인생을 즐기며 살아갈 수 있다.

☞ 어혈(瘀血)을 몸 밖으로 빼냈는데 왜 체력이 떨어질까?

어혈을 몸 밖으로 뺐는데 체력이 떨어지는 이유를 알려면 먼저 어혈의 개념을 잘 파악해야 한다. 어혈은 세 가지로 구분하는데 모세혈관에 박혀 돌지 못하는 죽은 피(死血)와 걸쭉하고 뻑뻑한 뭉친 혈, 그리고 담음이라고 하는 이상체액을 모두 일컬어 어혈이라고 한다.

처음 사혈을 할 때 사람에 따라 또한 혈 자리에 따라 다르긴 하지만 보통은 모세혈관에 박혀있는 찌들어 있는 새까만 죽은 피는 쉽게 나오는 것이 아니다. 죽은 피는 침 자리에 좁쌀이나 콩알처럼 굳으면서 조금 나온다. 그 뒤 그 자리를 끈기 있게 사혈을 하면 새카만 죽은 피가 나오는데 이 피는 혈액으로서 가치가 없는 피기 때문에 이 죽은 피가 나와서 체력이 떨어지는 것은 아니다. 모세혈관에 박힌 죽은 피가 조금씩 나오면서 먼저 담음이 나온다. 이러한 현상을 자세히 살펴보면 투명한 물처럼 방울이 보일 것이다. 그 뒤에는 뻑뻑하고 걸쭉한 뭉친 혈이 나오는데 이 뭉친 혈은 우리 몸속에 세포들이 어쩔 수 없이 먹어야 하는 혈액이다. 다시 말하면 새까만 죽은 피가 나오고 그다음 담음인 이상체액이 나오고 그다음으로 뭉친 혈이 모세혈관을 따라 나온다는 말이다. 이것은 사혈을 시작해서 새카만 죽은 피와 담음이 나온 뒤에 뭉친 혈이 몸속에서 움직이기 시작하는 것이다. 이때 뭉친 혈이 딸려 나오면서 그에 따른 생피 손실도 있는 것이다.

그 새까만 피 즉, 모세혈관에 박힌 죽은 피가 빠지고 나면 뭉친 혈이 다시 쌓이고 그 뭉친 혈을 따라 생피가 따라 나오므로 그 피를 뽑기 때문에 체력이 떨어진다는 얘기다. 또한, 사혈 침으로 찌르고 압축기로 당기면 생피가 나오게 되므로 반드시 혈소판으로 침 자리와 부항 컵에 혈액을 묻히라는 것이다. 그래야 어느 정도 생피 손실을 줄일 수 있다. 이러한 과정에서 생피 손실을 보게 되어 체력이 떨어지는 것이다.

그러나 체력이 떨어진다고 걱정할 필요는 없다. 우리 몸은 혈액이 부족하면 뇌에 전달되어 부족한 만큼 보충하도록 지시한다. 즉, 시간이 좀 필요 할 뿐인데 세포가 활성화하려면 약 50일이 걸린다. 그러므로 조혈기능을 활성화 시키는 장부와 조혈할 수 있는 음식물을 충분히 섭취하고 적당한 운동을 하면서 2~3개월 쉬면 피 길이 열려있으니 혈액순환이 잘되면서 빠른 속도로 회복되는 것이다.

☞ 태권도, 검도 등 각종 무도(운동) 관련 지도자

태권도, 검도 등 각종 무도(운동) 관련 지도자들이 사혈에 대한 관심을 가져주었으면 하는 바람에서 간단하게 설명하겠다.

임상연구에서 박종국[2]은 "사혈과 요추부 재활운동의 복합실시가 태권도 선수의 만성요통

---

2. 박종국, 『사혈과 요추부 재활운동이 태권도선수의 만성요통 및 요추부근력에 미치는 영향』 동아대대학원 박사학위논문, 2013, p.35.

환자들의 통증 감소 및 근력을 향상하게 시키는 데 매우 효과적인 재활요법으로 사료된다."

고 하였다. 그러므로 각종 무도 수련생의 허리 디스크나 허리통증, 고관절의 유연성이 떨어질 때, 허리 유연성에는 신수혈 자리에, 고관절의 유연성에는 환도나 음렴을 사혈하면 편하고 부드럽게 발차기를 할 수 있고, 또한, 경기할 때 부상을 미연에 방지할 수 있다.

가령, 훈련 중 발목부상이나 허벅지 통증, 쥐가 자주 날 때, 어지럼증, 팔, 다리 근육통 쇼크 기절 등은 사혈로 즉시 효과를 볼 수 있다.

척추 교정, 스포츠 마사지, 물리치료, 안마 등 각종 대체 의학 종사자에게도 사혈(瀉血)에 대한 관심을 가져주었으면 하는 생각이다. 질병의 원인이 어혈(瘀血)이라 했는데 근육통증이 왔다면 어혈이 모세혈관을 막아 피가 돌지 못해서 근육통증이 생긴 것이다. 사혈하여 피의 길을 열어주면 바로 통증은 없어진다. 이 원리로 허리 교정을 하고 난 뒤 통증이 완화되었다가 어느 기간이 지나서 다시 통증이 왔다면 그 이유는 그 부위에 어혈이 쌓였다는 얘기다. 따라서 근육통증이 있는 그 부위를 사혈하면 즉시 효과를 볼 수 있는 것이다.

제4장
각 장부의 기능과 기능을
활성화하는 경혈

1. 사혈 시 중요한 장부순위

우리는 흔히 인간의 장부를 말할 때 오장육부라고 한다. 오장이란 간장·심장·비장·폐장·신장을 말하고 육부란 오장의 부(腑)인 담낭·소장·위장·대장·방광·삼초(三焦)를 말한다. 삼초는 보이지 않는 부로써 삼초의 장(臟)을 심포라 하는데 이것 또한 보이지 않는 장기이다. 그러므로 심포를 합쳐 육장육부라 하는 것이다.

육장육부의 기능이 좋으면 질병에 걸리지 않는다. 육장육부는 다 중요하지만, 굳이 첫 번째부터 열두 번째까지 등급을 나누라면 다음과 같이 설명하겠다.

1. 신장(腎臟) 2. 위장(胃腸) 3. 대장(大腸) 4. 소장(小腸) 5. 간장(肝臟) 6. 심장(心臟) 7. 비장(脾臟) 8. 폐장(肺臟) 9. 담낭(膽囊), 10. 방광(膀胱) 11. 심포(心包) 12. 삼초(三焦)이다. 그러나 사람마다 타고 날 때 각기 강하고 약한 장부를 타고나므로 육장육부에 기능에 대한 지식과 이해가 필요하다. 다만 어느 장부가 강한지 약한지를 모를 때나 자신이 건강하다고 생각할 때 즉, 비 건강체인 사람이 사혈 할 때는 신장·위장·대장 순으로 사혈을 하든지 아니면 신장·방광·비장·위장 순으로 하든지를 본인의 증상에 맞게 사혈하라는 뜻이다. 그러므로 장부의 기능과 장부가 맡은 역할을 숙지하고 사혈 할 필요가 있다.

◈ 첫째로 육장육부 중 제일 중요한 장기는 신장이다.
우리 몸의 세포는 혈액을 먹어야 제 기능을 하므로 피가 맑아야 한다. 몸에 필요 없는 독성

물질은 간(肝)에서 해독시키지만, 신장은 피를 맑게 하려고 고르고 골라 조금이라도 필요하겠다 싶은 영양분만 간이나 다른 장부로 보내고 필요 없는 찌꺼기는 방광을 통해 몸 밖으로 배출한다.

◆ 두 번째로 중요한 장기가 위장이다.

아무리 몸에 좋은 음식이 있어도 식욕이 없고 위장에서 소화를 시키지 못하면 몸에 좋다는 산삼·녹용을 먹어도 기대치에는 미치지 못한다. 이것은 위장에서 곡기인 영양분으로 사람들은 생명활동을 하기 때문이다.

◆ 세 번째로 중요한 장기가 대장이다.

위장에서 음식물을 죽처럼 소화해 십이지장을 통해 소장으로 내려보내면 포도당 등의 1당은 소장에서 영양흡수를 하지만 뿌리채소 등의 2당 이상의 영양분은 대장에서 흡수해야 하기 때문이다.

◆ 네 번째로 중요한 장기가 소장이다.

소장은 위로는 유문(幽門)과 아래로는 대장과 연결되어 있다. 소장의 주요기능은 위에 소화해 준 음식물에 청탁을 구분하여 청정한 기는 비로 보내고 탁한 기는 대장으로 보내지며 쓸모없는 수액은 신장을 거쳐 방광으로 스며들게 하고 건더기는 대변을 통해 항문으로 배출된다. 그러므로 소장에 질병이 생기면 소화흡수 이외에도 대소변에 이상 증후가 나타나는 것이다. 심과 소장은 표리관계에 있으므로 가령 심장에 화기가 태왕하면 열기가 소장으로 옮기게 되어 소변량이 감소하게 되고 변비가 될 수도 있다.

◆ 다섯 번째로 중요한 장기가 몸에 독성물질을 해독하는 간장이다.

간장을 신장·위장·대장·소장 다음으로 다섯 번째 중요한 장기로 생각하는 이유는 신장기능이 좋아서 맑은 피를 간으로 보내면 간의 해독작용은 물론 간은 자연히 좋아지게 되어 있기 때문이다.

◆ 여섯 번째 중요한 장기가 심장이고, (7) 비장(脾臟), (8) 폐장(肺臟), (9) 담낭(膽囊), (10) 방광(膀胱), (11) 심포(心包), (12) 삼초(三焦)이다.

앞에 설명한 5번째 장부기능만 원활하면 여섯 번째~열두 번째 장기들은 특별한 경우를 제외하고는 자연히 좋아지게 되어 있다. 이것이 이른바 자연 치유력이다.

장기가 좋아지려면 육장육부로 들어가는 혈액이 원활하게 공급되어야 한다. 혈액이 원활하게 공급된다는 말은 혈액순환이 잘되어야 한다는 말이다. 혈액 순환이란 대순환·소순환·문맥순환으로 나눈다.

심장 수축으로 나온 혈액이 온몸(머리, 몸통, 손, 발끝)으로 공급되는 것이 대순환이며, 소순환이란 혈액이 심장에서 나와 모세혈관을 거쳐 정맥으로, 다시 폐를 지나 탄산가스·불순물·노폐물 등을 몸 밖으로 내보내고 깨끗한 혈액이 신장을 거쳐 다시 심장으로 들어가는 순환이다.

문맥순환이란 심장에서 나온 혈액이 동맥을 따라 육장육부의 모세혈관으로 공급되는 순환을 말한다.

육장육부로 들어가는 모세혈관에 핏길 만 열어주면 각 장기의 세포조직은 제 기능을 하게 되는 것이다. 사람에 따라서는 몸에서 어혈을 뽑으면 큰일이 날 것처럼 생각하는 사람들이 의외로 많은 것 같다. 당연히 목욕 후 혈액순환이 좋을 때 사혈을 하면 피부에서 어혈보다 생피가 나올 것이고 또한 체력이 떨어져 있을 때 즉, 어혈을 빼야 하는데 생피 손실이 크면 당연히 체력이 달리고 힘들며 고생을 할 것이다.

　무조건 피를 뽑아서 되는 것이 아니고 정확히 막힌 자리에서 어혈을 빼는 기술을 터득해야 한다.

1) 신장(腎臟)

육장육부 중 가장 중요한 신장은 비뇨기계의 하나로 몸속의 노폐물을 소변을 통해 배설하고 몸속의 오염된 혈액을 끊임없이 정화하는 1쌍의 붉은 팥과 같다 하여 콩팥이라 하는데 두 개가 서로 나란히 마주 보고 고리처럼 꼬부장하게 등의 막 안으로 힘줄에 붙어 있다. 속은 하얗고 겉은 검으며 기름 덩이로 덮여 있고 두 신장의 두 신계가 위와 아래로 서로 통하여 하나가 되어 서로 감응한다. 신의 무게는 각각 9냥으로 합하여 1근 2냥이 된다.

『난경』에서 "다른 장은 각기 하나인데 신장은 유독 둘인 것은 어째서인가? 대답하기를 두 개의 신이라는 것은 둘 다 신이 아니다. 그 좌측이 신이고 그 우측은 명문(命門)이다. 명문의 '명'은 생명의 뜻이고 '문' 출입한다는 뜻으로 '정'과 '신'이 깃드는 곳인데 원기가 연결되어 있다. 남자는 명문에 정자를 저장하고 여자는 명문에 포(胞)가 매달려 자궁과 연결되어 있다. 그러므로 신은 하나라는 것을 알 수 있다.(臟各有一耳, 腎獨有兩者, 何也? 然, 腎兩者, 非皆腎也. 其左者爲腎, 右者爲命門, 命門者, 諸神精之所舍, 原氣之所係也.男子以藏精, 女子以繫胞. 故知腎有一也.”고 하여 남자는 왼쪽 신이 주가 되고 여자는 오른쪽 신이 주가 되는데 왼쪽은 수에 속하고 오른쪽은 화에 속한다. 크기는 길이 약 10cm, 무게 약 100g~140g 정도로서 보통 주먹만 하다.

신장은 오줌생산과 화학작용을 통해 혈액 속의 불순물, 노폐물, 오염물질 등을 끊임없이 제거한다. 혈액 속에 염분, 칼륨, 수분 등을 조절하는 기능과 지나치게 산성(酸性)화하거나 알칼리화하지 않도록 하는 감시(監視)기능도 있다. 신장은 인간의 정기(精氣)를 갖고 있으며 몸속의 해로운 물질을 제거하는 기능과 생식기능을 주관하는 장기이고 신장기능이 좋아야 정신과 육체가 건강하다.

신장은 몸의 배설기관으로 몸속에 유해, 오염물질(요산, 요소)은 방광을 통해 소변으로 배출하게 된다. 오줌을 만들어 방광을 통해 몸 밖으로 배출하는 일 외에 몸에 수분과 염분을 조절하고, 몸속에 필요한 성분을 6장 6부로 보내고 혈압을 조절하며 적혈구 및 조혈작용을 촉진하고 사구체라는 여과기능이 혈액을 맑게 만드는 작용을 한다.

신장기능이 떨어지면 몸속에 혈액은 찐득찐득하고 탁해져서 피의 흐름을 나쁘게 하고 어혈이 많이 만들어지게 되어 각종 질병을 유발하게 되는 것이다. 가령 어린이가 밤에 오줌을 싸게 되는 야뇨증, 하체 무기력증이나 저혈압, 고혈압 등은 신장기능이 떨어진 대표적인 경우이며 신수 외 80개 경혈 사혈점을 증세가 있을 때마다 사혈을 하면 생피 손실로 인해 고생할 수도 있으니 우선 피를 맑게 하는 신장 기능을 활성화해야 건강하게 살 수 있다. 어느 누구도 신장기능이 좋지 않은데 장수한 예는 없으며, 신장 기능에 따라 건강의 척도를 측정할 수 있다. 신장으로 들어가는 모세혈관(요추 2번 부위)에 어혈을 뽑아주어 사구체 기능을 정상화하여야 한다. 오줌을 만드는 작용을 할 때, 체액에는 약 60%의 수분과 각종 단백질, 영양물질 등과 신진대사에서 발생한 노폐물 등 유해물질이 신장으로 들어오게 된다. 이때 신장에 사구체에서 몸속에 필요한 성분은 간으로 보내고 필요 없는 성분은 오줌으로 방광을 통해 몸 밖으로 내보내는 장기라는 말이다.

신장은 중요한 장기이다. 아무리 강조해도 지나치지 않고, 강조하고도 또 강조하고 싶은 소중한 장기임이 틀림없다.

이곳은 사람이 제일 많이 사용하는 허리에 자리 잡고 있다. 허리통증에도 이곳을 사혈하고 고혈압·동맥경화·고지혈증 등도 이곳을 사혈한다. 어혈은 몸속을 돌아다니다가 많이 사용하는 근육세포에서 영양을 공급하기 위해 혈액이 허리 부근에 쌓인다. 사혈을 할 때 고생하는 곳이다. 처음에 사혈 할 때 25~30번 사혈 침으로 찍고 압을 건다. 처음에는 침 자리에 피를 묻힐 필요가 없다. 1~2번 사혈하면서 잘 나올 때 피(혈소판)를 묻히고 압을 건다. 신수에서 어혈을 뽑아내서 피가 잘 나오면 신장기능이 회복되고 피가 맑아지면 수없이 많은 질병을 예방할 수 있다.

2) 위장(胃腸)

육장육부 중 두 번째로 중요한 위장은 소화 기관 중에서 가장 큰 장기이고 소화관 중에서 가장 넓은 부분이며 좌측 늑골 하부에 자리 잡고 있다.

『영추·장위』에서 "위는 구부러진 형상을 하고 있는데 곧게 펼치면 길이가 2자 6치이고 둘레는 1자 5치이며 직경은 5치로서 음식물은 3말 5되를 받아들일 수 있다(胃紆曲屈, 伸之, 長二尺六寸, 大一尺五寸, 徑五寸, 大容三斗五升)."고 하여 위는 음식물을 3말 5되를 받아들이고 일반적으로 보통사람은 하루에 한두 번씩 대변을 보는데 한 번에 작게는 2되 반, 많게는 5되 정도, 이 양을 하루에 내보낸다. '사람이 7일을 굶으면 죽는다.' 는 말은 7일이면 3말 5되를 다 보내게 되고 음식물과 진액이 다 빠져나가기 때문이다. 위(胃)의 모양은 음식물이 많고 적음에 따라 변화되며 대체로 J자 모양으로 고개를 숙여 명치끝에서 좌측으로 치우쳐 있으며 흉추 제12번(식도)에서 요추 1번(십이지장)으로 이어진다.

위장으로 들어온 음식물은 위의 소화액과 혼합되어 죽처럼 소화해 십이지장으로 내려보낸다. 보통은 위에서 약 2시간~5시간에 걸쳐 소화해 십이지장으로 보내며 술의 알코올 성분을 제외하고는 영양흡수를 거의 하지 않는다. 다만 위로 들어오는 각종 영양소는 비장에서 체크하여 한 가지 영양소가 과잉되면 곧바로 구역질하여 배척한다. 음식물이 위에서 소화하는 동안 정신적이나 각종 스트레스, 격렬한 운동, 지나친 흥분은 일시적으로 위액 분비 장애를 일으켜 각종 위장 장애의 질병을 유발하게 한다. 위장 기능을 좋게 하려면, 시간에 맞춰 식사하는 습관을 갖고 지나친 염분 섭취를 피하며 골고루 적당히 음식을 섭취해야 하며 식사를 할 때는 기분 좋게 즐거운 식사를 하도록 노력해야 한다.

위장 기능을 활성화하려면 위장이 활발하게 움직여야 하는데 사람도 음식물을 먹어야 힘이 생기듯 위장 세포도 혈액을 먹어야 힘이 생기기 때문에 충분히 혈액을 공급받으면 위장 기능은 활발해진다. 이미 위염이 생겼다면 위로 들어가는 모세혈관이 막혀 위염증 균을 백혈구가 잡아먹지 못했기 때문이다.

중완은 명치와 배꼽 중간이다. 중완에서 사혈하고 어느 정도 어혈을 뽑아 피가 나오면 약 1~2cm 위에 상완이 있다. 이 상완을 사혈하고 다시 중완에서 약 4~6cm밑에 하완을 사혈한다. 이 세 곳을 사혈해서 어혈과 생피가 4 : 6으로 잘 나오면 위장기능은 회복되는 것이다. 중완을 사혈하고도 위장장애에 증상이 있다면 위수와 비수를 같이 사혈하면 위장기능은 물론 덤으로 비장기능까지 활성화된다.

3) 대장(大腸)

육장육부 중 세 번째로 중요한 대장은 소장의 끝(회장)에서 항문에 이르는 길이가 약 1.6m이고 소장보다 크고 굵은 관이다.

『영추 · 평인절곡』에서 "회장(廻腸)은 둘레가 4촌이고 직경은 1.5촌이 못되며 길이는 2자 1치로 음식물 한말과 일곱 되의 물을 받아들인다. 장위(腸胃)의 길이는 대략 5자 8치 4푼으로 9말 2되 1홉이 넘는 음식물을 받아들인다. 광장(廣場: 수곡의 음식물이 광장으로 들어갈 때는 수액을 분별하여 방광으로 보내고 음식찌꺼기만이 광장으로 들어가 배출되므로 수곡을 얼마나 받아들이는지는 언급하지 않았다)은 둘레가 8치이고 직경은 2치 반이 약간 넘으며 길이는 2자 8치로 9되 3홉과 1/8홉의 음식물을 받아들인다."고 하였다.

대장을 회장이라고도 하고 광장이라고도 한다. 무게는 2근 12냥이다. 배꼽의(천추혈) 오른쪽으로 16차례 구부러져 겹쳐있으며 위아래에 큰 주름이 있으며 항문과 연결되어 있다.

설사나 변비가 있을 때는 천추를 사혈한다. 소장에서 영양분을 흡수하고 흡수하지 못하는 각종 영양분과 남은 찌꺼기는 대장으로 내려오면 각종 영양분을 흡수하고 남은 찌꺼기가 포함된 영양분과 수분은 다시 신장으로 보내고 덩어리는 직장을 통해 대변으로 배출하게 된다. 보통 대장에서 머무는 시간이 약 18시간 전후가 되는데 이때 대장기능이 떨어져서 수분을 흡수하지 못하면 설사가 되고 대장에서 너무 오래 머물러 있으면 변비가 되는 것이다. 대장 기능을 도와주려면 섬유질 음식을 많이 섭취하면 좋다. 섬유질 섭취를 많이 하면 대장에 붙어 있는 각종 찌꺼기, 중금속 등을 몸 밖으로 대변을 통해 배출하기가 용이해 진다. 설사나 변비가 잦을 때는 대장수 부위의 어혈을 빼주어야 한다.

대장수를 사혈하면 허리 디스크, 허리통증에도 탁월한 효과가 있다.

4) 소장(小腸)

육장육부 중 네 번째로 중요한 소장은 위의 유문에서 연결된 약 7m 길이의 대장에 이르는 긴 관이다. 위장에서 음식물을 소화해 십이지장으로 내려보내면 담낭에서 담즙과 비장과 연결된 췌장에서 췌장액이 혼합하여 소화를 도와주면 이때 소장에서 영양분을 흡수한다.

『영추·평인절곡』에서 "소장의 둘레가 2치 반이고 직경은 8푼 반이 못되며 길이는 3장(丈) 2척(尺)으로 두 말 닷 되의 음식물과 6되 3홉 반을 받아들인다. (小腸大二寸半, 徑八分分之少半, 長三丈二尺, 受穀二斗四升, 水六升三合合之大半)." 고 하였다.

무게는 2근 14냥이다. 곡물 2말 4되와 물 6되 반이 조금 못되게 담길 수 있다. 소장은 등뼈에 붙어 있고 배꼽으로부터 왼쪽으로 16번 구부러져 있다. 소장에서 대장으로 음식물이 소화되어 내려가는 동안 화학작용을 통해 혈액을 만들어 신장(腎臟)으로 보낸다.

위에서 내려온 음식물을 소장에서 대장으로 내려가는 시간이 음식물 섭취 후 4~9시간이 지나야 대장으로 넘어가는데 그 시간 동안 몸에 필요한 성분으로 바꾸어 주며 세포에는 혈액을, 근육에는 에너지를, 공급시켜주는 역할을 한다. 소장 기능이 저하되면 음식을 아무리 잘 먹어도 소장에서 영양분을 흡수할 수 없으니 건강은 점점 나빠지게 된다. 소장 기능이 손상을 받으면 어깨통증, 설사, 변비, 아랫배가 더부룩하고 불편하다. 여드름 주근깨, 검은 반 점등이 나타난다.

소장에서 영양 흡수 못 하는 이유는 장에 붙어있는 노폐물 때문인데 관원 부위에 어혈을 빼주면 장세포가 장(腸)의 연동이 활성화되어 장에 붙어 있는 노폐물이 떨어져 나가 대변으로 나오게 되면 소장의 영양 흡수 능력이 회복되는 것이다. 이곳을 사혈해서 피가 잘 나오면 얼굴에 주근깨, 기미 등이 없어지고 피부가 매끄럽고 깨끗해진다.

5) 간장(肝臟)

인체의 다섯 번째로 중요한 장기 중의 하나인 간은 많은 대사와 조절 기능을 한다. 간은 크게 펼쳐진 2개의 엽(葉)과 작은 7개의 엽으로 되어 있는데 마치 씨앗이 새싹을 트고 나오는 형상이고 무게는 4근 4냥이고 청색의 장기이다. 이들은 갈라진 낙맥을 지니는 가운데 따뜻한 기를 퍼지게 하며 혼을 저장하는 곳이다. 고개를 숙여서 오른쪽 유두(乳頭)에서 일직선으로 내려 갈비뼈 끝에서 안쪽에 대부분을 차지하고 있으며 이 갈비뼈의 보호를 받는 기관이며, 육장 육부 중 모든 유해물질을 해독시키는 모체이며 가장 큰 장기이다. 남자는 약 1,000g~1,400g이며 여자는 약 900g~1,200g의 무게이다. 수백 가지의 일을 하는데 몸이 움직일 때 에너지를 공급해주며 음식이 위로 들어가면 음식물에 소화액을 분비하며 각종 비타민을 제조, 저장하고 단백질의 분비, 해독 작용 등 매우 다양하며 몸에 질병이 생겼을 경우 이를 물리칠 수 있는 면역 항체를 만들어 질병을 몸속에서 몰아낸다. 몸에 필요 없는 유해물질을 해독시켜 신장으로 보내고 신장 기능이 나빠져서 호르몬 생산 및 저장 기능에 이상이 생기면 몸이 자주 붓게 되는데 간은 몸이 붓지 않도록 신장 기능을 활성화 시키며 각종 호르몬을 파괴 및 저장시킨다. 간장과 신장은 모자 관계이며 서로 상부상조한다. 이는 음양오행의 서로 돕는 상생 관계이기 때문이다.

이 시대를 사는 모든 사람이 개인, 가족, 사회적으로 오는 각종 스트레스, 음식물에서 오는 각종 오염물질, 대기 중이나 매연 등에 발생하는 유해물질, 과식, 과음, 담배, 각종 약물 남용 등에도 우리 몸이 큰 타격을 받지 않고 살아가는 이유는 간장이라는 장기의 뛰어난 해독 작용 덕분이다.

소장에서 흡수한 각종 영양분은 신장을 통해 간으로 들어오는 데 필요한 양만 심장으로 보내고 남는 영양분은 간에 저장시켜 두었다가 몸의 세포조직과 장기에서 필요할 때 적절한 시기에 영양분을 보내주어 몸에 영양 균형을 유지해 준다. 간(肝)은 재생능력이 뛰어나기 때문에 약 70~80%의 간을 제거하고 나머지 20~30%의 간으로도 살아가는데 지장 없이 정상적인 기능을 수행할 수 있는 특징이 있다. 이렇듯 기능이 다양한 간의 건강을 유지하기 위해 소식을 하고 지방질 섭취를 줄이며 적당한 운동을 하여 피로를 풀어야 한다. 위와 같은 방법으로 지방 섭취를 줄이고 적당한 운동을 하고 간에 좋은 음식 등 갖은 방법을 다해도 간이 나빠지는 이유는 무엇일까? 간세포가 맡은 기능을 수행하기 위해서 육장육부만 통과하는 문맥순환을 통해 간으로 들어가는 모세혈관으로 혈액이 공급되어야 하는데 간수부위의 모세혈관이 막혀서 간세포가 본연의 임무를 못하기 때문이다.

간 기능을 활성화하려면 간수부위에 막혀있는 어혈을 빼내야 문맥 혈액순환이 원활하다. 이곳을 사혈 침으로 20번~25번 정도 찍고 압을 거는데 피가 조금 나오면 다시 빼고 사혈 침자리에 피를 묻히고 부항 캡에도 피를 묻혀서 압을 걸면 된다. 부항기에 2/3 정도 고이면 뺀다. 한번 사혈할 때 3회~5회 정도 하되 체력을 고려해야 한다.

간수는 간에서 나오는 독성 물질, 요산, 요소 등의 피를 품고 있기에 피가 잘 나오는 곳인데 피 색깔이 검 붉은색을 띠고 있다. 간수(흉추 9~10번 중간좌우)를 사혈하고 왼쪽이 잘 나오고 오른쪽이 안 나올 때, 잘 나오는 왼쪽은 피 색깔을 보고 처음에 검은색을 많이 띠고 나오면 2~3번 사혈한 뒤 붉은색을 많이 띠고 있다면 조금 밑에 담수(흉추 10~11번 중간 좌우)를 사혈한다. 다시 안 나오는 오른쪽을 사혈 하다가 붉은색을 많이 띠고 생피와 어혈이 섞여서 나오면 그곳도 담수로 조금 내려 사혈하면 된다.

6) 심장(心臟)

심장은 순환계통의 중추기관으로서 혈관으로 혈액을 순환시켜 몸의 말단 부분까지 도달하게 한다. 심장의 형상은 피어나지 않은 연꽃과 같아서 위는 크고 아래는 뾰족하며 중앙에 아홉 개의 구멍이 있고 무게는 12냥으로 천기를 받아들이는 곳이고 신(神)이 깃드는 곳이다. 여기에 심장을 싸서 심장을 보호하는 막이 있는데 이것을 심포락이라 한다.

『소문·장기법시론』에서 "심은 화에 속하고 여름기운이 주관하므로 주로 수소음심경과 수태양소장경을 치유하는 시기이며 그 왕성한 날은 丙·丁일이다(心主夏, 手少陰太陽主治, 其日丙丁)."고 하여 남방은 화에 속하고 열을 발생시키며 열은 화기를 왕성하게 하고 화기는 쓴맛을 만들며 쓴맛은 심장을 튼튼하게 한다.

『소문·자금론』에서 "심은 밖을 다스린다(心部於表)."고 하여 심은 간의 위에 있고 폐의 아래에 있다. 심의 연결은 오장이 모두 심과 연결되어 있기 에 어느 오장이든 병이 생기면 먼저 심이 상한다. 또한, 위로 폐와 연결되고 그중 하나는 등 뒤로 척추를 통해 신으로 연결되어 방광으로 이어져 낙맥과 같이 요도까지 연결되어 있다.

심장은 인대에 매달린 채, 가슴 한가운데에서 약간 왼쪽으로 자리 잡고 있으며 적갈색을 띠고 있다. 이 심장은 온몸에 혈액을 공급하는 4개의 펌프(우심실·우심방·좌심실·좌심방)가 있는 것 같지만, 실제적인 펌프 장치는 2개다.

심장은 횡격막 바로 위, 왼쪽 오른쪽 양쪽 폐 사이에 주먹 정도 크기의 두꺼운 근육으로 되어 있으며 200g~350g 정도의 무게를 갖고 있다.

육장육부 중 여섯 번째로 중요한 심장은 혈액순환을 관장하는 동맥(動脈), 정맥(靜脈), 모세혈관의 중추적 역할을 하는 기관이고 혈관으로 혈액의 영양분을 공급하여 몸의 머리끝에서 팔다리까지 전달해 준다.

심장은 심낭(心囊)이라고 하는 탄탄한 장막이 이중벽으로 되어있으며 그 중간에는 심낭액이 들어있어 심장이 박동할 때 마찰 없이 부드럽게 운동하도록 만들어 준다. 심장은 심방과 심실로 구분되며 좌심과 우심에는 판막으로 되어 있어 심장 내에 혈액의 역류를 막는 장치가 있다.

심방은 혈액이 대순환을 거쳐 심장으로 돌아오는 혈액을 받아들이는 방이고 심실은 좌심실에서 온몸으로 혈액을 보내주고 우심실은 폐로 혈액을 보내서 산소를 품고 다시 좌심방으로 들어오게 된다.

심장(心臟)은 심포 경락에 자극을 받아 혈액순환이 자동적, 규칙적으로 수축하고 이완운동을 반복하는 것을 심장박동이라 하는데 보통은 1회 박동으로 약 70mL 혈액을 방출한다. 성인의 정상 심박 수는 1분에 약 70~80회라고 할 때 심박출량은 4,900mL~5,600mL가 된다. 성인 남자는 체중의 약 8%의 혈액을 가지고 있으므로 60kg이라고 하면 4.8L가 된다. 따라서 약 20초~2분 안에 몸 전체의 혈액은 심장으로 들어갔다가 다시 좌심실을 통해 온몸으로 순환하고 있다. 또한, 심장에서 나온 혈액은 대순환, 소순환, 문맥순환을 하며 온몸의 각 장부 및 세포들에 영양을 공급하고 있다. 그리고 운동을 할 때나 심하게 흥분을 할 때는 1회 박동으로 약1 80mL까지도 밀려 나오게 되며 심박 수 또한 평소에 4배~5배까지 증가하기도 한다. 이렇듯 심장은 잠을 자는 밤이나 열심히 일하고 있는 낮을 가리지 않고 부지런히 제 기능을 하고 있다.

그러나 심장은 혈액만 온몸으로 공급할 뿐이다. 그러나 이것은 마음먹기에 따라 변화한다는 중요한 의미를 담고 있다. 그러므로 심장은 제2의 뇌라고 하여 많은 연구가 되고 있다. 바꾸어 말하면 심장은 문자 그대로 마음을 다스리는 것에 따라 혈액을 정상 또는 비정상적으로 온몸에 전달한다는 것이다. 가령, 자주 흥분하거나 과격한 운동을 하면 심박 수가 빨라지지만, 심장이 제 기능을 하기 위해서는 혈액을 공급받아야 한다. 그곳은 좌우 관상동맥이 있어 혈액을 공급받아 즉, 관상동맥의 모세혈관으로 심장조직 세포가 혈액을 공급받아야 하는데 이곳이 막히면 각종 심장질환으로 고통을 받게 된다. 또한, 심장의 관상동맥이 막히지 않게 하려면 혈액이 맑아 혈액순환이 좋아야 하므로 피를 맑게 하여 평소 혈압을 정상으로 유지해야 한다.

◆고혈압은 최대 혈압(심장이 수축할 때) 160mmHg 이상이며 최저혈압(심장이 휴식할 때) 95mmHg 이상인 경우를 말한다.

- 최대혈압(수축기) : 160mmHg~140mmHg 이하
- 최저혈압(휴식기) : 95mmHg~90mmHg 이하

위 같은 경우 적당한 식사, 운동 등을 하면서 사혈을 해 준다면 크게 걱정하지 않고도 혈압을 정상으로 잡을 수 있다.

- 최대혈압(수축기) : 120mmHg~130mmHg 이하
- 최저혈압(휴식기) : 70mmHg80mmHg 이하 정상혈압이며
- 최대혈압(수축기) : 100mmHg 이하
- 최저혈압(휴식기) : 60mmHg 이하를 저혈압이라고 한다.

고혈압의 경우 최대혈압(수축기)이 정상인 약 120mmHg보다 약 50mmHg 높은 것보다 최저혈압(휴식기)이 정상인 약 80mmHg보다 약 10mmHg 이상 지속할 때가 위험한데 예를 들면 최저혈압(휴식기)이 약 90mmHg 이상 지속할 때 위험한 상태를 초래할 수 있다는 말이다.

 또한, 겨울에는 여름보다 혈압이 약 10mmHg 높으며 즉, 겨울에는 날씨가 추우므로 혈관이 수축하기 때문에 혈액순환이 잘 안 돼서 여름보다 혈압이 높은 것이고 살찐 사람이 마른 사람보다 약 15mmHg가 높은 것은 모세혈관이 많기 때문이며, 남성이 여성보다 대체로 약 5mmHg가 높다. 이것은 남자는 양이고 여자는 음이기 때문이다.

심장을 건강하게 하려면 체중 또한 조절해야 한다. 비만일 경우 심장에 부담이 커지기 때문이다. 따라서 심장기능을 좋게 하려면 관상동맥에 막힌 혈관을 뚫어야 한다(거궐).

이곳을 사혈하려면 우선 거궐혈 자리를 찾아야 한다. '거궐'은 명치 바로 밑에 임맥에 자리하고 있고, 이 혈은 심의 주치혈이라 불린다. 심장의 동계를 가라앉히는 중요한 혈이고 몸의 건강상태를 측정하는 혈이기도 하다. 또한, 고혈압·만성 위장병·생리 이상에도 잘 듣는 혈이다. 찾는 방법은 설명한 부위에 손가락 끝을 대고 차게 느껴지는 곳이 막힌 곳이다. 중앙선을 따라 위에서 밑으로 내려오면서 찾는다. 거궐을 사혈할 때 작은 캡으로 하되 약 20회 정도 사혈 침으로 찍고 피가 조금 나올 때, 침구멍과 부항 캡에 피를 묻히고 압을 건다. 검붉은 색의 피가 나오는데 3회~4회 정도 뽑으면 된다. 거궐을 사혈하고도 증상이 호전되

지 않으면 심수를 사혈한다(심수).

'심수' 는 심에 사기가 침입하는 곳이다. 등 부위의 제5번 흉추 극돌기 바로 아래에 척추의 양옆으로 약 2촌 정도(4~5cm) 조금 높은 곳에 자리하고 있다. 심수란 사기가 심으로 들어가는 곳으로 심이 약할 때 사용하는 혈이다. 만약 협심증이나 심장발작 등의 증세가 있을 때 심수 부위와 모혈인 거궐을 지압해도 증상이 호전된다.

이곳 심수를 사혈할 때는 피가 잘 나오는 곳이기 때문에 약 20회 정도 사혈 침으로 찍고 피가 조금 나올 때, 침구멍과 부항 캡에 피를 묻히고 압을 걸면 되는데, 검 붉은색의 피가 나오면서 부항 캡에 2/3정도 쌓이는 것을 보고 2회~3회 정도 뽑아준다. 거궐과 심수혈 자리는 지속해서 사혈하는 혈 자리가 아니고 심장에 이상 증상이 있을 때만 사혈하는 곳이다. 다시 말해서 거궐에서 사혈하고 난 뒤 심장에 이상 증상이 나타나지 않으면 심수는 사혈을 하지 않아도 된다는 말이다. 다만, 이곳에서는 한번을 사혈을 해도 사혈(死血) 즉, 새카만 죽은 피를 빼야 한다.

심장은 육장육부 중 중요한 장기임에도 불구하고 필자가 여섯 번째로 생각하는 이유는 신장·위·대장·소장·간장기능이 좋아서 맑은 혈액을 심장으로 보내주는 한 심장은 멈출 이유가 없다는 것이며 좌우, 관상동맥 또한 피가 맑으면 막힐 이유가 없기 때문이다. 다만 마음을 곧게 잘 쓰고 다스리지 않으면 안 된다.

7) 비장(脾臟)

육장육부 중 일곱 번째로 중요한 비장은 위장의 왼쪽 약간 뒤쪽에 붙어있는 타원형의 장기이며 타원형 밑 부분에 췌장과 연결되어 있어 비장과 췌장은 한 몸으로 같은 기능을 수행하고 있다. 비장은 위의 왼쪽에 다소 납작한 타원형의 기관 즉, 비장의 기능은 림프구의 생산, 적혈구의 저장 및 파괴, 항체생산, 식균작용 등을 하는 장기이다. 비의 형상은 '토(土)' 자의 모양을 본뜬 것과 같고 말발굽의 모양과 낫과도 같은 모양을 하고 있으며 무게는 2근 3냥이고 폭은 3치이며 길이는 5치이고 기름 덩어리는 반 근에 이르는 암황색의 장기로 이것을 안으로 위완이 둘러싸고 있다. 비기는 그 속을 드나들며 진기를 운영하므로 '의(意)' 가 깃드는 곳이다.

우리 혈액 속에 이물질을 먹어 치우는 림프구를 생산하는데 몸속에 가장 큰 림프기관으로 혈액을 다량으로 품고 있다. 다시 말하면 비장의 크기는 혈액의 품고 있는 양에 따라 변화하지만 대체로 길이가 약 11cm~14cm, 두께3cm 정도이며 무게는 약 170~190g 정도이다. 비장과 연결된 췌장의 길이는 약 12~15cm이며 췌장액은 하루에 약 1,300mL 정도 생산한다.

이를 현대의학에서는 췌장이라 하고 한의학에서는 비장이라 한다. 비장은 쓸모없는 적혈구는 (100~120일) 비장에서 파괴하고 새로운 적혈구는 저장 보관 한다. 또한, 백혈구를 생산하고 몸에 항체를 증가시킨다. 우리가 흔히 쓰고 있는 비장의 무기라는 말이 있듯이 작은 장기이면서도 내장 깊숙이 박혀 중요한 일을 하고 있는 것이다. 위장 기능은 좋은데 속이 거북하고 답답하게 느껴지면 비장을 의심할 수 있다. 비장의 기능이 떨어지는 원인은 위장기능이 떨어져서 어혈이 몸속에 많으면 그 합병증에 의해 내장 안에 깊이 박혀있는 비장이 나빠지는 것이다. 이는 비수 부위의 어혈을 빼주면서 위장기능을 활성화해야 한다. 비장기능을 활성화하려면 비수에서 사혈한다.

'비수'는 비에 사기가 침입하는 곳이다. 족태양방광경인 등 부위의 제11번 흉추 극돌기 바로 아래에 척추의 양옆으로 약 2촌 정도(4~5cm) 조금 높은 곳에 자리하고 있다. 비에서 인슐린 분비가 되지 않으면 당뇨병이 오기 쉬운데 비수는 오장의 유혈(俞穴)이고 비에 사기가 침입하는 곳으로 당뇨병에서 오는 황달을 비롯하여 만성피로·나른함·식욕감퇴 등에 잘 듣는 혈로서 특히 비의 기능을 회복시켜주는 중요한 혈이다.

비장은 피를 품고 있기에 피가 많이 나오지만, 당뇨로 오랫동안 고생한 사람이면 피가 안 나오는 자리이다. 사혈 침으로 약20-30번을 찍고 검은색의 피가 나올 때 1/3정도 나오면 빼고 그대로 다시 침 자리나 부항 캡에 피를 묻히고(침으로 찍지 말고) 다시 당겨서 2/3 정도 쌓이면 뺀다. 만약 피가 잘 안 나오면 다시 사혈 침으로 약 20~30번을 찍어서 압을 걸고 부항 캡에 2/3 정도 쌓이면 뺀다. 한 번 사혈할 때 3회 정도 사혈한다. 사혈을 할 때 반드시 피가 조금 나오면 침구멍을 혈소판으로 막고 압을 걸어야 한다.

그다음으로 장문혈을 사혈한다. '장문'은 목 밑에 큰 뼈를 시작으로 11번째 늑골에 자리하고 있는데 배꼽과 일직선 배 옆에서 가까운 갈비뼈 선단 양측에 있다. 특히 '장문'은 족궐음간경의 혈이면서 비경의 모혈인데 이는 비·간을 다스리는 중요한 혈로서 가슴 통증이나 옆구리 통증을 다스리는 혈 자리이다. 또한, 소화불량 구토 등 특히, 비의 모혈이므로 당뇨병에도 잘 듣는 혈이라 일컬어지는 중요한 혈이다.

8) 폐장(肺臟)

육장육부 중 여덟 번째로 중요한 폐는 왼쪽 가슴과 오른쪽 가슴에 크게 자리 잡고 있으며 원추형의 버섯 모양을 한 호흡기관의 대표적인 장기이다. 폐 속에는 아주 작은 공기주머니가 약 3억 개 정도의 포도송이처럼 촘촘히 붙어있다. 이것이 폐포이다. 폐의 형상은 사람의 어깨와 흡사하고 크게 두 개로 퍼진 엽(葉)과 여러 개의 작은 엽으로 구성되어 있으며 무게는 3근 3냥으로 그 안에는 24개의 폐포의 구멍이 나란히 분포하고 있으며 이곳으로 오장의 청기와 탁기가 드나들며 '백(魄: 넋)'을 저장하는 곳이다. 폐포 하나하나가 산소(O_2)와 이산화탄소(CO_2)의 교환 작용을 부지런히 수행하게 되는데 그 기능을 할 수 있도록 미세한 혈관으로 연결되어 있다.

호흡기관이란 코에서 기관지를 거쳐 폐에 이르는 기관을 말하며 폐는 근육이고 몸 안에 있는 장기이지만 밖에 있는 것과 다름없이 환경에서의 오염물질이나 기호식품인 담배 등에 그대로 노출되어있어 각종 폐 질환을 쉽게 유발할 수 있다. 하지만 기도와 기관지 등에 있는 섬모라는 아주 가늘고 미세한 털이 호흡을 통해 또는 기도를 통해 폐 속으로 들어오는 미세한 먼지나 오염물질 등을 잡아내며 섬모에 붙어있는 점액이 오염물질, 미세먼지, 세균 등의 유해물질을 혼합하여 기침이나 가래 등으로 몸 밖으로 배출하는 작용을 한다. 폐를 건강하게 하려면 담배는 반드시 끊어야 하고 도심 속에서의 환경 속에서 일주일에 한 번 정도는 산이나 강, 바다에서 좋은 공기를 심호흡하면서 폐포 속에 끼어있는 나쁜 물질을 몸 밖으로 배출시키면 폐포는 건강을 찾을 것이다. 폐를 활성화하려면 먼저 중부에서 사혈한다.

'중부혈'은 수태음폐경의 모혈인데 유두에서 위로 일직선으로 올라가고 위에 큰 뼈에서 즉, 쇄골(빗장뼈)에서 아래로 세 번째 늑골 사이에 있는데 쇄골에서 유두를 향해 천천히 누르면서 늑골 세 번째 정도 내려오면 아픈 느낌이 있는 곳에 자리하고 있다. 이곳은 폐가 좋지 않거나 폐를 앓았을 때 이곳에 증세가 모이는 혈이라 한다. 이곳을 만져보고 눌러보아 아픔이 느껴진다거나 응어리가 있으면 폐 기능에 이상이 있다.

그다음으로 '폐수'를 사혈한다. '폐수 혈'은 폐에 사기가 침입하는 곳이다. 등 부위의 제3번 흉추 극돌기 바로 아래에 척추의 양옆으로 약 2촌 정도(4~5cm) 조금 높은 곳에 자리하고 있다. 가슴이 답답하다·숨이 차다·미열이 있다·등허리가 뻐근하다·기침이 난다·감기·천식·부종 등에 사용하는 혈이다.

9) 담낭(膽囊)

육장육부 중 아홉 번째로 중요한 담낭(쓸개)은 간장에서 담즙을 만들어서 담낭주머니로 담
즙을 저장 보관하는 장기이다(길이 약 8cm).

담의 형상은 색은 검고 두레박과 같은 모양을 하고 있는데 간의 엽(葉) 사이에 붙어 있다.
무게는 2냥~3냥이고 3수(0.57g)이며 정즙(精汁)은 3홉을 담고 있고 드나드는 구멍이 없다
는 것이 특이하다. 그러므로 안으로는 정즙을 저장하고 새어나가지 않게 하며 겉으로는 밝
게 비치는 청정지부가 되는데 눈과 통한다. 위장에 음식물이 들어가면 위장에서 죽처럼 만
들어 십이지장으로 내려보내는데, 이때 담낭에 저장하고 있던 담즙이 십이지장으로 내려가
소화를 돕는다. 담의 기능을 좋게 하려면 사람이 피로를 느낄 때 바로 휴식을 취하고 음식
은 지방질 섭취를 줄이는 것이 좋다.

가볍게 하는 운동 중에서 걷는 운동은 몸에도 좋고 다른 장기에도 도움이 되지만 특히 담
낭 기능에 많은 도움이 된다. 또한, 담의 기능을 좋게 하려면 간장(肝臟)기능을 좋게 해야
한다. 다행하게도 제9번 흉추~제10번 중간이 간수이고 제10번 흉추~제11번 중간이 담수
이다. 부항 캡은 큰 것을 사용하면 간수와 담수 부위의 어혈을 동시에 빼낼 수 있다. 만약
큰 부항을 사용했을 때 생피가 나오면 침 자리와 부항 캡에 피를 묻히고 압을 건다는 것을
기본으로 하고 사혈하면 된다.

'담수'는 담에 사기가 침입하는 곳이다. 등 부위의 제10번 흉추 극돌기 바로 아래 척추의
양옆으로 약 2촌 정도(4~5cm) 조금 높은 곳에 자리하고 있다.

입이 쓰다·입안이 마른다.·옆구리가 아프다·단단하게 뭉친 것이 만져진다·음식을 잘 먹지
못하는 등의 잘 듣는 혈이다. 이것은 간담상조(肝膽相照: 서로 진심을 터놓고 사귐)라 하여
간담은 표리가 되어 서로 돕고 보충하면서 그 기능과 임무를 수행한다. 간담의 병은 이곳을
사용하며 그러므로 간수에서 듣는 병은 담수로도 잘 듣는다.

그다음으로 일월을 사혈한다. '일월'은 제9번 늑골 선단의 바로 아래인 가장자리에 있다.
이 혈은 담경의 기가 복부와 통하는 곳이라 하여 가슴속에서 배에 이르기까지 심한 통증으
로 참을 수 없을 때와 호흡이 곤란할 때 잘 듣는 혈이다. 고대에서는 「신의 빛」이라 하여
가장 많이 사용한 혈 자리라 하여 담의 기능을 살피는 중요한 혈로 사용하였다. 가령 제9번
늑골부위 즉, 일월 부위에 가슴 쪽으로 서서히 누르면서 크게 숨을 들어 마셨을 때 우측 옆
구리에 대고 있는 손가락에 아픔을 느꼈다면 담에 이상이 있다는 증거이다. 그러므로 일월

은 담의 통증을 멎게 하는 중요한 혈이다. 또한, 음식물에 지방질이 많으면 담즙은 지방질을 소화하기 위해 많은 담즙을 내려보내 소화를 촉진하며 담수 부위에 어혈이 막아 피의 흐름을 방해하면 담낭이 제 기능을 못 해 황달을 유발할 수도 있다.

식사 후 바로 누워서 잠을 자는 것은 좋지 않으며 적당히 몸을 움직여 주고, 걷는 운동을 하면서 기분 좋은 생각을 하면 담낭에서 좋은 담즙을 내려보내 소화력을 돕는다.

10) 방광(膀胱)

육장육부 중 열 번째로 중요한 장기인 방광은 신장에 요(尿)관을 통해서 1분에 약 1mL~2mL 정도 내려보내는 오줌을 저장하였다가 배설하는 기관이며 남자는 직장과 치골 사이, 여자는 자궁과 치골 사이에 두꺼운 벽으로 된 장기이다. 방광은 텅 비어 있으므로 물을 받아들이는 진액 지부가 되는데 위에는 받아들이는 구멍이 있다. 위의 있는 구멍의 둘레는 두 치 반이고 가운데의 둘레는 아홉 치이며 오줌은 아홉 되 구 홉을 담을 수 있고 무게는 아홉 냥 조금 넘는다. 아래에는 구멍이 없으므로 소변을 배출할 때 기해의 힘을 받아 증발하면 소변이 잘 나오고 기해의 기가 부족하면 소변이 잘 나오지 않는다.

방광의 용량은 사람에 따라 차이가 있으나 가령, 약 500mL 정도이고 최대용량은 약 700~900mL인데 900mL 이상 농축되어 저장은 할 수 있지만, 소변을 습관적으로 오래 참으면 방광염 등을 유발하며 방광의 수축력에도 지장을 초래할 수 있다.

하루 중 소변의 정상적인 횟수는 약 6회 정도가 정상이나 스트레스나 긴장을 할 경우 방광에 오줌이 조금만 있어도 자주 소변을 보게 된다. 이것은 일시적인 현상이므로 걱정할 필요는 없다. 또한, 수분 섭취를 많이 했을 때 또는 맥주를 많이 마셨을 때 새벽에 일어나서 소변을 볼 수 있는 것은 방광에 많은 양의 소변이 쌓이면 방광의 밸브가 열리기 전 뇌에 전달되기 때문이다.

새벽에 오줌이 마렵다고 느껴지면 잠에서 깨는 것인데 야뇨증인 경우는 방광 기능이 약해서 뇌에 전달하기도 전에 그대로 방출하게 된다. 대개는 소변 량이 많아지면 잠에서 깰 때까지 소변을 농축시켜 밸브까지 차지 않아 소변이 마렵다고 느껴지지 않게 하는 것이 보통이다.

먼저 중극을 사혈한다. '중극'은 배꼽에서 치골 사이를 5등분 하여 치골에서부터 1/5 부위에 있다. 배꼽에서 약 8~10cm 정도 관원혈 밑에(약2~3cm) 자리하고 있는데 혈 입구는 둥근 편이다. 그 주변을 눌러보면 심하게 아픈 경우도 있고 보통은 아프지는 않으나 소변이 마렵다는 느낌이 있다. 비뇨기계통의 질병·성기의 병·전립선, 특히 부인과 질환·요실금·야뇨증 등에 잘 듣는 혈이다. 중극을 사혈하고 피가 잘 나오면 방광 기능이 회복되는데 그래도 시원하지 않다고 느낄 때 그다음으로 그림과 같이 방광수를 사혈한다.

'방광 수(BL28)'는 방광에 사기가 침입하는 곳이다. 선골 제2번의 극돌기 아래 양옆으로 약 2촌 정도(4~5cm)인 곳에 자리하고 있다.

야뇨증·유뇨, 특히 여성의 냉증 그로 인한 방광염 등에 잘 듣는 혈이다.

11) 심포(心包)

오장을 말할 때 심포는 빠지게 된다. 육장육부 중에 열한 번째로 중요한 심포는 문자 그대로 심장을 싸고 심장을 보호하는 기능이 있는데 육장육부 중 심포와 삼초는 독립된 장기가 아니다. 심포는 심을 싸서 보호하는 막인데 심장 아래에서 횡격막 위까지 비스듬하게 횡격막 아래에 자리하고 횡격막과 맞붙어 있다. 그곳에 누런 기름 덩어리가 퍼져있는 것이 심이고 심인 기름 덩어리를 싸고 있는 얇은 근막이 마치 실과 같이 심·폐와 연결되어 있는데 이것이 심포락이다. 그러므로 심포는 형은 없고 상만 있다. 심장이 멎으면 생명을 잃기 때문에 심포(心包)라는 경락을 주어 심장에 지장을 초래하는 나쁜 성분은 심포(心包)에서 받아들여 심장이 활동하는 데 지장이 없도록 파수꾼 역할을 하는 보이지 않는 장기이다.

먼저 심포의 모혈인 단중을 사혈한다. '단중'은 흉골 전면에 중앙좌우 양 유두 사이에 일직선 중앙에서 밑으로 눌러보면 아픈 곳이다. 이곳이 심장을 보호하며 가장 가까이 있어 마치 군주의 명을 받아 정치하는 수상인 셈이므로 소음의 심과 궐음의 심포는 저마다의 적응하는 증세 군이 서로 같다. 가령 가슴이 뛴다·숨이 차다·기침이 나온다.·옆구리가 아프다 등은 심장의 증상이나 비만이나 너무 마르거나 정력이 부족하거나 아기엄마라면 젖이 안 나오는 증상을 고칠 수 있다는 중요한 혈 자리이다. 또한, 단중 부위와 궐음수 부위에 통증이 있거나 갑자기 왼쪽 손가락에 심한 통증이 있을 때는 협심증을 의심할 수 있는데 이럴 때도 단중은 특효 혈이다.

그다음으로 궐음수를 사혈한다. '궐음수(BL14)'는 심포에 사기가 침입하는 곳이다. 등 부위의 제4번 흉추 극돌기 바로 아래에 척추의 양옆으로 약 2촌 정도(4~5cm) 조금 높은 곳에 자리하고 있다.

기혈순환이 나쁘고 손발 냉증인 사람에게 효과가 좋은 혈로서 만약 심의 동계가 빨라지거나 가슴이 답답할 때 이 혈을 천천히 누르고 주무르기만 해도 증상이 완화된다. 특히 이 혈은 궐음심포라 하여 생체의 기능 쇠약으로 병증이 안으로 도사릴 때 사용하는 중요한 혈이다. 가령, 심장기능을 좋게 하고도 가슴이 이유 없이 두근거리고 손바닥에 열이 나며 얼굴이 화끈거리는 증상이 있으면 심포 경락에 이상이 있는 것이다.

12) 삼초(三焦)

육장육부 중 열두 번째로 중요한 삼초는 심포(心包)와 함께 보이지 않는 장기를 말한다. 삼초는 태어날 때 타고나는 유전적, 선천적인 원기를 도와주는 장기를 말하며 삼초는 상초·중초·하초로 구분된다.

『황제내경·영위생회』에서 "상초는 마치 안개와 같고 중초는 거품과 같으며 하초는 도랑물과 같다(上焦如霧, 中焦如漚, 下焦如瀆.)"고 하여 삼초란 육부의 하나지만 이름만 있고 형체는 없으며 작용만 있다. 상초·중초·하초의 삼초는 서로 통하여 하나의 기가 되어 인체를 보위한다. 상초는 심장·폐를 중심으로 한 흉부가 되고, 중초는 비장·위장·간장을 중심으로, 하초는 신장·방광 등을 포함하는 하복부에 해당한다.

상초는 심 아래에 있는데 횡격막 아래로 내려가 위(胃)의 상부에 자리 잡고 있다. 상초는 받아들이기만 하고 내보내지 않는데 이를 치유하는 부위가 심포의 모혈인 단중혈이다.

중초는 위의 모혈인 중완에 자리 잡고 오르락내리락하지 않고 오로지 음식물을 부숙시키는 것을 주관한다. 이를 치유하는 부위가 대장의 모혈인 천추혈이다.

하초는 배꼽 아래로 방광 상부에 해당하는데 청·탁을 변별하여 배출하고 받아들이지는 않으며 전도하는 것을 주관한다. 이를 치유하는 부위가 배꼽 아래에서 약 4~5cm 정도 되는 곳 관원혈 위에 자리하고 있는 '석문혈'이다. 이것이 삼초의 모혈이다.

삼초의 배수혈인 '삼초수'는 삼초에 사기가 침입하는 곳이다. 허리부위의 제1번 요추 극돌기 바로 아래에서 척추의 양옆으로 어떤 증상이 있을 때 내 몸을 누르거나 만져보거나 쓰다듬거나 하면 어느 정도 증상이 완화되는 조금 높은 곳에 자리하고 있다.

허리통증·등허리가 뻐근하다·소화불량·종기·정력 감퇴·추간판 탈골·치질 등에 사용되는 혈이다. 따라서 상초의 단중·중초의 천추·하초의 석문과 삼초수를 합하여 이 네 혈은 인간의 신체기능을 조절하기 위한 가장 중요한 혈들이다.

※ 앞에서 육장육부를 첫 번째(신장)~열두 번째(삼초)까지 구분하였지만, 첫 번째 중요한 장기와 열두 번째의 장기의 중요한 차이는 근사치이며 육장육부의 어느 장기도 중요하지 않은 것이 없음을 명심(銘心)해야 한다.

☞ 경혈 자리를 정확히 찾는 법

사혈 기법의 기본은 경혈 자리를 정확히 찾는 것 즉, 어혈이 있는 곳을 정확히 찾는 것이다. 인체는 육장육부의 이름에 정경(간장 경·심장 경·비장 경·폐장 경·신장 경·심포경·담낭 경·소장 경·위장 경·대장 경·방광 경·삼초 경)이라는 12개(좌우 대칭 24개)의 경락이 이어져 있다. 또한 임맥(24)과 독맥(28)이라는 경락이 정 가운데와 뒤쪽 중앙을 따라 가슴과 배를 지나는 선을 교차하고 있다. 이를 합쳐 14 경락이라 하는데 경락 이외에 경혈이 있다. 기혈 관계로 기(氣)가 먼저 가고 혈(血)이 따라가는 것이다. 모세혈관이 막혀 있으면 덜 막힌 곳으로 기가 혈액을 세포에 공급하려고 부단히 노력한다. 그러므로 장기가 나빠진 상태에서도 어떤 때는 피가 잘 나올 때도 있다.

혈 자리는 사람에 따라 골격·체격·체형·키 등이 모두 다르므로 혈 자리도 사람에 따라 다르다. '경혈(經穴)'의 '경(經)'은 경락을 말하고 '혈(穴)'은 구멍을 말한다. 이것이 인체의 아무 곳이나 구멍이 생기는 것이 아니고 기혈이 순행하다가 어혈이 들어갈 만한 곳에 생기게 되어 있다. 일상생활에서 스트레스를 받아 흥분하면 교감신경이 자극을 받게 되고 가령, 간은 화(怒:성냄)를 주관하므로 화를 내어 간이 자극을 받으면 간 경락에 이상 증후가 나타나는데 기혈이 순환하다가 그 구멍으로 들어가게 된다. 그 구멍인 혈(穴)을 찾는 방법은 다음과 같다.

첫째, 뼈와 뼈 사이, 근육과 근육 사이, 인대와 인대 사이, 뼈와 근육 사이, 뼈와 인대 사이 등 오목하게 함몰된 부위가 경혈이다. 경혈은 손가락으로 눌렀을 때 조금 들어가는 듯 느낌이 있는 곳에 있다. 반대로 높은 곳에 있을 수도 있다.

둘째, 경혈은 생명체와도 같이 살아 숨 쉬는 곳이므로 그 주위에서 제일 높은 곳이 경혈이다. 그 부위를 눌러 보고 만져보아 무언가 느낌이 있는 곳인데 통증이 있다든가 차갑다든가 따뜻하다거나 공허한 느낌이거나 무언가 빨려드는 느낌이거나 암튼 어떤 느낌이 반드시 있다. 다시 말해서 경혈은 주변보다 피부색이 검은색을 띠고 손가락으로 감지를 해보면 주변보다 차게 느껴진다. 그곳이 경혈이다.

셋째, 경혈마다 각론에서 설명하겠지만 1촌이라면 손가락 하나, 손가락 하나는 약 2cm이고, 2촌이면 약 4cm, 가령, 1.5촌이면 약 3~4cm가 되는데 그곳을 기점으로 조금 높은 곳과 오목한 곳이 혈(穴) 자리가 된다. 이것은 이론상의 경혈을 찾는 것이지만 사람마다 체격과 골격이 각기 다르므로 눌러보고 만져보며 헤쳐도 보면서 또한 따뜻한지, 차가운지, 기감을 느끼면서 혈을 찾는 것이다. 다만 경혈은 핵처럼 점(點)으로 되어 있다. 그 핵을 중심으로 동그랗게 가령, 핵의 중심인 혈 자리에서는 새카만 죽은피와 뭉친 혈 및 담음(이상체액)의 순서대로 동그랗게 퍼져 있다. 그러므로 너무 어렵게 생각하지 말고 중요한 경혈(81개)만을 엄선해서 기록하였으니 꼭 사혈을 해야만 증상이 완화된다는 생각은 일단은 버리고 경혈자리를 익혀두는 것이 좋다. 다시 말해서 경혈의 이름은 인체의 어떤 특징과 관계가 있으므로 어떤 증상이 있을 때, 내 몸을 누르거나 만져보거나 쓰다듬거나 하면 어느 정도 증상이 완화되는 것을 몸소 체험한 이후에 내 몸에 어혈을 빼야만 건강을 지킬 수 있겠다는 확신과 믿음 및 마음이 생길 때 사혈을 하라는 말이다.

사혈을 할 때 정확한 혈 자리에서는 검은색의 어혈이 나온다거나 잘 나오지 않는 곳이 정확한 혈 자리이지만 정확하지 않더라도 부항 캡이 크기 때문에 정확한 혈 자리에서는 새카만 죽은 피(死血)가 나올 것이고, 혈(穴)이라는 구멍으로 들어가지 못한 뭉친 혈이나, 기혈을 따라 흐르는 담음(이상체액) 등의 어혈이 나오게 된다. 물론 정확하게 혈 자리를 잡는 것이 중요하긴 하지만 그리 걱정하지 않아도 된다는 말이다. 다만 생혈 손실을 줄이는 사혈의 기법을 터득하면 된다.

또한, 사람마다 각기 경혈 자리가 조금씩 달리 나타난다. 사람마다 골격이 다르고 키·체중 등 체격의 크기가 다르기 때문이다.

위와 같은 느낌이나 저림, 통증, 부어오르는 느낌, 습기 등이 느껴진다면 그곳에 경혈(어혈이 있는 곳)이 자리하고 있다는 증거가 된다.

경혈을 찾을 때는 우리 몸의 형태를 유지하는 척추를 기준으로 한다. 척추는 경추 7개, 흉추 12개, 요추 5개, 천추 5개, 미추 3~5개, 총 32개의 척추가 있다. 먼저 경추는 목 뒤에 제일 많이 튀어나온 뼈가 경추 7번 극돌기이다. 경추 7번 밑이 흉추 1번 여기서부터 12개의 흉추가 있다.

그 흉추에서 좌우의 견갑골 아래를 일직선으로 척추와 만나는 흉추가 흉추 7번 극돌기와 흉추 8번 극돌기 중간에 관계된다. 즉, 흉추 8번은 경혈 자리가 없다. 그리고 등, 갈비뼈를 따라 (척추를 따라) 올라와서 만나는 자리가 12번 흉추다. 그 밑이 요추 1번인데 허리의 장골에서 (툭 튀어나온 큰 뼈) 일직선으로 척추와 만나는 선이 요추 4번 극돌기에 해당한다.

위에 기술한 것을 잘 기억하고 그림에 표시된 경혈 자리를 참고하면서 어혈이 있는 곳을 정확하게 찾기를 바란다.

제5장
육장육부를 활성화하는 모혈과 배수혈

1. 장부의 모혈과 배수혈

우리 몸속에는 나이만큼 어혈이 있다고 했다. 그런데도 장부경락에 이상병증을 느끼지 못하는 이유는 중요한 혈 자리를 비롯하여 361혈에 식이요법, 운동요법 등 부단히 노력하여 골고루 분포했기 때문이다. 그러나 세월이 흘러 많은 혈 자리가 포화상태가 되면 어쩔 수 없이 각 장부에 중요한 혈 자리가 더욱 막히게 되고 그로 인해 혈 자리를 관장하는 장부경락에 병증이 발생한다. 예를 들면 폐병을 앓았거나 폐가 안 좋은 사람은 짐을 질 때 멜 방 끈이 닿는 어깨 앞쪽부위에 쇄골이라는 뼈가 있는데 쇄골 부위에서 일직선의 유두를 따라 약 4~5cm 밑으로 서서히 눌러보면 응어리가 있다거나 아프다거나 하는 느낌이 있다. 즉, 유두 일직선에서 세 번째 늑골 조금 오른쪽에 유난히 통증이 있는 부위가 '중부(中府)'라는 혈이다. 본래 '부(府)'란 마을, 관청이란 뜻이고 '중(中)'이란 중심이란 뜻으로 '중부'란 그 나라의 중심지로 사람들이 모인다는 뜻이다. 인체에서의 '중부'란 장부경락에 수태음폐경 중에서 가장 중요한 혈 자리로서 폐에 관계되는 여러 증상이 이곳에 모인다 하여 폐경의 모혈(募穴)이라 한다.

폐경의 배수혈(背腧穴)을 '폐수'라 하는데 '배(背)'란 등을 뜻하고 '수(腧)'란 경혈의 이름으로 사기가 들어간다, 흐른다는 뜻과 머문다는 뜻을 내포하고 있다. 폐수는 수태음폐경의 혈 자리가 아니고 족태양방광경의 등 부위 제1선 흉추 3번 양쪽에 자리하고 있다.

12장부 경락의 배수혈은 폐수를 비롯하여 모두 족태양방광경에 등 제1선에 있다. 폐경의 모혈인 중부는 수태음폐경이지만 가령, 비의 모혈은 장문인데 '장문'은 족궐음간경의 경맥 이고 족궐음간경의 모혈은 자신의 경맥인 '기문'이다. 또한, 모혈은 12장부 경락 중에서 임맥이 반이나 되는 6개 혈을 차지하고 있다. 본래 임맥은 남녀의 성기와 정력 등에 밀접한 관계가 있으며 특히 소장의 모혈인 관원을 중심으로 위로 삼초의 모혈인 석문·위(胃)의 모 혈인 중완과 아래로 방광의 모혈인 중극 등 네 가지 혈 자리는 성기 질환이나 정력증강·기 력회복·너무 뚱뚱해서 고민하는 중년 남녀·지나치게 말라서 고민하는 청장년·전립선·요실 금·날씬한 몸매를 원하는 아가씨들에게도 효과가 좋은 그야말로 안성맞춤인 아주 중요한 혈이다. 그러므로 그 장부에 사기가 침입하는 곳을 배수혈이라 하고 그 장부에 사기가 모이 는 곳을 모혈이라 한다.

1) 신장 기능을 활성화하기 위해서는 모혈인 경문과 배수혈인 신수를 사혈한다.

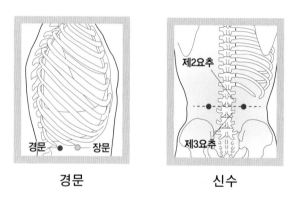

경문　　　　　　　　신수

2) 방광 기능을 활성화하기 위해서는 모혈인 중극과 배수혈인 방광수를 사혈한다.

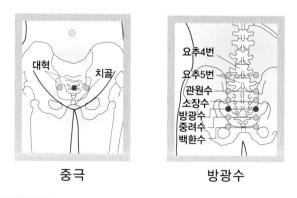

중극　　　　　　　　방광수

3) 비장 기능을 활성화하기 위해서는 모혈인 장문과 배수혈인 비수를 사혈한다.

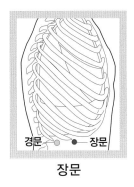

장문

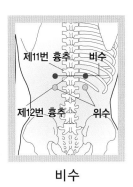

비수

4) 위장 기능을 활성화하기 위해서는 모혈인 중완과 배수혈인 위수를 사혈한다.

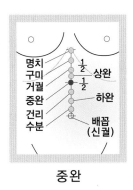

중완

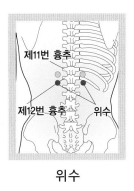

위수

5) 심장 기능을 활성화하기 위해서는 모혈인 거궐과 배수혈인 심수를 사혈한다.

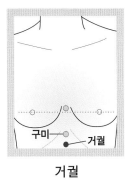

거궐

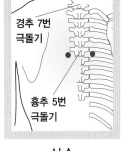

심수

6) 소장 기능을 활성화하기 위해서는 모혈인 관원과 배수혈인 소장수를 사혈한다.

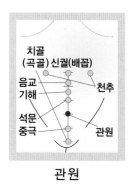

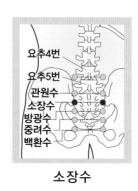

관원   소장수

7) 폐장 기능을 활성화하기 위해서는 모혈인 중부와 배수혈인 폐수를 사혈한다.

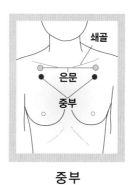

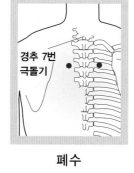

중부   폐수

8) 대장 기능을 활성화하기 위해서는 모혈인 천추와 배수혈인 대장수를 사혈한다.

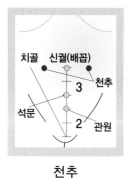

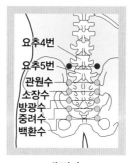

천추   대장수

9) 간장 기능을 활성화하기 위해서는 모혈인 기문과 배수혈인 간수를 사혈한다.

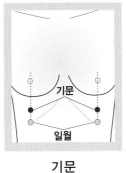

기문

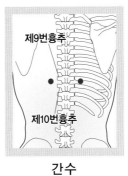

간수

10) 담낭 기능을 활성화하기 위해서는 모혈인 일월과 배수혈인 담수를 사혈한다.

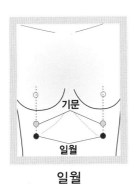

일월

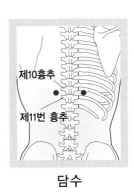

담수

11) 심포 기능을 활성화하기 위해서는 모혈인 단중과 배수혈인 궐음수를 사혈한다.

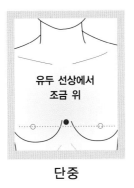

단중

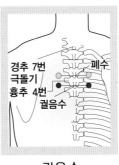

궐음수

12) 삼초 기능을 활성화하기 위해서는 모혈인 석문과 배수혈인 삼초수를 사혈한다.

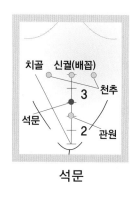

석문

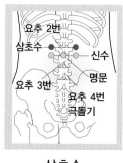

삼초수

(1) 기본예방사혈 1

위의 육장육부의 혈 자리에서 신수·방광수·중완·관원이 기본예방1의 혈 자리이다. 예를 들어 고혈압·동맥경화·고지혈증 등이 왔다면 신장 기능이 떨어진 것인데 이의 전조증상으로 먼저 허리통증이 오게 된다. 이런 현상은 허리에 어혈이 막아 피가 돌지 못해 허리 근육 세포가 경직되어 통증을 수반하는 것이다.

우리 몸속에 장기는 중요하지 않은 것이 없다. 음식이 몸속에 들어오면 위장기능이 좋아야 하고 소화 흡수력 즉, 소장과 대장기능이 좋아야 한다.

신장의 사구체 여과기능이 떨어지면 좋은 영양분이 몸 밖으로 배출하게 된다. 신장은 찌꺼기나 노폐물, 유해물질 등을 밖으로 빼야 하는 중요한 역할을 하는데 사구체 여과기능이 떨어지면 몸속에 혈액 전체가 오염되어 순환되기 때문에 신장을 가장 중요한 장기로 꼽는 것이다. 예방 사혈을 할 때는 피를 맑게 하는 신장부터 활성화해야 한다.

신수혈 자리에서 사혈을 하는데 신의 배수혈인 '신수혈'은 신에 사기가 침입하는 곳이다. 허리부위의 제2번 요추 극돌기 바로 아래에 척추의 양옆으로 약 2촌 정도(4~5cm) 조금 높은 곳에 자리하고 있다.

'신'이란 태어나면서부터 생명력이 깃드는 곳이라 한다. 신의 사기가 또한 침입하는 곳이 바로 신수혈이다. 신을 현대에서는 부신(副腎)이라 불리는 것으로 몸의 체질과 정력을 진단 하는 곳이기도 하다. 이 혈 부위를 중심으로 만져보아 응어리라든가 근육이 굳어 있는데

도 통증이 없으면 신이 건강한 것이고 가볍게 눌러보아 통증이 있다든가 응어리가 있으면 고혈압·정력 감퇴·불면증·부종·생리불순·허리통증·손발 냉중 등의 증상이 나타난다. 이외에도 추간판 탈골·천식·만성피로 등에도 사용되는 혈로 알려졌다. 또한, 빈혈·몸이 마른다.·감기에 자주 걸린다.·소화불량으로 위 상태가 나쁠 경우에 신수 양편 한복판에 독맥혈이 흐르는데 그곳에 명문혈이 있다. 이곳을 사혈한다.

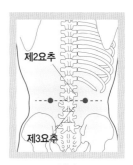
신수

『난경』에서 "다른 장은 각기 하나인데 신장(腎臟)은 유독 둘인 것은 어째서인가? 대답하기를 두 개의 신이라는 것은 둘 다 신이 아니다. 그 좌측이 신이고 그 우측은 명문(命門)이다. 명문이란 '명'은 생명의 뜻이고 '문' 출입한다는 뜻으로 '정'과 '신'이 깃드는 곳인데 원기가 연결되어 있다. 남자는 명문에 정자를 저장하고 여자는 명문에 포(胞)가 매달려 자궁과 연결되어 있다. 그러므로 신은 하나라는 것을 알 수 있다.(臟各有一耳, 腎獨有兩者,

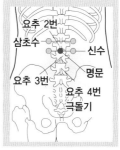
명문

何也? 然, 腎兩者, 非皆腎也. 其左者爲腎, 右者爲命門, 命門者, 諸神精之所舍, 原氣之所係也. 男子以藏精, 女子以繫胞. 故知腎有一也."고 하여 남자는 왼쪽 신이 주가 되고 여자는 오른쪽 신이 주가 되는데 왼쪽은 수에 속하고 오른쪽은 화에 속한다. 이 혈과 소장에 모혈인 관원(배꼽과 치골 사이 3/5지점)에서 치유하면 잘 듣는다.

방광의 배수혈인 '방광 수(BL28)'는 방광에 사기가 침입하는 곳이다. 천추(선골) 제2번의 극돌기 아래 양옆으로 약 2촌 정도 (4~5cm)인 곳에 자리하고 있다. 야뇨증·유뇨, 특히 여성의 냉중 그로 인한 방광염 등에 잘 듣는 혈이다. 내 몸속에 어혈이 35~40%의 어혈이 있다면 즉, 30~40대를 말하는 것으로 3~4일에 한 번 사혈을 한다. 이것을 기본으로 하되 체력에 맞게 해야 한다. 보통은 일주일에 한 번 정도가 적당하다.

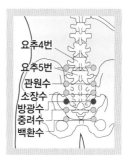
방광수

어혈이 잘 안 나오면 3~4회 정도 사혈을 하되 가령, 신수와 방광수는 두 자리가 있다. 한쪽에서는 어혈이 잘 나오고 한쪽은 안 나온다면 안 나오는 부위를 2~3회 더 사혈해서 양쪽 다 잘 나오게끔 피 길을 열어주고 동시에 중완과 관원에서 사혈하는데, 신수와 방광과 같이

3~4회 정도 사혈을 하고 중완이 잘 나오고 관원이 안 나온다면 관원을 2~3회 더 사혈을 해서 어혈의 양을 조절하여 사혈하면 된다.

위(胃)의 모혈인 '중완혈'은 배꼽과 명치 중간에 자리하고 있다. '완(脘)'이란 위란 뜻이 지만 위의 입이란 뜻도 있다. 그러므로 위의 상구에 있는 혈을 상완이라 하는데 상완은 중완에서 약 2cm 위에 있고 위의 하구에 있는 혈을 하완이라 하는데 중완에서 밑으로 약 6cm에 있다.

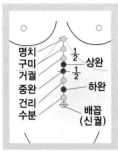

중완, 상완, 하완

중완은 복대 동맥에서부터 갈라져 위·비·간으로 가는 혈관이 나누어지는 곳이고 그 혈관에 얽혀서 있는 이 혈은 내장의 기능을 조절하는 자율신경이 나와 있는 혈이다. 또한, 중완은 비만이나 얼굴이 수척하다는 등 미용 상과도 관계가 있으며 삼초의 하나이고 중초의 원혈로서 소화흡수를 다스리는 중요한 혈이다. 위와 관련된 질병은 물론이고 설사·변비·귀 울림·현기증·여드름·정력증진 등 그 효과는 이루 헤아릴 수 없이 많다. 특히 위는 뜨거운 음식을 싫어하고 대장은 찬 음식을 싫어하는데 이것은 사람에 따라 차이가 있다. 가령, 여름에 태어난 사람은 내장이 덥게 타고나므로 평소 시원한 음식을 먹어도 무방하고 겨울에 태어난 사람은 내장이 차게 태어나므로 평소 따뜻한 음식을 먹는 것이 위에 도움이 된다. 다만 너무 뜨겁거나 찬 음식은 피해야 한다는 것이다. 어쨌든 중완은 위의 병증에 특효 혈이다. 위장기능을 활성화하려면 중완·상완·하완(중완에서 약 2cm 위와 약 3-4cm 아래)을 사혈한다.

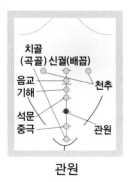

관원

소장의 모혈인 '관원(CV4)혈'은 배꼽 밑에서 치골까지 3/5지점 또는 배꼽 밑에 약 6-7cm 정도인 곳에 위치한다. 인간이 타고 날 때 가지고 태어난 원기를 다스리는 중요한 혈 자리이다. 그러므로 여러 가지 병증에 많이 쓰이는데 가령 정력 감퇴·지나치게 몸이 마른다.·불면증·고혈압·저혈압·냉증·아토피·두드러기 살이 찌고 싶은 청년·날씬한 몸매를 원하는 아가씨 등에 이르기까지 여러 병증에 효과가 있다.

위와 같은 방법으로 사혈을 하다가 (1~2개월 정도) 어혈이 잘 나오면 증세는 호전되기 시작하므로 만약 체력이 달리게 되면 중단하고 2~3개월 정도 휴식을 취하면서 영양보충을 하고 가볍게 운동을 하는 동안 몸은 빠르게 회복될 것이다. 여기서 체력이 달린다는 말은 무거운 것을 드는 힘이라던가, 턱걸이, 팔굽혀펴기 등의 체력이 아니고 조혈기능이 얼마나 좋은지 나쁜지를 말하는 것이다. 단지 피가 부족해서, 몸은 아픈 곳이 없고 가벼운데 조금만 걸어도 숨이 차다거나 기운이 없다는 말이다. 이런 증상은 2~3개월만 쉬면 바로 회복된다. 이때 한약재나 몸에 좋은 음식을 골고루 섭취하고 가벼운 운동을 하면서 휴식을 취하면 위장, 소장과 신장 및 방광 기능이 회복되면서 영양흡수와 배설기능이 원활하여 몸에 활력을 느낄 수 있다. 이것은 신장·방광·위장·소장기능이 활성화되었기 때문이다.

(2) 기본예방사혈 2

그다음에 2~3개월 쉬고 난 뒤 체력이 어느 정도 회복되면 간수·담수·비수·위수를 사혈한다.

간의 배수혈인 '간수(BL18)'는 간에 사기가 침입하는 곳이다. 등 부위의 제9번 흉추 극돌기 바로 아래 척추의 양옆으로 약 2촌 정도(4~5cm) 조금 높은 곳에 자리하고 있다. 간의 상태를 알고 치유하려면 간수와 기문의 두 혈 자리 쓰는데 이 두 혈 자리가 현대의학에서 말하는 간의 위치가 일치한다는 점이다. 불면증·옆구리 통증·가슴 통증·천식 등에 잘 듣는 혈이고 특히 간을 회복시키는 특효 혈이다.

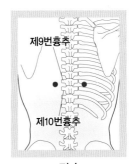

간수

간수, 좌우를 사혈해서 왼쪽이 잘 나오고 오른쪽이 안 나온다면 오른쪽은 잘 나올 때까지 사혈하고 왼쪽은 생피와 어혈이 섞여 나오면서 1분 안에 부항 컵에 3/2 정도 나올 때 그곳은 사혈을 끝내고 조금 밑에 담수를 사혈한다.

담의 배수혈인 '담수(BL19)'는 담에 사기가 침입하는 곳이다. 등 부위의 제10번 흉추 극돌기 바로 아래 척추의 양옆으로 약 2촌 정도(4~5cm) 조금 높은 곳에 자리하고 있다.

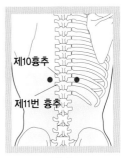

담수

입이 쓰다·입안이 마른다.·옆구리가 아프다·단단하게 뭉친 것이 만져진다·음식을 잘 먹지 못하는 등의 잘 듣는 혈이다. 이것은 간담상조(肝膽相照: 서로 진심을 터놓고 사귐)라 하여 간담은 표리가 되어 서로 돕고 보충하면서 그 기능과 임무를 수행한다. 간담의 병은 이곳을 사용하며 그러므로 간수에서 듣는 병은 담수로도 잘 듣는다.

오른쪽의 간수를 어혈이 나올 때까지 사혈하다가 잘 나오면 오른쪽 조금 내려 담수를 사혈하는 것이다. 위와 같은 방법으로 비수, 위수(흉추 12번~요추 1번 중간)까지 1~2개월 사혈한다.

비의 배수혈인 '비수(BL20)'는 비에 사기가 침입하는 곳이다. 족태양방광경인 등 부위의 제11번 흉추 극돌기 바로 아래에 척추의 양옆으로 약 2촌 정도(4~5cm) 조금 높은 곳에 자리하고 있다. 비를 현대에서는 췌장이라 한다. 비에서 인슐린 분비가 되지 않으면 당뇨병이 오기 쉬운데 비수는 오장의 유혈(俞穴)이고 비에 사기가 침입하는 곳으로 당뇨병에서 오는 황달을 비롯하여 만성피로·나른함·식욕감퇴 등에 잘 듣는 혈로서 특히 비의 기능을 회복시켜주는 중요한 혈이다.

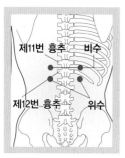

비수, 위수

배수혈인 '위수(BL21)혈'은 위에 사기가 침입하는 혈이다. 등 부위의 제12번 흉추 극돌기 바로 아래 척추의 양옆으로 약 2촌 정도(4~5cm) 조금 높은 곳에 자리하고 있다.

입맛이 없다·구역질이 난다·가슴이 쓰리다·트림 난다·위가 무지근하다·속이 아프다·헛배가 부르다 등에 잘 듣는 혈이다. 또한, 등허리가 무언가 무지근한 느낌이나 어깨에서 등허리의 신경통은 위가 약할 때 나타나는 특징적 증세라 한다. 이런 증상이나 위 기능 회복에 특효 혈이고 이곳이 위의 부위이다.

이곳 두 혈 자리는 피가 잘나오므로 체력이 부족하면 사혈을 중단하고 2-3개월 휴식기에 들어간다.

이정도 사혈을 하고 나면 간장·담낭·비장·위장기능이 좋아지면서 웬만한 질병은 사혈을 하는 동안 없어졌을 것이다.

(3) 기본예방사혈 3

기본예방사혈 2까지 끝나고 2~3개월 쉬고 난 뒤 체력이 회복되면 그다음으로 심수·소장수·폐수·대장수를 사혈한다.

심의 배수혈인 '심수(BL15)'는 심에 사기가 침입하는 곳이다. 등 부위의 제5번 흉추 극돌기 바로 아래에 척추의 양옆으로 약 2촌 정도(4~5cm) 조금 높은 곳에 자리하고 있다. 심수란 사기가 심으로 들어가는 곳으로 심이 약할 때 사용하는 혈이다. 만약 협심증이나 심장발작 등의 증세가 있을 때 심수부위와 모혈인 거궐을 지압만 해도 증상이 호전된다. 이곳이 심의 부위이다.

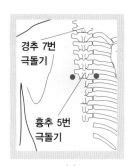

심수

심수(흉추 5번~6번 중간), 좌우를 사혈해서 왼쪽이 어혈이 잘 나오고 오른쪽이 안 나온다면 오른쪽은 잘 나올 때까지 사혈하고, 왼쪽은 생피와 어혈이 섞여 나오면서 1분 안에 부항 컵에 3/2정 도 나올 때 그곳은 사혈을 끝내고 왼쪽폐수를 사혈한다.

폐의 배수혈인 '폐수(BL13)혈'은 폐에 사기가 침입하는 곳이다. 등 부위의 제3번 흉추 극돌기 바로 아래에 척추의 양옆으로 약 2촌 정도(4~5cm) 조금 높은 곳에 자리하고 있다. 가슴이 답답하다·숨이 차다·미열이 있다·등허리가 뻐근하다·기침이 난다·감기·천식·부종 등에 사용하는 혈이다. 이곳이 폐의 부위이다.

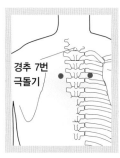

폐수

오른쪽의 심수를 어혈이 나올 때까지 사혈하다가 잘 나오면 오른쪽폐수를 사혈하는 것이다. 위와 같은 방법으로 심수와 폐수를 1~2개월 사혈하고 체력이 부족하면 사혈을 중단하고 2~3개월 휴식기에 들어간다.

그다음으로 소장수와 대장수를 사혈한다.

소장의 배수혈인 '소장수(BL27)'는 소장에 사기가 침입하는 곳이다. 선골 제1번의 극돌기 아래 양옆으로 약 2촌 정도(4~5cm)인 곳에 자리하고 있다. 인간의 몸의 골격에는 목뼈를 경추라 하고 그 아래 가슴에 흉골이 있고 그 흉추 양쪽에 쇄골늑골이 사이좋게 붙어 있으면서 흉부의 골격을 이룬다.

등허리에서 배꼽 부근에 추골이 이어져 있는데 이것을 요추라 하고 요추 밑으로 천추(선골)·미골이 있다. 선골은 이등변삼각형의

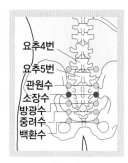

소장수

뼈로 미골과 더불어 골반의 뒷벽을 이룬다. 선골은 다섯 가닥의 천추가 유합된 것으로 소장수를 제1번으로 제2번 방광 수·제3번 중려 수·제4번 백환 수 등이 있다.

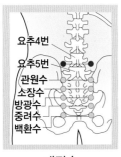

대장수

아랫배가 아프다·발이 붓는다·대변에 고름이 섞여 나오는 증상· 냉대하 등과 특히 아랫배가 아프다든가 허리가 아프다든가 골반통 등에 아주 효과가 크다. 이곳이 소장의 부위이다.

대장의 배수혈인 '대장 수(BL25)'는 대장에 사기가 침입하는 곳 이다. 허리부위의 제4번 요추 극돌기 바로 아래에 척추의 양옆으 로 약 2촌 정도(4~5cm) 조금 높은 곳에 자리하고 있다. 이곳이 대장의 부위이다.

보통사람들은 배의 상태가 안 좋으면 위와 장을 싸잡아 위가 안 좋다고 말하는 경우가 많 다. 그러나 배의 상태가 안 좋더라도 대장·소장·위중에서 어느 한 장기의 기능이 둔화된 것 에 따라 그 나타나는 증상도 분명 다른 것이다. 대장의 경우는 장오(腸鳴: 뱃속에서 나는 꾸르륵 소리)·아랫배 통증·설사·변비 등과 심하면 요통을 호소하기도 한다. 소장의 경우 는 배꼽을 중심으로 통증과 설사가 심하고 위의 경우는 명치 부근이 무지근하고 헛배가 부 르고 구역질과 트림을 자주한다.

대장수란 대장의 활동이 저하될 때 사용하는 혈이다. 그러므로 같은 배의 상태가 안 좋더라 도 증상에 따라 소장이 안 좋은 상태라면 소장의 배수혈인 소장수, 위의 상태가 안 좋으면 위의 배수혈인 위수를 구별해서 사용함이 좋다.

위와 같은 즉, 심수와 폐수와 같은 방법으로 소장수와 대장수를 1~2개월 사혈하고 체력이 부족하면 사혈을 중단하고 2~3개월 휴식기에 들어가는 것이다.

이러한 방법으로 사혈을 하고 나면 심장·소장·폐장·대장기능이 좋아지면서 웬만한 질병은 사혈을 하는 동안 없어졌을 것이다. 만약 증세가 호전되지 않는 질병이 있다면 그 부위가 어 느 장부와 관계가 있는지를 보아 사혈을 한다. 다시 말해서 사혈 기법을 응용하라는 말이다. 가령, 소화 장애가 있다면 중완과 위수를, 아랫배 통증과 설사에는 대장수를, 또한 두통이 왔을 때, 어느 정도 참을 수 있다면 진통제를 먹지 말고 백회를 사혈해 보면 지금까지 설명 한 내용에 대하여 믿음이 생길 것이다.

☞ 일상생활에서 오는 스트레스에 의한 각종 질병에는 다음과 같이 사혈한다.

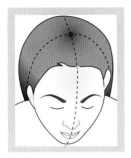
백회

◆ 백회 : 만성두통·기억력 감퇴·치매·치질·뇌졸중 등을 예방하는 뇌의 활성화

요즘 기후 차의 변화로 혈관병으로 인해 유명을 달리하는 경우가 많다. 가령, 따뜻한 곳에 있다가 찬 곳의 기후변화로 인해 혈관이 수축하면서 혈액순환 장애가 발생하므로 뇌출혈, 뇌경색, 등 뇌졸중 및 각종 질병이 발생하는 것이다. '뇌졸중(腦卒中)'이란 뇌가 졸도하여 죽음을 향해 진행 중이라는 뜻이다. 그러므로 전조증상이 있으면 약 3시간 안에 병원 응급실로 들어가야 목숨을 건질 수가 있다. 전조증상으로는 심한 두통이 오거나, 어지럽거나, 메스 껍거나, 손발에 힘이 빠지거나, 술을 먹지 않았는데 술 취한 것처럼 자주 비틀거리거나, 젓가락질이 잘 안 되거나, 아무튼 평소와는 사뭇 다른 어떤 느낌이 든다고 한다. 이런 경우 잠시 지나서 어느 정도 회복된다 하더라도 반드시 병원에 가서 검사를 받아보는 것이 좋다. 그러나 뇌졸중의 원인이 어혈이므로 평소에 사혈을 하여 예방하는 것이 중요하다. 이를 예방하는 혈 자리가 백회라는 곳이다.

백회를 사혈 할 때는 백회 부위의 머리를 자르고 사혈하면 좋지만, 사회생활을 하려면 불편하므로 머리를 자르지 말고 그대로 사혈을 하되 사혈 침으로 찍고 피가 조금 나오면 머리카락에 피를 묻히고 압을 걸면 압이 잘 걸린다. 예방사혈을 하고도 만성두통, 뇌졸중 등의 증상이 호전되지 않으면 자동이발기로 백회부위의 머리를 자르고 사혈하면 큰 효과를 기대할 수 있다.

◆ 용천 : 하체를 튼튼하게 발걸음은 가볍게, 중풍 예방

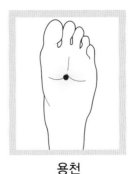
용천

◆ 중극·대혁·학정·족삼리 : 정력, 야뇨증, 요실금, 비뇨기계 이상 발기부전 등 방광기능 강화

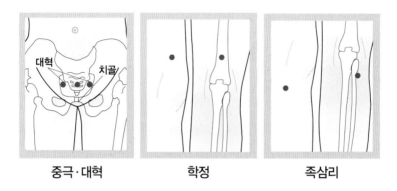

중극·대혁   학정   족삼리

◆ 아문·대저 : 어깨 통증·견비통·경추 이상 등 흔히들 어깨가 무겁다고 하는 증상 언어 이상

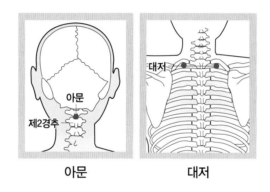

아문   대저

◆ 요유·위중·승산: 골반어혈제거·골반통증·정력 증강·종아리통증·좌골 신경통·쥐가 날 때

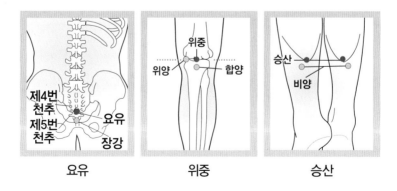

요유   위중   승산

위의 혈 자리는 장부에 따른 여러 부위가 있으므로 증상에 따라 급한 부위부터 체력을 고려하여 사혈하는 것이다.

다시 정리하자면 육장육부 각 장부에 기능을 주어 서로 돕는 작용을 하는데 한 장기가 나빠지면 그 장기에 연결된 다른 장기가 나빠진다. 따라서 각 장부의 기능과 혈 자리를 숙지하고 각 장부의 혈 자리의 모세혈관에서 어혈을 뽑아주면 된다. 여기서 말하는 어혈은 동맥·정맥의 혈액이 아니라 모세혈관에 쌓여 움직이지 못하는 사혈(死血)·뭉친 혈과 이상체액 등의 어혈을 말하는 것이다.

본 저자는 범국민적으로 허리의 신수와 경문을 사혈 하도록 사혈 운동을 전개하고 싶다. 이곳에 피 길만 열어줘도 각종 질병의 약 70~80%는 예방할 수 있기 때문이다. 가령, 저혈압이라면 단중과 거궐혈 자리에 어혈이 잘 나올 때까지 3~4회 정도 사혈하면 저혈압·협심증·부정맥 등이 치유되어 있을 것이다. 이것은 심장과 심포의 장부가 좋아졌다는 증거이다.

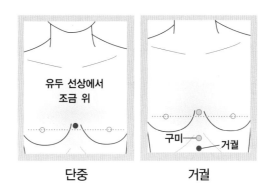

단중   거궐

그러나 이것은 예방사혈일 뿐 그 사람의 질병의 경중에 따라 적용된다는 것을 명심해야 한다. 가령, 폐장과 대장의 질병이 온 사람이면 먼저 폐·대장의 혈 자리에서 사혈하라는 말이다. 앞 장에서 설명한 기본예방사혈을 1에서 3까지 끝나면 증상이 있는 곳만 즉, 계절에 따라 나빠지는 장부를 일 년에 봄과 가을로 아니면 여름과 겨울로 1~2번 질병의 경중에 따라 아픈 부위(경혈 사혈 점 81개)를 사혈하면 된다.

사혈 방법에 대해 자세히 설명하겠다.

먼저 혈 자리 아픈 부위에 부항기를 붙이고 색소반응이 나타나면 그 안에다가 사혈 침으로

25~30번을 찍어서 빼고 난 뒤 피를 부항기에 묻히고 1분 안에 반 캡 이상 가령, 부항기를 흔들어 봐서 피가 출렁이는 붉은 피나 검은 피는 생피이므로 그 부위는 사혈할 필요가 없다. 검은 피는 죽은 피이지만 부항기에서 흔들리는 피는 그 사람에게는 생피이다. 여기서 생피와 어혈의 차이를 설명하겠다. 심장이 수축하면서 동맥을 따라 온몸으로 피를 보내면 모세혈관에서 세포들에 피를 공급하고 세포가 먹고 배설되는 피는 정맥을 따라 비장을 거쳐 다시 신장에서 찌꺼기는 방광을 통해 밖으로 배설하고 쓸 만한 영양분은 간을 통해 심장으로 들어간다. 이렇게 순환하게 되는데 혈액(피)은 동맥을 따라 모세혈관을 거치게 된다. 이 모세혈관이 막히면 세포가 피를 먹을 수 없게 되어 세포가 죽는 것이다. 이것을 잠자고 있는 세포라 한다. 한편 혈액에 어혈이 많으면 동맥을 따라 돌다가 많이 쓰는 장부나 근육세포들에 모세혈관을 통해 피를 공급하게 되는데 이 모세혈관이 막혀 피를 공급받지 못해 아우성을 치게 된다. 이것이 바로 통증으로 나타나는 현상이다. 그러므로 사혈할 때의 혈액은 모세혈관에서 빼는 것인데 몸 밖으로 혈액을 빼내면 생피나 어혈이나 굳는 것은 마찬가지이지만 생피는 대부분 붉은색을 띠고 굳는 속도가 느리고 어혈은 대부분 검 붉은색을 띠고 있으며 검 붉은색이 섞여 뻑뻑하게 나오면서 바로 굳는다. 이것이 생피와 어혈의 차이이다. 앞에서 설명한 대로 검은 피라도 부항기를 흔들어 봐서 흔들리고 잠시 후 바로 검게 굳으면 대부분 사람은 그것을 사혈(死血) 즉, 죽은 피라고 하지만 그 사람은 그 피가 생피이다. 아마도 그 사람은 오래된 지병이 있을 것이다.

우리 몸에는 경혈이라는 혈 자리가 있는데 그 부위에 따라 피가 잘 나오는 부위와 안 나오는 부위가 있다. 사혈 침으로 찌르고(25~30회) 압축기로 당기면 안 나오는 부위에서는 조금 나오더라도 붉은 피가 맑아야 정상이고 잘 나오는 부위에서는 검붉게 나오더라도 잘 나와야 정상이다. 하지만 피가 안 나온다는 것은 어혈이 모세혈관에 박힌 기간이 오래되었다는 증거이다. 안 나올 때는 하루에 한 번, 조금이라도 나오면 2일에 한 번, 부항기를 압축기로 당겼을 때 남는 공간에 1/3 정도 나올 때는 3일에 한 번, 1분 안에 2/3 정도 쌓일 때는 일주일에 한 번 체력을 안배하면서 사혈한다.

처음 사혈을 시작할 때 사람에 따라서 증세에 심한 차이가 나타난다. 가령, 허리 통증이 왔을 때 신장과 간 기능이 좋아서 어혈이 많이 쌓이지 않는 사람이라면 1~2번에 사혈로 간단하게 치유가 되는 경우도 있고, 신장과 간 기능이 떨어져서 어혈이 많은 사람은 사혈을 하기 전보다 더 심한 통증을 느낄 때가 있다. 이것은 병이 악화한 것이 아니고 몸에 어혈이 많아 다시 그곳에 쌓인 것이다. 이런 현상을 거짓반응, 명현반응이라 하는데 담배를 끊을 때 흔히 보는 금단현상과 같은 것이다. 위에서 설명한 대로 어혈을 다시 빼주어야 한다.

처음 사혈을 시작해서 모세혈관에 어혈이 나오더라도 어혈은 다시 그 부위의 모세혈관으로 내려오게 된다. 그 어혈이 다시 쌓이기 때문에 통증이 오는 것이다. 한두 번 사혈하고 통증이 온다고 1~2달에 한 번 사혈을 하면 안 된다. 대부분 사람은 사혈에 대한 상식이 없이 누가 좋다더라고 하면 아니면 말고 식으로 단순하게 생각하고 쉽게 포기해 버리기 때문인데 그래도 한두 번의 사혈로 어느 정도의 통증은 완화되어 있을 것이다. 그러므로 통증이 올 때는 일단 통증부터 잡아놓고 기본예방사혈 순서를 지키되 통증이 온 원인인 장부부터 회복시켜야 한다는 말이다. 그 기간을 1~2달에 한 번 사혈을 해서는 어혈에 양이 다시 많아지므로 치유 기간이 길어진다는 것이다.

사람에 따라 즉, 질병의 경중의 따라 3일 한번, 7일 한번, 10일 한번, 1~2달의 한번 등 체력을 봐서 사혈을 순서에 맞게 해주어야 한다는 것이고 2-3달 정도 쉬어주고 난 뒤 기본예방 사혈 순서를 지키라는 말이다.

육장육부 중 가장 중요한 신장(신수)부터 사혈하면 된다. 부항사혈기법은 재발이 없는 안전한 치유법이다. 사혈을 쉽게 생각해서 아무 때나 아무 곳에서 사혈하면 안 된다. 가령, 찜질방이나 사우나 또는 목욕 후에 사혈을 하면 피부의 혈액순환이 좋으므로 모세혈관에서의 어혈은 나오지 않고 생피가 나오게 된다. 같은 원리로 음주 후 사혈하면 안 된다. 책을 완전히 정독하고 이해한 다음 사혈에 임해야 한다. 치유를 위해서 개인 차이는 있지만 짧게는 한 번으로 끝나는(두통, 급체, 설사, 멍든 곳, 위경련, 각종 통증 등)경우와 고혈압·동맥경화·고지혈증 등의 질병은 2~3개월이면 어느 정도 회복이 되고 서서히 세포들이 잠에서 깨어나면서 몸이 좋아지는 것을 느낀다. 너무 조급하게 생각하지 말고 내 몸에 쓰레기(어혈)를 치운다는 생각으로 꾸준히 사혈하면 질병의 고통에서 벗어날 수 있다.

따라서 25~30회 사혈 침으로 찍어서 3분 안에 빠른 속도로 생피가 잘 나오면 치유가 되는 것이다. 물론 사혈 침으로 찍고 침구멍을 피(혈소판)로 막고 다시 당기는 방법으로 해서 피가 잘 나와야 한다는 말이다. 앞에서 설명한 대로 2~3개월의 회복 기간을 두느냐 하면 어혈을 빼고 피 길을 열어주어 잠자는 세포가 분열해서 새로운 세포로 만들어지는 기간이 약 50일이 지나야 정상 세포로 만들어져 회복되기 때문이다.

제6장
사혈 기법의 응용

장마철, 비가 많이 오면 강줄기를 따라 각종 쓰레기와 오물, 심지어 통나무까지 떠내려간다. 물 흐름이 막히든가 느린 곳에 쓰레기와 오물은 쌓인다.

가령, 큰 강줄기는 동맥·정맥이고 물 흐름이 느리고 막힌 웅덩이가 경혈 사혈점이라고 보는 것이다. 이때 밖에서 장대와 다른 도구를 이용하여 강줄기로 쓰레기를 밀어 넣으면 다시 쓰레기는 밀려가다가 물 흐름이 느린 다른 곳에 머무르게 될 것이다.

쓰레기(어혈)를 밖으로 빼내면 강줄기(동맥·경맥)의 물은 깨끗해질 것인데 다시 강줄기에 밀어 넣으면 쓰레기는 계속 강줄기를 순환할 것이다. 쓰레기를 밖으로 꺼내면 강은 맑은 물을 되찾을 것이다.

여기에 자연의 진리가 있다. 우리 몸속에도 혈관에 어혈이 막혀서 오는 통증에는 손으로 주무르면 시원함을 느낀다. 이것은 막힌 경혈 부위의 어혈이 잠시 다른 곳으로 이동하여 그 부위의 통증은 잠시 사라지게 되는 것이다. 그러나 그 어혈은 혈관으로 이동하여 다른 혈 자리에 막히게 되어 통증과 질병이 재발하는 결과를 초래한다. 그러므로 우리 몸속의 어혈은 반드시 밖으로 빼내야 한다.

일부 어떤 사람들은 몸에서 피를 뽑으면 안 좋다고 말한다. 물론 동맥에서 생피를 뽑으면 몸에 안 좋은 현상은 당연하다. 어떤 사람들은 헌혈하면 몸에 좋다고 말하는 사람도 있다. 이것은 사람마다 차이가 있지만, 가령 뭉친 혈이 많아 동맥경화·고지혈증·고혈압 등을 앓고 있는 사람은 증상이 호전되는 효과를 볼 수도 있을 것이다.

부항 사혈이란 모세혈관에 어혈을 빼는 것으로 이는 눈으로 봐도 새까맣게 나오는 어혈임에도 불구하고 왜 그것을 몸에 안 좋다고 말하는 것일까?

이것은 여러 가지 이유가 있겠으나 한마디로 말하면 현대의학을 신봉하기 때문이다. 예를 들면 두통이 오면 두통약, 고혈압이면 혈압약, 당뇨병이면 당뇨약 등을 먹으면 생활하는 데 지장이 없다고 생각하고 마치 완치된 것으로 아니면 누구나가 그렇게 생활하는 것으로 착각하고 삶을 살아가고 있다. 그도 그럴 것이 질병을 치료한다는 의사도 질병에 걸리면 약에 의존하기 때문이다.

이 책을 읽고 난 후 실제로 사혈해 보면 건강에 좋은지 나쁜지를 바로 느낄 것이다. 위와 같은 사혈의 논리로 처음 사혈을 접하는 사람에게 효과를 검증할 수 있는 사혈 방법을 설명하고자 한다. 먼저 기본예방1의 혈 자리 즉, 신수·방광수·중완·관원이다. 신수와 방광수는 등 뒤에 있으므로 자신이 사혈하기가 쉽지 않다. 필자는 부항호수를 이용해서 등 뒤에 있는 족태양방광경의 혈 자리에 사혈을 하면서 연구를 하였다. 그러나 신장을 좋게 하려면 요추 2번에 있는 신수에 사혈을 해야 하지만 신수는 신장의 사기가 침입한다는 배수혈이고 그 사기가 앞으로 모인다 하여 모혈이라 하는데 신장의 모혈이 경문이므로 신장을 활성화하는데 혼자 사혈할 수 있는 경문을 사혈하는 것이다.

육장육부 장기 중 신장은 가장 중요한 장기라 했다. 피를 맑게 하는 기능을 포함해서 신장은 인체에 해로운 물질을 걸러서 배설하는 역할을 한다. 신장 기능이 떨어져서 위와 같은 작용을 하지 못하면 우리 몸속의 세포는 혈액을 먹고 사는데 신장 기능이 떨어져서 요산·요소·노폐물 등 각종 인체에 해로운 물질이 혈액을 따라 돌게 되면 세포는 뇌로 끊임없이 불만을 표출하게 되는 것이다. 따라서 육장육부 장기 중에서 신장의 역할이 가장 중요하다고 보는 것이다.

신장기능이 떨어지면 혈액 속에 불순물, 요산함유량이 많아져 이 상태가 어느 기간 계속되면 간 기능까지 떨어진다. 혈액 속에 요산과 요소함유량이 많으면 피가 혼탁하게 되고 피의 흐름을 방해한다. 백혈구는 힘을 잃고 질소가스 등이 많아지면 산소 부족의 원인이 되며 악순환을 계속하게 된다. 이 과정이 각종 질병(비만, 신장염, 피부염, 동맥경화, 고지혈증, 고혈압 등)의 원인이 되는 것이며, 신장 기능이 떨어진 상태가 계속되면 독성 물질이 누적되어 간 기능이 떨어진다고 했다. 신장, 간 기능이 둘 다 떨어지면 어혈의 양은 급속도로 증가하여 몸속의 이곳저곳에서 각종 질병을 유발하게 하는 것이다. 가령, 소장에서 영양 흡수를 하여 찌꺼기는 대장을 따라 대변으로 나오게 되고 찌꺼기 중 액체는 신장을 거처 방광을 통해 소변으로 나오게 된다. 따라서 신장의 사구체 여과기능이 나빠지면 몸속에 필요한 단백질 등 좋은 성분까지도 소변으로 배출되고 마는 것이다. 그러므로 신의 기능을 좋게 하려면 신의 모혈인 경문에서 사혈한다.

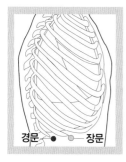

경문

◆ 신의 모혈인 '경문(GB25)혈'은 담경이며 제12 늑골의 끝 부분에 있다. 정확하게 이 혈을 찾으려면 정좌를 하고 등허리의 양쪽 갈비뼈를 서서히 만져보면 허리 부근에서 계륵(季肋:갈빗대 끝) 부위 즉, 이어지지 않는 짧은 뼈가 제12번 늑골인데 그곳에 자리하고 있다. 옆구리가 무지근하다·배에서 소리가 나고 설사를 한다.·소화불량·트림·구토·가슴 통증·어깨가 무지근하다는 등의 이 혈을 사용하고 이런 증상들은 신의 기능이 약해졌다 하여 '신허증'이라고 하는데 이런 증상에 잘 듣는 혈이다. '경문혈'은 신의 상태를 보는 혈로서 인간의 선천적인 원기를 낳는 또한 신의 위험신호를 알리는 중요한 혈의 위치이기도 하다.

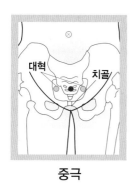

중극

그다음으로 방광의 모혈인 중극에서 사혈한다. 방광의 모혈인 '중극(CV3)혈'은 배꼽에서 치골 사이를 5등분 하여 치골에서부터 1/5 부위에 있다. 배꼽에서 하복부 정중선 약 4촌(8~10cm) 정도 관원혈 밑에(약 2~3cm) 자리하고 있는데 혈 입구는 둥근 편이다. 그 주변을 눌러보면 심하게 아픈 경우도 있고 보통은 아프지는 않으나 소변이 마렵다는 느낌이 있다. 비뇨기계통의 질병·성기의 병·전립선, 특히 부인과 질환·요실금·야뇨증 등에 잘 듣는 혈이다.

사람은 음식을 먹고 산다. 음식을 먹고 그 에너지로 사람이 움직이고 활동한다. 즉, 맛있는 음식, 몸에 좋다는 음식을 먹는 것은 우리 몸속 약 60조 개의 세포들에 질 좋은 혈액을 공급하기 위해서이다. 이를 주관하는 것이 비장이다. 비장은 위 속으로 들어간 음식을 죽처럼 분해가 되면 우리 몸에 필요한 영양분을 감시하고 만약 한 가지 음식, 즉 한 가지 영양분만 계속해서 들어오면 비장은 바로 위장에 더는 그 음식을 받아들이지 말라고 구토 등의 반응을 한다. 그래서 옛 선조들은 가령 음식을 배불리 먹고 난 뒤 후식으로 과일을 권하면서 아무리 배가 불러도 이것 들어갈 자리는 있는 것이라네. 라고 말하는 것이다. 실제로 배가 불러 구역질을 해도 다른 음식이면 구역질을 하지 않는 것을 경험했을 것이다. 또한, 비장에서는 어느 한 영양분이 부족하면 평소 그 영양분이 들어 있는 음식의 입맛을 당기게 하여 음식을 섭취하도록 하는 것이다.

위장에서 소화된 음식은 장(腸)이라는 소장과 대장에서 영양흡수를 하게 되지만 위장기능이 떨어지면 소화를 못 시켜서 즉, 분해가 안 된 음식 덩어리가 그냥 소장과 대장을 통과하게 되며 소장과 대장은 영양 흡수를 못 하게 된다. 우리가 흔히 비·위가 좋다, 나쁘다, 비위가 상했다고 말하는 것은 비·위장기능이 좋아야 식욕도 좋아지므로 좋은 음식을 먹을 수 있고 또한 죽처럼 소화해 십이지장을 통해 소장으로 내려보내면 그대로 소장과 대장에서 영양흡수를 할 수 있도록 비·위장이 활발하게 활동해야 한다. 비·위장기능이 떨어졌다는 것은 비·위장으로 들어가는 문맥모세혈관이 막혀 세포가 영양분을 공급받지 못해 비·위장기능이 떨어진 것이다. 그러므로 비·위장기능을 좋게 해야 한다. 그러려면 비위의 모혈과 배수혈에서 사혈해야 한다. 비장의 배수혈은 비수이고, 모혈은 장문이다. 또한, 위의 모혈은 중완이고 배수혈은 위수이다. 비수와 위수에서 약 일주일에 한 번 2~3개월 사혈하고 어혈이 잘 나오면 그다음으로 중완(상완·하완) 및 장문에서 몇 개월 사혈한다.

'어혈이 잘 나오면' 이란 말은 어혈 중 뭉친 혈을 말하는 것으로 이 뭉친 혈이라도 잘 나오면 혈액순환이 좋아진다는 말이다. 다시 말하면 검은 피인 사혈(死血)은 잘 안 나오므로 이러한 뭉친 혈이라도 잘 나오면 동맥경화·고지혈증·고혈압의 경우 증상이 호전된다. 그리하면 비·위장은 핏 길이 열리면서 활발하게 본연의 임무를 수행할 것이다.

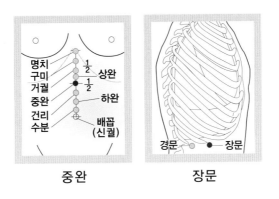

중완   장문

그다음으로 음식의 영양분을 빠짐없이 흡수하는 장(腸)이라는 소장과 대장을 사혈하는데 소장의 모혈은 관원이고 대장의 모혈은 천추이다.

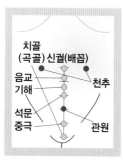

관원, 천추

우리는 흔히 누구는 아무리 먹어도 살이 찌지 않는다고 하고, 어떤 사람은 물만 먹어도 살이 쪄서 고생스럽다고 말한다. 전자에 아무리 먹어도 살이 안 찐다는 얘기는 소장과 대장기능이 떨어져서 영양흡수를 못 하는 것이고 후자에 물 만 먹어도 살이 찐다는 말은 신장기능이 떨어졌다는 얘기다. 비·위장기능이 아무리 좋고 좋은 음식을 먹어도 소장과 대장에서의 소화흡수 능력이 떨어지면 아무 소용이 없는 것이다. 소장기능을 좋게 하려면 소장의 모혈인 관원에서 사혈한다.

그다음으로 대장기능을 좋게 하려면 천추에서 사혈하고 이곳에서 어혈이 잘 나오면 대장 수에서 사혈한다. 가령 대장 수는 요추 4번 좌우에 있고 관원 수는 요추 5번 좌우에 있으며 천추(선골) 1번 좌우가 소장수이다. 그러므로 부항기를 길고 큰 것으로 요추4~5번, 선골1번까지 사혈하라는 뜻이다. 사혈하는 방법은 부항기를 당기고 풀어서 색소반응이 나타나면 그 안에 25~30회를 사혈 침으로 찍고 피를 묻히고 압축기로 당기면 된다. 따라서 요추에 있는 대장수를 혼자 사혈 할 수 없으므로 대장의 모혈인 천추를 사혈하는 것이다.

관원과 천추에서 어혈을 뽑는 동안 설사·변비·기미·주근깨·피부미용·알레르기·아토피 등의 증세가 호전될 것이다. 가령, 나이 $\pm\alpha$ 로 계산해서 약 30~40%의 어혈이 내 몸속에 있다면 즉, 30대라면 3일에 한 번 사혈(瀉血)침으로 25~30번을 찍어서 1/3캡 정도의 어혈이 나오면 3회 정도 사혈한다. 반드시 체력에 맞게 사혈하되 신수와 경문에서부터 사혈을 시작한다.

처음에 잘 안 나올 때는 사혈 침으로 약 25~30번을 찍어서(경문·중완·관원·천추) 4 군데를 한번 사혈할 때 증상에 따라 약 3~5회 정도 실시한다.

이러한 상태로 2~3개월 사혈을 하다 보면 본인의 체력을 알 수 있다. 체력만 따라주면 횟수를 늘려도 무방하다. 이렇게 사혈을 하다가 사혈 침으로 25~30번을 찍어서 3분 안에 반 캡(생피) 부항기를 흔들어서 흔들리면 붉은색의 생피와 어혈의 양이 4 : 6일 때 사혈은 끝나는 것이다. 이렇게 되면 한두 달 쉬는 동안 위장·소장·대장·신장기능이 좋아지면서 몸속에는 엄청난 변화가 일어나며 각종 질병에 약 80% 이상은 예방 및 치유가 되어 있을 것이다.

그다음 간장(肝臟)이다.

신장기능이 좋아지면서 자연히 간 기능도 회복되고 있다. 신장과 간장은 모자 관계이다. 신장이 좋아지면 간 기능도 좋아지며 간이 나빠지면 그다음 장기인 심장·폐장·비장 등이 차례로 나빠진다. 물론 신장 기능도 나빠진다. 심장이 나빠지는 이유는 간은 목의 기운이고 심은 화의 기운이므로 목생화를 하지 못하고 폐가 나빠지는 이유는 폐는 금에 속하고 간은 목에 속하므로 금극목을 하기 때문이며 비장이 나빠지는 이유는 비장은 토이고 간은 목에 속하므로 목극토를 하기 때문이다. 또한, 신장이 나빠지는 이유는 간을 도와주려고 신장의 수 기운은 수생목을 하면서 자신의 기운을 소진하기 때문이다. 따라서 한 장기가 나빠지면 생극에 의해 장기가 나빠지는 것이다.

간장은 소화기관이면서 몸속에 에너지를 저장, 보급하여 준다. 음식물을 소화하는 데 도움을 주며 각종 노폐물, 독소 등을 해독한다. 간을 침묵의 장기라고 하며 그만큼 어떤 독소에도 탁월한 작용을 하는 것이다.

간장도 간으로 들어가는 문맥모세혈관에 어혈이 쌓이면 간은 제 기능을 하지 못하고 각종 어혈과 불순물, 유해물질 등은 혈액을 통해 그대로 심장으로 전달하는 것이다. 이것은 간이 혈액을 저장하고 있다가 각 장부의 세포에 혈액이 필요하면 즉시 심장을 통해 그 장부 세포에 혈액을 보내게 된다. 가령 등산하여 다리에 피로가 쌓이면 뇌에서 지시하여 곧바로 심장을 통해 다리에 있는 세포에 혈액을 전달한다는 말이다.

간 기능을 좋게 하려면 배수혈인 간수사혈 점에서 어혈을 뽑아야 한다. 간수는 피를 품고 있기에 대부분 이곳의 피는 잘 나오는 곳인데 간 기능이 떨어져 있으면 거의 검 붉은색을 띠고 있다.

간수를 사혈할 때는 사혈 침으로 25~30번 찍어서 3회를 넘어서는 안 된다. 간수 사혈점만 (1~2개월) 체력이 따라주는 한도 내에서 혈액의 색이 붉게 나오면 부항기를 흔들어서 흔들리고 검은색이 거의 없을 때, 노란(요산)색이 없을 때 중단한다. 반드시 체력을 점검하면서 사혈하여야 한다. 이곳은 생피 손실이 많은 곳이다. 간수사혈점이라고만 했는데 앞에서 설명한 바와 같이 간수(흉추 9번~흉추 10번 중간)는 좌, 우에서 어혈을 뽑아서 한곳이 붉은색(생피)이면 조금 밑에 담수(흉추 10번~흉추 11번 중간)로 이동하는 것이다.

또 담수에서도 다른 한곳이 붉은색으로 잘 나오면 그 밑에 비수(흉추 11번~흉추 12 중간)를 사혈한다. 또한, 비수에서도 다른 한 곳이 잘 나오면 위수(흉추 12번~요추 1번)에서 사혈하는 것이다. 이러한 방법으로 4곳 중에서 어혈이 잘 나오는 곳에서 한번 사혈할 때 좌우 3회를 넘어선 안 된다는 말이다. 반드시 체력에 맞게 사혈해야 한다.

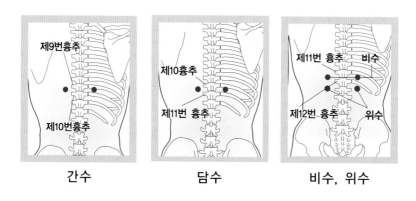

간수　　　　　　담수　　　　　비수, 위수

그러나 족태양방광경의 간수·담수·비수·위수는 등 뒤에 있어 혼자 사혈할 수 없으므로 간의 모혈인 기문에서, 담의 모혈인 일월에서, 비장의 모혈인 장문에서, 위장의 모혈인 중완에서 사혈하는 것이다.

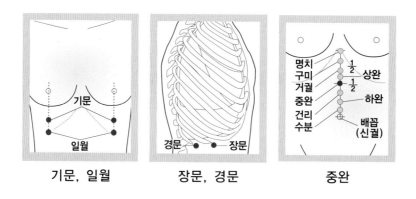

기문, 일월　　　　장문, 경문　　　　중완

중요한 것은 1~2개월을 사혈하라고 했는데 잘 나오면 1개월로 끝내고 체력을 점검하라는 얘기다. 이곳의 어혈을 뽑아주면 간장기능이 좋아지고 담낭 기능도 좋아지며 비장(췌장)기능 및 위장기능까지 좋아지게 된다. 여기까지 사혈해서 피가 잘 나오면 이미 육장육부는 점점 좋아지며 몸의 컨디션은 최상으로 전진하고 있는 것이다.

다시 설명하자면 신장 기능이 떨어지면 요산, 요소 등 각종 유해 물질을 걸러주지 못하고 간장으로 들어간다. 간장에서 일정 기간 해독을 시키다가 지치면 간 기능도 떨어진다. 피를 맑게 해주는 신장과 몸에 해로운 물질을 해독시키는 간 기능이 동시에 떨어지면 소장과 대장에서 각종 영양분을 신장으로 보내도 간에 도달하기 전에 몸의 각종 독성성분에 의해 각종 영양분은 희석 파괴되고 만다. 따라서 신장·간장·비장·위장을 반드시 활성화해야만 건강할 수 있다. 그러므로 이곳을 사혈하는 동안에도 이상이 있는 곳부터 하되 체력이 따라주어야 한다. 체력이 따라주어야 한다는 말은 무거운 것을 잘 든다든가 하는 힘의 얘기가 아니고 조혈(피를 만드는 능력)기능을 말하는 것이다. 중요한 것은 사혈을 할 때 반드시 체력을 점검하며 사혈해야 하고 적어도 2개월 이상 휴식을 취해야 하며 사혈을 하는 동안 무리하게 운동을 한다든가 과음을 해서는 안 된다.

그다음으로 심장과 심포이다. 심장의 모혈인 거궐과 심포의 모혈인 단중에서 사혈한다.

육장육부를 활성화하는 사혈이 끝난 후에는 뒤에 나오는 81개 사혈 점을 증상에 따라 사혈하면 되지만 사람에 따라 증상을 감안하여 기본적으로 1년 중 봄에 사혈하고 여름에 쉬고 가을에 사혈하고 겨울에 쉬는 자연의 순리를 쫓으면 되는 것이다.

고혈압, 고지혈증, 저혈압, 허리 디스크, 허리 통증, 몸이 붓는 증상, 각종 피부 질환, 두드러기, 무좀, 만성 두통, 빈혈, 탈모 예방, 비듬, 백선, 동맥 경화, 신경통, 무릎 관절염, 통풍, 충치, 잇몸 질환(이가 시릴 때), 손목, 발목이 자주 삐는 증세, 감기, 몸살, 편도선염, 비염, 안구 건조증, 충혈, 시력 감퇴, 치질, 탈장, 비만, 다이어트(하체 비만, 팔뚝 비만, 복부 비만), 피부 미용, 얼굴에 기미, 주근깨, 깨끗한 피부, 간염, 지방간, 신장염, 신부전증, 소화 불량, 기관지, 천식, 가래, 기침, 폐 질환, 각종 위장병, 위염, 속 쓰림, 식욕 부진, 아토피성 피부병, 알레르기 체질, 숙변, 과민성 대장 증상, 하지 정맥류, 설사, 변비, 기억력 감퇴, 건망증, 간질병, 위경련, 목이 뻐근할 때, 각종 쥐가 나는 증상, 만성 피로, 생리통, 치매 예방, 수험생 기억력, 협심증, 부정맥, 발기부전, 수족냉증, 전립선비대증 등 질병 치료는 물론 각종 암, 중풍, 뇌경색 등을 예방할 수 있다.

따라서 사혈하는 동안에 위와 같은 각종 질병은 자연치유가 되어 있을 것이다. 이것이 자신의 몸에 혼자 할 수 있는 부항 사혈 기법의 응용인 것이다.

제7장
응급사혈 법

☞ **편도선염으로 인한 두통(頭痛)과 치통 : 백회(百會), 염천(廉泉)**

편도가 심하게 부어서 침 삼키기가 곤란하고 두통과 치통이 있을 때, 또한 식사하기도 부담스러울 때는 먼저 염천을 5회 정도 사혈하고, 바로 백회에 5회 정도 사혈(瀉血) 한다. 즉, 정도라고 하는 이유는 죽은 피가 잘 나와 주면 3회, 안 나오면 6회, 상황에 따라 증감(增減)하라는 말이다. 두통은 수 분 내에 씻은 듯이 사라질 것이나 편도는 하루가 지나야 염증이 없어진다.

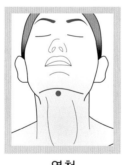
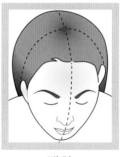

염천　　　　　　　　　백회

☞ **숙취에 의한 심한 두통 : 14. 백회(百會) 34. 풍지(風池) 4. 간수(肝腧)**

하루 전 과음을 하고 난 뒤 입에서는 심한 악취가 나고 머리가 아파 일이 손에 잡히지 않고 심한 피로감을 느낄 때는 먼저 백회를 5회 정도 사혈하고, 풍지를 5회 정도 사혈하면 심한 두통은 잡힌다. 그 뒤 간유를 사혈하는데 평소에 피가 안 나왔던 사람도 과음한 뒤에는 간 (肝)이 상당히 지쳐있으므로 요산, 요소 등 많은 양의 불순물이 나올 것이다. 이 어혈만 어 느 정도 빼주면 심한 악취는 사라지고, 심한 피로감도 사라지게 된다.

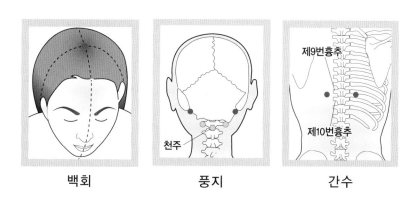

| 백회 | 풍지 | 간수 |

☞ 심한 감기(感氣)몸살 : 31. 풍문(風門) 54. 천돌(天突)

우리는 흔히 감기몸살이 오면 너무 쉽게 감기약에 의존한다. 참으로 안타까운 마음이다. 감 기가 심하면 천돌, 몸살이 심하면 풍문에 먼저 5회 정도 사혈한다. 감기 예방을 위해서도 천 돌은 감기에 잘 듣는 즉효 혈이다.

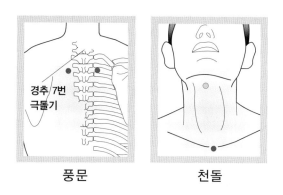

| 풍문 | 천돌 |

☞ 고열이 날 때 : 십선(十宣)혈. 4. 간수

한밤중에 이유 없이 고열이 나면 누구나 당황하게 되는데, 먼저 십선(十宣)혈 양쪽 10곳을 점자 사혈하고 난 뒤 간수를 5회 정도 사혈하고 찬 수건으로 등에 대고 열을 내려 준다. 대부분 정상체온으로 돌아오지만, 열이 내리지 않으면 다른 질병을 의심해야 한다.

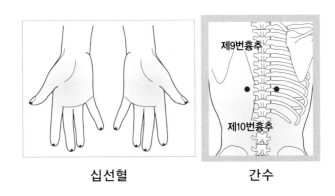

십선혈   간수

☞ 쇼크로 인한 혼수상태 : 십선(十宣)혈

어떤 이유로든 갑자기 쓰러지면 당황하게 되는데 우선 열 손가락 끝 손톱에서 약 2mm-2.5mm 밑을 점자 사혈한다. 쇼크 이외도 고열, 중풍으로 쓰러질 때, 뇌졸중, 어린아이 경기, 간질을 할 때 등에 효능이 좋으며 평소 손이 저릴 때나 차가울 때, 팔의 혈액 순환에 많은 도움이 된다.

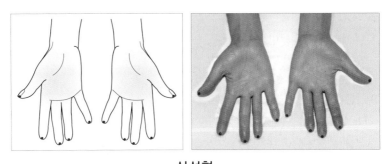

십선혈

☞ **눈이 빠질 것 같이 아플 때 : 팔관대자(八關大刺)혈**

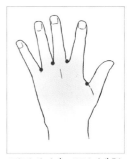

팔관대자 (八關大刺)혈

팔사(八邪)라고도 하는 이 혈은 갑자기 눈이 빨개지고 아플 때나 이유 없이 가슴이 두근거리고 뒷목이 아플 때 열이 난다거나 치통이 심할 때는 손등의 손가락 갈라지는 사이의 끝 네 곳 양쪽 여덟 곳을 점자사혈 한다.

☞ **급체(急滯: 먹은 음식이 얹힌 것) : 소상(少商-양쪽), 여태(厲兌-양쪽), 중완, 신주.**

급체를 한의학에서는 관격(關格)이라 하고 음식을 급하게 먹어 내려가지도 않고 음식이 나오지도 않아 심하면 정신을 잃고 혼수상태에 이르며 매우 심하면 생명까지도 잃게 되는 위급한 병이라고 적고 있다.(이병국, 2002)

주로 고기 종류나 찹쌀떡을 급하게 먹거나 배고플 때 또는 허겁지겁 먹을 때 음

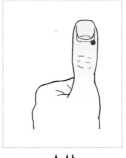

소상

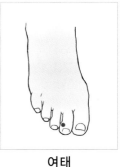

여태

식물이 얹히는 것을 말하는데 명치끝이 답답하고 고통스럽다 식은땀이 나고 얼굴이 창백하다. 손발이 차고 정신이 혼미하다는 등의 증상이 나타나며 심하면 정신을 잃고 쓰러진다. 평소 식사시간이 불규칙한 식사로 위장(胃臟)기능이 많이 떨어진 사람에게 나타난다. 먼저 소상을 점자사혈하고 이어서 여태를 점자사혈한 뒤 상대를 반듯하게 앉게 하고 29번 신주(身柱)를 손바닥으로 두세 차례 쳐준다. 그 후에는 빠른 위장기능의 회복(回復)을 위해 2번 중완(中脘)을 5회 정도 사혈(瀉血)한다. 이 혈을 꼭 기억하라! "여태(厲兌) 안 내려갔는가? 소상(少商)히 살피게"

특히, 소상혈은 급성 고열, 어린이 경기, 목감기 등에도 효과가 좋으며 수태음폐경의 마지막 혈이고, 여태혈은 목감기·코감기·편도선염에도 효과가 좋은 혈이며 족양명위경의 마지

막 혈이다. 이것은 기혈의 순환을 순조롭게 하므로 급체는 물론 위와 같은 증상이 완화되는 것이다.

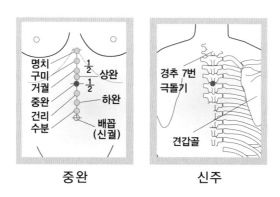

중완　　　　　　신주

☞ 뇌졸중, 부부관계 중 쓰러질 때 : 기단(氣端), 십선((十宣), 15. 용천(湧泉) 1. 신수(腎兪)

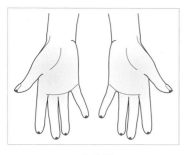

십선혈

가슴이 답답해지고 뒷목이 뻣뻣해지며 얼굴에 열이 오르면서 캄캄해진다. 헛구역질하면서 어지럽고 심하면 졸도(卒倒)한다. 이것이 뇌졸중이다. 뇌졸중은 뇌경색과 뇌출혈로 나누어지는데 낮에는 주로 양기이므로 뇌출혈이 많으며 밤에는 주로 음기이므로 뇌경색인 경우가 많다.

부부관계 중 쓰러지는 경우, 십중팔구는 고혈압(高血壓) 환자이다. 흥분된 상태에서 심장의 박동을 촉진하고 말초의 모세혈관(毛細血管)이 수축하면서 뇌(腦)혈관 중 약한 혈관이 터지면 뇌출혈로 사망하거나 반신(半身), 불구(不拘)가 된다. 당황하지 말고 바로 점자사혈을 하되 먼저 십선 혈, 양쪽을 점자사혈하고, 기단(氣端), 즉, 발톱 밑 약 2.5mm 양쪽 열 군데를 점자사혈 한다. 기단 혈은 발이나 다리에 쥐가 날 때도 특효 혈이다. 그래도 깨어나지 않으면 15번 용천(湧泉)을 5회 정도 사혈한다. 깨어나면 엎드리게 하고 신수를 5회 정도 사혈하여 혈압을 정상으로 돌려야 한다.

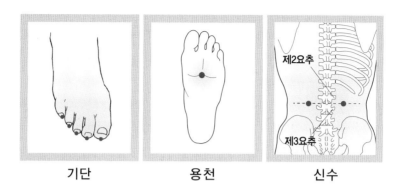

기단   용천   신수

☞ **가슴 통증 및 속이 거북하고 울렁증에 : 효도(孝道)혈, 합곡**

이 혈 자리는 경혈(經穴)에 관한 서적을 다 찾아보아도 곡지(曲池)도 아니고 비노(臂臑)도 아니었다. 필자가 어머니 생전에 이 혈 자리를 발견 못 하여 불효를 하였으므로 효도혈(곡지혈에서 약 2cm 위쪽)이라고 이름하였다. 갑자기 가슴이 답답하다고 심한 고통을 호소하시면 응급실로 일 년에 두세 번 입원하시다가 몇 달 지나서 퇴원하

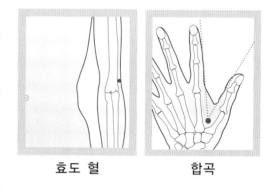

효도 혈   합곡

시고 다시 가슴이 아프다고 통증을 호소하시면 입원하시기를 수년 동안 반복하셨는데 놀라서 병원으로 달려가서 뵈면 "미안하다. 이젠 괜찮다"라고 하시는데 링거만 맞고 아무런 응급처치를 안 했다는 것이다. 한편 태권도장에서 수련생들과 관광버스를 타고 야외 수련을 갈 때 버스 안에서 멀미하려고 하는 수련생의 효도혈 자리를 세게 누르면 처음엔 혈 부위에 아무런 느낌이 없다가도 멀미가 멈추고 속이 편하면 효도혈 부위에 통증을 호소하는 것이다. 어느 날 심한 가슴 통증을 호소하는 어머니한테 달려가 강하게 효도 혈 부위를 10초간 누르고 3초간 쉬고를 열심히 반복하고 있었는데 갑자기 어머니 목소리가 들린다. 큰형을 쳐다보시고 미소를 지으시며 "아범아! 바쁜 막내를 왜 불렀어?"라고 하시는 것이다.

그 후로 큰형이 효도 혈을 알았으므로 어머니가 가슴 통증을 호소하는 즉시 효도 혈을 지압만 해도 증상이 호전되었으므로 타계(他界)하시기 전까지 응급실에 가는 일이 없었다.

또한, 차멀미나 식사 중에 속이 거북할 때, 가슴이 심하게 아프고 답답할 때, 급하게 식사를 한 후 차에 탈 때 오는 멀미 등에 특효 혈이다.

※ 차·배·비행기를 타기 전 효도 혈을 사혈하면 멀미의 고통에서 벗어날 수 있다.

위의 소개한 응급 사혈은 신중하여야 한다. 가령, 쇼크·인사불성·중풍·심장마비 증세·갑자기 기절했을 때, 등 사혈을 하는 동안 대개는 정신이 돌아오는데 어떤 질병으로 인해서 오는지는 의사와 한의사에게 검사를 받아보는 것이 좋다. 또한, 이러한 응급한 상황이 오기 전에 예방 사혈을 해야 한다.

제8장
인체의 중요한
81개 경혈사혈점 소개

1. 신수(腎腧)
2. 방광수(膀胱腧)
3. 중완(中脘)
4. 관원(關元)
5. 명문(命門)
6. 간수(肝腧)
7. 담수(膽腧)
8. 비수(脾腧)
9. 위수(胃腧)
10. 심수(心腧)
11. 소장수(小腸腧)
12. 폐수(肺腧)
13. 대장수(大腸腧)
14. 중극(中極)
15. 단중(膻中)
16. 거궐(巨闕)
17. 천추(天樞)
18. 석문(石門)
19. 삼초수(三焦腧)
20. 격수(膈腧)
21. 중부(中府)

22. 궐음수(厥陰腧)
23. 경문(京門)
24. 장문(章門)
25. 기문(期門)
26. 일월(日月)
27. 백환수(白環腧)
28. 백회(百會)
29. 용천(湧泉)
30. 대혁(大赫)
31. 족삼리(足三里)
32. 대저(大杼)
33. 위중(委中)
34. 승산(承山)
35. 아문(瘂門)
36. 풍문(風門)
37. 견정(肩井)
38. 견우(肩隅)
39. 비노(臂臑)
40. 양지(陽池)
41. 노궁(勞宮:영화혈)
42. 사백(四白)

43. 관료(顴髎)
44. 소상(少商)
45. 여태(厲兌)
46. 합곡(合谷)
47. 하관(下關)
48. 복결(腹結)
49. 혈해(血海)
50. 삼음교(三陰交)
51. 복류(復留)
52. 수천(水泉)
53. 지실(志室)
54. 양구(梁丘)
55. 영향(迎香)
56. 고황(膏肓)
57. 천주(天柱)
58. 곡지(曲池)
59. 척택(尺澤)
60. 어제(魚際)
61. 통천(通天)
62. 내관(內關)
63. 외관(外關)

64. 예풍(翳風)
65. 객주인(客主人)
66. 음렴(陰廉)
67. 요유(腰兪)
68. 신주(身柱)
69. 대추(大椎)
70. 회음(會陰)
71. 염천(廉泉)
72. 천돌(天突)
73. 선기(璇璣)
74. 기해(氣海)
75. 해계(解谿)
76. 천종(天宗)
77. 풍시(風市)
78. 학정(鶴頂)
79. 슬양관(膝陽關)
80. 독비(犢鼻)
81. 환도(環跳)

경혈도 + + + + + + + + 인체에서 가장 중요한 경혈사혈점 소개

전신 앞 · 상반신

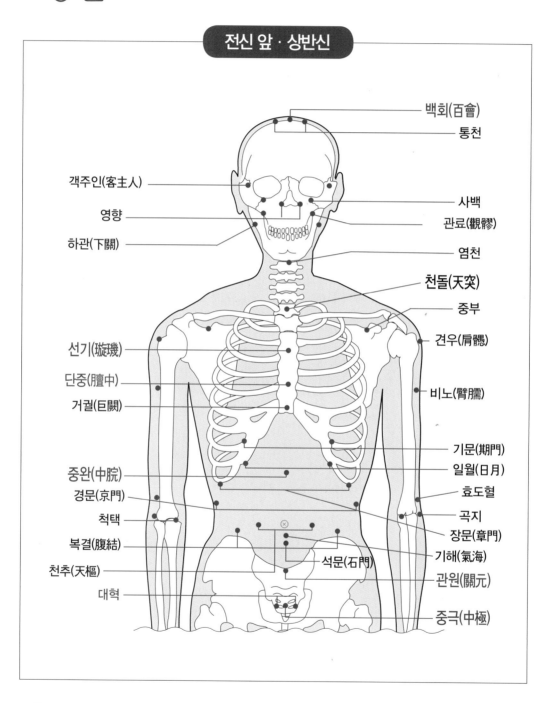

백회(百會)
통천
객주인(客主人)
영향
하관(下關)
사백
관료(觀髎)
염천
천돌(天突)
중부
선기(璇璣)
견우(肩髃)
단중(膻中)
거궐(巨闕)
비노(臂臑)
기문(期門)
일월(日月)
중완(中脘)
효도혈
경문(京門)
척택
곡지
복결(腹結)
장문(章門)
천추(天樞)
석문(石門)
기해(氣海)
대혁
관원(關元)
중극(中極)

경혈도 + + + + + + + + 인체에서 가장 중요한 경혈사혈점 소개

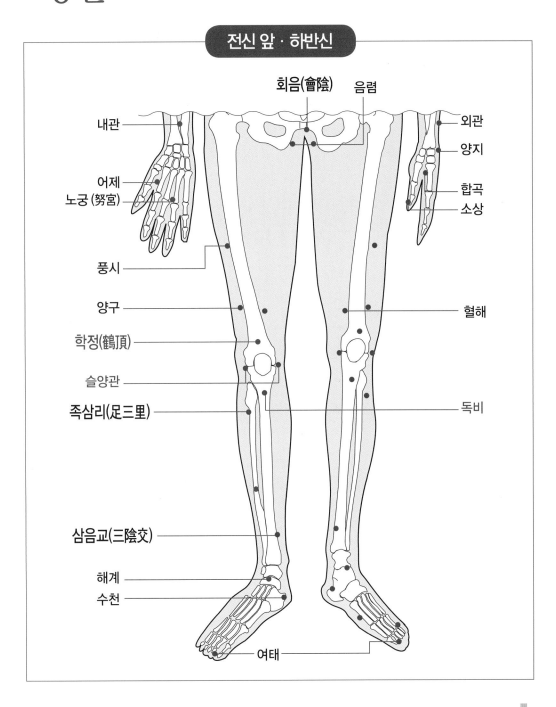

전신 앞 · 하반신

회음(會陰) 음렴

내관

외관
양지

어제
노궁(勞宮)

합곡
소상

풍시

양구

혈해

학정(鶴頂)

슬양관

족삼리(足三里)

독비

삼음교(三陰交)

해계
수천

여태

경혈도 + + + + + + + + 인체에서 가장 중요한 경혈사혈점 소개

전신 뒤 · 상반신

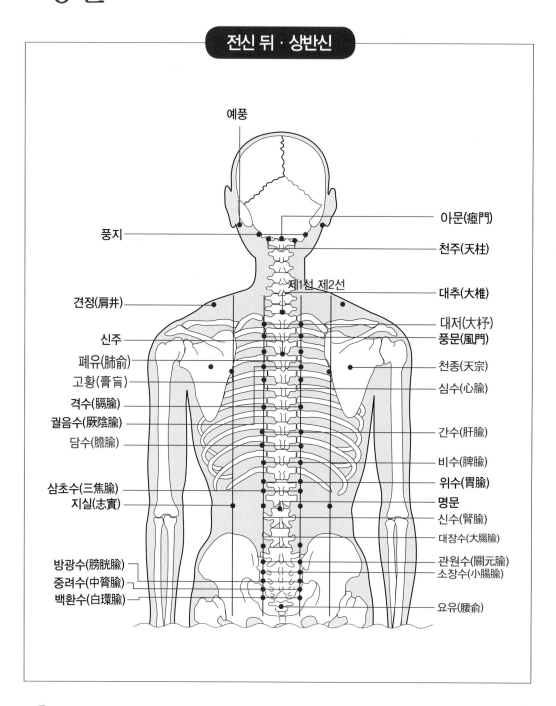

예풍

풍지

견정(肩井)

신주

폐유(肺俞)

고황(膏肓)

격수(膈腧)

궐음수(厥陰腧)

담수(膽腧)

삼초수(三焦腧)

지실(志實)

방광수(膀胱腧)

중려수(中膂腧)

백환수(白環腧)

제1선 제2선

아문(瘂門)

천주(天柱)

대추(大椎)

대저(大杼)

풍문(風門)

천종(天宗)

심수(心腧)

간수(肝腧)

비수(脾腧)

위수(胃腧)

명문

신수(腎腧)

대장수(大腸腧)

관원수(關元腧)

소장수(小腸腧)

요유(腰俞)

경혈도 + + + + + + + + 인체에서 가장 중요한 경혈사혈점 소개

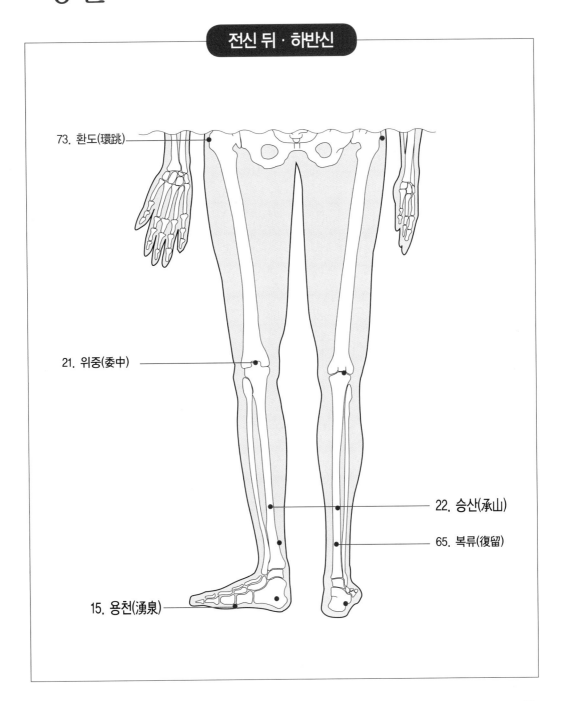

전신 뒤 · 하반신

73. 환도(環跳)

21. 위중(委中)

22. 승산(承山)

65. 복류(復留)

15. 용천(湧泉)

01_ 신수(腎腧)

신장 기능 강화

- 고혈압 · 저혈압 · 당뇨
- 하체 빈약 · 통풍
- 허리통증 · 디스크
- 동맥경화 · 고지혈증
- 불면증 · 우울증
- 각종 비뇨기계 질환 · 피부질환
- 부종 · 소변탁
- 유정 · 혈뇨
- 생리불순 · 월경부조
- 방광경련 · 이명
- 신장염 · 전립선염
- 효소와 호르몬조절
- 냉 대하 · 탈모
- 이농 · 난청
- 조루 · 지루
- 야뇨증 · 정력증강

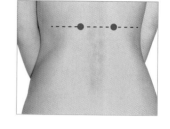

신수의 '신(腎)'은 신장을 뜻하고 '수(腧)'는 기혈이 통한다는 뜻으로 이 혈은 신장과 통하고 물을 끌어당기며 정(精)을 저장하는 중요한 혈이다. 신의 배수혈인 '신수'는 신에 사기가 침입하는 곳이고 모이는 모혈은 경문이다.

족태양방광경이면서 신의 배수혈인 신수는 허리부위의 제2번 요추 극돌기 바로 아래에 척추의 양옆으로 약 2촌 정도(4~5cm) 조금 높은 곳에 자리하고 있다. '신'이란 태어나면서부터 생명력이 깃드는 곳이라 한다. 신의 사기가 또한 침입하는 곳이 바로 신수혈이다. 신을 현대에서는 부신(副腎)이라 불리는 것으로 몸의 체질과 정력을 진단하는 곳이기도 하다.

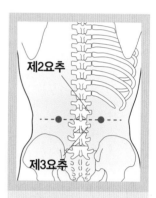
제2요추
제3요추

신수사혈점
족태양방광경이면서
신의 배수혈인 신수는
허리부위의 제2번 요추
극돌기 바로 아래에
척추의 양옆으로
약 2촌 정도(4~5cm)
조금 높은 곳에
자리하고 있다.

육장육부 중 물론 다 중요하지만, 특히 신장(콩팥)은 몸속의 혈액을 맑게 하고 노폐물과 유해물질을 몸 밖으로 내보내는 우리 몸속에 제일 중요한 장기다. 피를 맑게 하는 신장기능이 나빠지면 해독작용을 하는 간장기능마저 나빠진다. 신장과 간 기능 두 장기가 나빠지면 몸속에 어혈은 급속도로 증가한다.

가령, 혈액 속에 각종 독성 · 유해물질 · 요산 · 요소의 함유량이 높아지고 혈액은 찐득찐득하며 걸쭉하고 탁해지는 것이다. 혈액이 탁해지면 산소가 부족해지며 백혈구가 힘을 쓰지 못해 각종 질병이 유발된다. 신장으로 들어가는 모세혈관에 어혈을 뽑아주면 신장기능이 회복되고 각종 질병이 치유되는 것이다.

02_ 방광수(膀胱腧)

비뇨생식기계 질환

- 야뇨증
- 유뇨 · 방광염
- 여성의 냉증 · 자궁내막염
- 당뇨병
- 좌골신경통
- 방광기능 회복
- 장염 · 임질(淋疾)

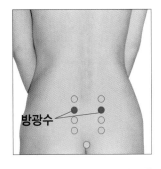

방광수

방광수의 '방광(膀胱)'은 방광을 뜻하고 '수(腧)'는 기혈이 통한다는 뜻으로 이 혈은 방광과 통하고 기혈을 저장하고 터주는 역할을 하므로 방광과 관련된 질병에 사용되는 혈이다. 방광의 배수혈인 '방광수(BL28)'는 방광에 사기가 침입하는 곳이고 모이는 모혈은 중극이다. 선골 제2번의 극돌기 아래 양옆으로 약 2촌 정도(4~5cm)인 곳에 자리하고 있다.

선골은 다섯 가닥의 선추가 유합된 것으로 소장수를 제1번으로 하여 제2번 방광 수 · 제3번 중려 수 · 제4번 백환 수 등이 있다.

야뇨증(밤에 오줌 싸는 병) · 유뇨(소변흘림), 특히 여성의 냉증 그로 인한 방광염 등에 잘 듣는 혈이다. 이곳이 방광의 부위이다.

방광수를 사혈할 때 긴 부항 캡으로 소장수와 동시 사혈한다.

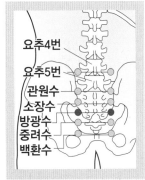

요추4번
요추5번
관원수
소장수
방광수
중려수
백환수

방광수사혈점
방광의 배수혈인 '방광수(BL28)'는 방광에 사기가 침입하는 곳이고 모이는 모혈은 중극이다. 선골 제2번의 극돌기 아래 양옆으로 약 2촌 정도(4~5cm)인 곳에 자리하고 있다.

03_ 중완(中脘)

비 · 위 질환의 잘 듣는 혈

- 만성위염 · 식욕부진
- 속이 쓰릴 때 · 급체
- 더부룩하고 거북할 때
- 위궤양 · 위암 예방
- 설사 · 변비
- 정력증진 · 비위허약
- 난청 · 현기증
- 고창(鼓脹) · 소화불량
- 복창(腹脹: 복부창만) · 수종(水腫)
- 불면증 · 황달
- 위경련 · 위하수
- 곽란(癨亂: 급성위장병)
- 두통 · 구토

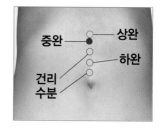

중완의 '중(中)'은 가운데의 뜻이고, '완(脘)'은 밥통, 위(胃)의 뜻으로 위의 입이란 뜻도 내포하고 있다. 중완을 태창(太倉)이라고도 하는데 위장으로 수곡을 받아들이는 기관으로 이 혈은 위장의 모든 병을 치유한다는 중요한 혈이다. 위의 모혈인 '중완'을 중심으로 위로 상완과 밑으로 하완이 위의 부위인데 중완은 배꼽과 명치 중간에 자리하고 있다. 중완에서 상완은 약 1촌(약2~3cm) 위에 있고 중완에서 밑으로 약 1촌(약2~3cm) 아래의 건리혈이 있으며 그 혈 약 1촌(약2~3cm) 밑에 하완이 있다. 그러므로 중완에서 하완은 약 2촌(약4~6cm)이 된다. 위장기능을 활성화하는 사혈 방법으로 긴 부항기를 사용하여 가슴 위쪽의 오는 위장장애는 중완과 상완을 사혈하고, 복부 쪽의 오는 위장장애는 중완과 건리를 사혈하며 그다음으로 건리와 하완을 사혈한다. 중완은 복대 동맥에서부터 갈라져 위 · 비 · 간으로 가는 혈관이 나누어지는 곳이고 그 혈관에 얽혀서 있는 이 혈은 내장의 기능을 조절하는 자율신경이 나와 있는 혈이다. 이 혈이 원활하면 특히 음식에 오미의 맛과

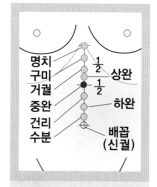

중완사혈점
배꼽과 가슴흠 명치끝의 1/2 정중앙 약 1cm 위가 상완, 약 1cm 아래가 하완

향을 즐길 수 있고 비만한 사람으로 식탐이 많은 사람이라도 어느 정도의 음식이 위에 들어오면 입에서 거부하게 된다. 위장의 기능회복에 특효 혈이다. 속이 쓰리고 더부룩하며 아플 때, 잘 체하는 증세, 헛구역질 등 위장병의 증세는 다양하다. 이와 같은 증상이 있을 때 대부분 사람은 간단하게 생각하고 위장약을 먹고 증상이 완화되면 치유가 된 것으로 착각한다. 조금 지나면 아프고 또 약을 먹고 그러면서 점점 중병으로 키워가는 것이다. 위장에 이상이 생겼다는 것은 위로 들어가는 모세혈관이 막혀 위벽에 생긴 염증을 백혈구가 막지 못했다는 말이다. 백혈구가 들어가지 못한 이유는 혈관이 막혀서 피가 돌지 못한 것이다. 중완이란 위의 입과 아래 입의 중앙에 위치한다는 뜻도 내포하고 있으므로 중완 부위의 막힌 어혈만 뽑아주면 위장병이 오래된 사람이라도 치유가 될 수 있다.

04_ 관원(關元)

소장의 기능회복

- 여드름 · 얼굴 기미
- 주근깨 · 검버섯
- 두드러기 · 생리통
- 설사 · 변비
- 양위 · 허약체질
- 비뇨 · 생식기 질환
- 아토피 · 피부병
- 하복통 · 유정(정액이 흐름)
- 자궁출혈 · 월경부조
- 소변불통 · 고환염
- 위하수 · 위염
- 냉 대하 · 정신질환
- 부스럼 · 정력 감퇴

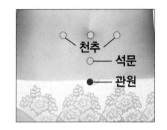

관원의 '관(關)'은 닫는다, 기관의 뜻이고 '원(元)'은 원기의 뜻이다. 이 혈은 하초의 음양에 원기를 저장시키고 출입하는 곳으로 남자는 정기(精氣)를 만들고 여자는 회임(懷妊)하는 곳이라는 중요한 혈이다.

임맥이면서 소장의 모혈인 관원은 배꼽 밑에서 치골까지 3/5 지점 또는 배꼽 아래 하복부 정중선 약 6~7cm 정도인 곳에 위치한다. 인간이 타고 날 때 가지고 태어난 원기를 다스리는 중요한 혈 자리이다.

우리 몸이 건강하지 않고는 아름답고 날씬한 몸매를 유지할 수 없다. 마른 사람과 깡마른 사람을 요즘 세상에는 매우 부러워하는 것 같다. 물론 건강하면서 날씬하면 두말할 것도 없지만, 대개는 건강하지 못하다. 특히, 아무리 먹어도 살이 안 찐다는 사람은 체질에 따라 다를 수도 있지만 대부분 소장기능이 떨어져서 영양흡수를 못 하기 때문이다. 한여름에도 배를 내놓고 자면 설사를 하는데 이는 소장으로 들어가는 혈관이 수축하여 있을 때 차게 되면 더욱 수축하여

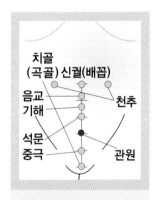

관원사혈점
임맥이면서 소장의 모혈인 관원은 배꼽 밑에서 치골까지 3/5지점 또는 배꼽 아래 하복부 정중선 약 6~7cm 정도인 곳에 위치한다. 인간이 타고 날 때 가지고 태어난 원기를 다스리는 중요한 혈 자리이다.

혈관이 막혀 혈액순환이 안 되므로 설사를 하게 된다. 이곳을 사혈하여 어혈을 뽑아주면 소장기능은 물론 대장기능도 좋아지게 된다.

05_ 명문(命門)

비뇨기계 강화

- 신장 기능 강화 · 정력증강
- 허리통증 · 요부신경통
- 어린이 허약체질
- 허약체질 · 음위(陰痿)
- 유뇨 · 야뇨증
- 생리불순 · 냉, 대하
- 자궁내막염 · 척수염
- 좌골신경통 · 신염
- 이명증 · 이농
- 두통 · 유정

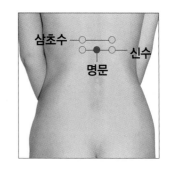

명문의 '명(命)'은 목숨, 생명의 뜻이고 '문(門)'은 출입의 뜻으로 생명의 문이라 하여 선천의 원기가 깃드는 곳이다. 이 혈은 두 신장 사이에 있어 육장육부의 근본이고 생명을 유지하게 시키는 근원이며 남자에게는 정(精)을 저장하고 여자에게는 자궁에 연결되어 있다.

독맥인 명문의 위치는 제2번 요추의 극돌기 바로 아래 좌우 신(腎) 사이, 요추2~3번 사이 오목한 곳에 위치한다. 명문 바로 앞에 신궐이라는 배꼽이 있다. 명문을 현대에서는 3추라 하는데 젊었을 때는 요추 2번 바로 아래에 배꼽이 위치하지만, 배가 나온다든가. 아이를 낳은 경험이 있는 사람이면 배꼽이 조금 내려가므로 요추 3번이라 하여 3추라 한 것이다. 이곳에 어혈을 빼면 모든 일에 적극적이고 자신감을 얻는다. 어린이가 잘 놀래고 겁이 많을 때도 효과가 있다. 대장수와

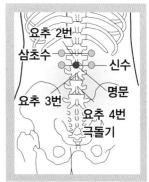

명문사혈점
독맥인 명문의 위치는 제2번 요추의 극돌기 바로 아래 좌우 신(腎) 사이, 요추2~3번 사이 오목한 곳에 위치한다.

신수를 사혈하고도 허리 통증이 온다든가 간수와 담수를 사혈하고도 등 부위에 통증이 올 때 사혈하는 곳이다. 따라서 이곳에 막힌 죽은 피가 오래되면 몸이 허약해진다.

06_간수(肝腧)

간 기능 강화

- 신장 기능 강화 · 정력증강
- 허리통증 · 요부신경통
- 어린이 허약체질
- 허약체질 · 음위(陰痿)
- 유뇨 · 야뇨증
- 생리불순 · 냉, 대하
- 자궁내막염 · 척수염
- 좌골신경통 · 신염
- 이명증 · 이농
- 두통 · 유정

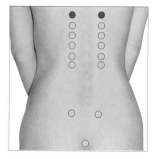

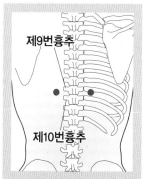

간수의 '간(肝)'은 간장을 뜻하고 '수(腧)'는 기혈이 통한다는 뜻으로 이 혈은 안으로 간장과 통하고 간의 기운인 목 기운을 끌어당기며 그 기운이 울체되면 흩어지게 하여 간을 치유한다는 중요한 혈이다. 간의 배수혈인 '간수'는 간에 사기가 침입하는 곳이고 모이는 모혈은 기문이다.

족태양방광경이면서 간의 배수혈인 간수는 등 부위의 제9번 흉추 극돌기 바로 아래 척추의 양옆으로 약 2촌 정도(4~5cm) 조금 높은 곳에 자리하고 있다. 간의 상태를 알고 치유하려면 간수와 기문의 두 혈 자리 쓰는데 이 두 혈 자리가 현대의학에서 말하는 간의 위치가 일치한다는 점이다.

간(肝)이 나빠진 증상으로 피로감 · 전신 권태 · 식욕 부진 · 구토 등을 들 수 있다. 위와 같은 증상이 나타나면 간 기능 검사를 받는 것이 좋다. 간염이나 지방간 일 경우 단식 · 금연 · 금주는 물론 화를 내지 않는 안정된 생활을 해야 한다. 특히. 간은 침묵의 장기이므로 증상을 거의 느끼지 못할 정도로 기능이 떨어진다. 간 기능이 떨어지면 각종 질병을 유발하는

간수사혈점
족태양방광경이면서 간의 배수혈인 간수는 등 부위의 제9번 흉추 극돌기 바로 아래 척추의 양옆으로 약 2촌 정도(4~5cm) 조금 높은 곳에 자리하고 있다.

것이다. 이 사혈 점은 간(肝)에서 혈액을 품고 있기에 생피 손실이 많은 곳이다. 기본예방사혈 점1 즉, 신수 · 방광수 · 중완 · 관원에서 2개월 정도 사혈하고 피가 잘 나오면 2~3개월 쉬고 간수를 사혈한다. 그러나 요산이 많아 생기는 통풍 등에는 간수를 먼저 사혈해서 통풍을 잡아 놓고, 기본예방 사혈 점(신수)을 사혈하는 것이다. 간 기능을 회복하는 데 가장 중요한 사혈점이다.

● ● ● ● ● ● ● ● ●

07_ 담수(膽腧)

담낭(쓸개) 기능 강화

- 변비 · 소화 장애 · 황달
- 만성담낭염 · 위염
- 간 기능개선 · 간염
- 옆구리 통증 · 늑막염
- 구건(口乾: 입안 마름)
- 입맛이 없을 때
- 구고(口苦: 입안 쓴물)
- 만성두통

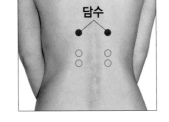

담수의 '담(膽)'은 담낭의 뜻이고 '수(腧)'는 기혈이 통한다는 뜻으로 이 혈은 안으로 담낭과 통하고 담낭의 여러 가지 증세를 다스린다는 혈이다. 담의 배수혈인 '담수'는 담에 사기가 침입하는 곳이고 모이는 모혈은 일월이다.

족태양방광경이면서 담의 배수혈인 담수는 등 부위의 제10번 흉추 극돌기 바로 아래 척추의 양옆으로 약 2촌 정도(4~5cm) 조금 높은 곳에 자리하고 있다.

간담상조(肝膽相照: 서로 진심을 터놓고 사귐)라 하여 간담은 표리가 되어 서로 돕고 보충하면서 그 기능과 임무를 수행한다. 간담의 병은 이곳을 사용하며 간수에서 듣는 병은 담수로도 잘 듣는다. 담즙은 간에서 담낭으로 그다음에 십이지장으로 이동하여 소화를 돕는다.

담즙은 지방의 소화를 촉진하고 지방이 몸속에 쌓일 때 씻어주고 간으로 들어가는 혈관이 지방으로 막히지 않도록

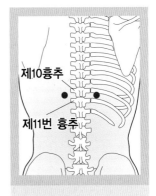

담수사혈점

족태양방광경이면서 담의 배수혈인 담수는 등 부위의 제10번 흉추 극돌기 바로 아래 척추의 양옆으로 약 2촌 정도(4~5cm) 조금 높은 곳에 자리하고 있다.

해준다. 담낭의 기능을 좋게 하려면 지방질 섭취를 줄이고 적당히 운동을 해주며 담낭으로 들어가는 담수 부위의 어혈을 빼주면 담낭은 물론 간 기능도 활기를 찾는다.

08_ 비수(脾腧)

비장의 기능회복

- 당뇨병
- 만성피로
- 식욕감퇴 · 소화불량
- 부종 · 황달
- 위염 · 위궤양
- 위하수 · 비위허약
- 복수(배의 차는 물)
- 위장기능 강화
- 복창(복부창만)

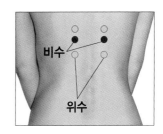

비수의 '비(脾)'는 비장의 뜻이고 '수(腧)'는 기혈이 통한다는 뜻으로 이 혈은 안으로 비장과 통하고 정기(精氣)를 축적하여 그 기로 위장의 소화작용을 촉진한다. 비의 배수혈인 '비수'는 비에 사기가 침입하는 곳이고 모이는 모혈은 장문이다. 족태양방광경이면서 비의 배수혈인 비수는 등 부위의 제11번 흉추 극돌기 바로 아래에 척추의 양옆으로 약 2촌 정도(4~5cm) 조금 높은 곳에 자리하고 있다. 비를 현대에서는 췌장이라 한다. 비에서 인슐린 분비가 되지 않으면 당뇨병이 오기 쉬운데 비수는 오장의 유혈(俞穴)이고 비에 사기가 침입하는 곳으로 당뇨병에서 오는 황달을 비롯하여 만성피로 · 나른함 · 식욕감퇴 등에 잘 듣는 혈로서 특히 비의 기능을 회복시켜주는 중요한 혈이다. 비장의 기능은 쓸모없는 적혈구는 파괴하고 새로운 적혈구는 저장 보관하고 백혈구를 생산하고 항체를 만드는 등의 중요한 역할을 하는 장기이다. 비장이 나빠지면 위장 · 췌장 등이 나빠진다. 몸속 깊이 있기에 어혈도 비장으로 들어가는 모세혈관에 깊이 들어 있다. 따라서 신장 · 위장 · 소장 · 간장 등을 활성화하여 어혈을 감소시키면서 어혈을 풀어주는 한약재 등을 쓰면 시간이 지나면서 조금씩 어혈을 빼낼 수 있다. 비수

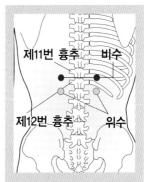

비수사혈점
족태양방광경이면서 비의 배수혈인 비수는 등 부위의 제11번 흉추 극돌기 바로 아래에 척추의 양옆으로 약 2촌 정도(4~5cm) 조금 높은 곳에 자리하고 있다.

부위의 어혈이 막히면 비장기능이 떨어진다. 비장기능이 떨어지면 췌장기능도 떨어진다. 본래 한의학에서는 비장이라 하고 현대의학에서는 췌장이라 한다. 췌장에서 인슐린 분비의 이상이 오면 당뇨병의 원인이 되므로 비장기능이 떨어지면 췌장기능도 떨어진다고 한 것인데 독자들의 이해를 돕고자 함이다.

※흉추 12번~요추 1번 중간 좌우 약 2촌 정도(4~5cm) 조금 높은 부위에 위수라는 경혈이 있다. 비수를 사혈할 때 조금 내려서 사혈하면 비장과 위장기능이 좋아진다.

09_ 위수(胃腧)

위의 기능회복

- 입맛이 없을 때
- 속 쓰림 · 가슴 쓰림
- 속이 무지근할 때와 아플 때
- 위염 · 위궤양
- 위경련 · 위하수
- 소화불량 · 장염
- 호흡곤란 · 식욕부진

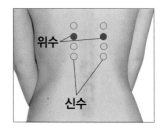

위수의 '위(胃)'는 위장을 뜻하고 '수(腧)'는 기혈이 통한다는 뜻으로 이 혈은 안으로 위장과 통하고 위장의 소화작용을 다스리는 중요한 혈이다. 위의 배수혈인 '위수'는 위에 사기가 침입하는 곳이고 모이는 모혈은 중완이다.

족태양방광경이면서 위의 배수혈인 위수는 등 부위의 제12번 흉추 극돌기 바로 아래 척추의 양옆으로 약 2촌 정도(4~5cm) 조금 높은 곳에 자리하고 있다.

위수는 위장의 기능을 회복시키는 것을 비롯하여 위경련으로 인한 호흡곤란, 위하수 위염 위궤양으로 인한 식욕부진 등 위장의 관련된 모든 질병을 다스리는 중요한 혈이다.

이 혈을 사혈할 때 긴 부항 캡으로 비장과 동시 사혈한다.

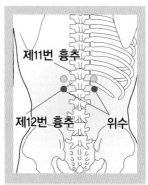

위수사혈점

족태양방광경이면서 위의 배수혈인 위수는 등 부위의 제12번 흉추 극돌기 바로 아래 척추의 양옆으로 약 2촌 정도(4~5cm) 조금 높은 곳에 자리하고 있다.

10_ 심수(心腧)

심장 기능 강화

- 빈혈 · 저혈압
- 심장발작 · 반신불수
- 협심증 · 고혈압 · 두통
- 전간 · 심신 불안
- 부정맥 · 건망증

- 심계(心悸: 가슴이 두근거림)
- 정신분열 · 신경쇠약
- 심번(心煩: 가슴이 답답함)
- 심계항진

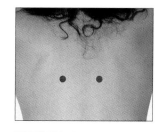

심수의 '심(心)'은 마음, 심장을 뜻하고 '수(腧)'는 기혈이 통한다는 뜻으로 이 혈은 안으로 심장과 통하고 심장은 신(神)을 저장하므로 기혈순환을 도와주고 심신을 편안하고 안정시키는 중요한 혈이다. 심의 배수혈인 '심수'는 심에 사기가 침입하는 곳이고 심은 마음이 깃드는 곳이며 사기가 모이는 모혈은 거궐이다. 족태양방광경이면서 심의 배수혈인 심수는 등 부위의 제5번 흉추 극돌기 바로 아래에 척추의 양옆으로 약 2촌 정도(4~5cm) 조금 높은 곳에 자리하고 있다.

태권도경기나 권투, 각종 무술경기에서 등을 돌리면 경기를 포기하는 것으로 간주한다. 등 부위는 어느 무술에도 공격하지 않는다. 그 이유 중에 하나가 심장이 있는 심수라는 중요한 급소가 있기 때문이다. 관상동맥으로 들어가는 모세혈관이 이곳 심수부위에 있다.

호흡이 곤란할 때는 단중과 동시에 사혈한다. 만성피로, 저혈압 등으로 오는 두통에는 백회와 동시에 사혈한다.

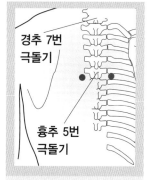

경추 7번 극돌기

흉추 5번 극돌기

심수사혈점
족태양방광경이면서 심의 배수혈인 심수는 등 부위의 제5번 흉추 극돌기 바로 아래에 척추의 양옆으로 약 2촌 정도(4~5cm) 조금 높은 곳에 자리하고 있다.

11_소장수(小腸腧)

소장기능회복

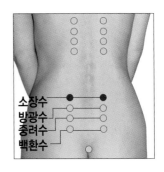

- 아랫배 통증 · 허리통증
- 발의 붓기
- 냉 대하 · 골반통
- 급, 만성 장염 · 이질(痢疾)
- 장 경련 · 소갈

- (消渴: 목이 마름)
- 자궁내막염
- 소변불리
- (小便不利: 소변이 잘 안 나옴)
- 혈뇨(血尿: 오줌의 피가 섞임)

소장수의 '소장(小腸)'은 소장을 뜻하고 '수(腧)'는 기혈이 통한다는 뜻으로 이 혈은 안으로 소장과 통하고 음식물의 영양분을 흡수하고 운송하는 중요한 혈이다.

족태양방광경이면서 소장의 배수혈인 '소장수'는 소장에 사기가 침입하는 곳이고 모이는 모혈은 관원이다. 선골 제1번의 극돌기 아래 양옆으로 약 2촌 정도(4~5cm)인 곳에 자리하고 있다.

인간의 몸의 골격에는 목뼈를 경추라 하고 그 아래 가슴에 흉골이 있고 그 흉추 양쪽에 쇄골 늑골이 사이좋게 붙어 있으면서 흉부의 골격을 이룬다.

등허리에서 배꼽 부근에 추골이 이어져 있는데 이것을 요추라 하고 요추 밑으로 선골 · 미골이 있다. 선골은 이등변삼각형의 뼈로 미골과 더불어 골반의 뒷벽을 이룬다. 선골은 다섯 가닥의 선추가 유합된 것으로 소장수를 제1번으로 제2번 방광수 · 제3번 중려 수 · 제4번 백환 수 등이 있다. 아랫배가 아프다 · 발이 붓는다 · 대변에 고름이 섞여 나오는 증상 · 냉대하 등과 특히 아랫배가 아프다든가 허리가 아프다든가 골반통 등에 아주 효과가 크다. 이곳이 소장의 부위이다.

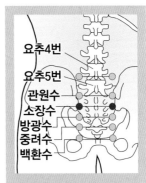

소장수사혈점

족태양방광경이면서 소장의 배수혈인 '소장수'는 소장에 사기가 침입하는 곳이고 모이는 모혈은 관원이다. 선골 제1번의 극돌기 아래 양옆으로 약 2촌 정도(4~5cm)인 곳에 자리하고 있다.

12_폐수(肺腧)

폐 기능 강화

- 호흡이 고르지 못할 때
- 호흡기 질환 천식
- 감기 · 천식(喘息: 헐떡거림)
- 등허리가 뻐근할 때
- 가슴이 답답할 때
- 폐염 · 폐결핵

- 해수(咳嗽: 기침) · 기관지염
- 도한(盜汗: 잠을 잘 때
  흘리는 땀)
- 설사 · 구토
- 이농(耳膿: 귀의 고름)
- 부종(浮腫)

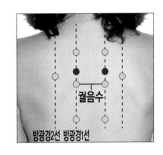

폐수의 '폐(肺)'는 폐장의 뜻이고 '수(腧)'는 기혈이 통한다는 뜻으로 이 혈은 안으로 폐장과 통하고 폐는 기(氣)를 주관하므로 기와 관련된 모든 질병을 다스리는 중요한 혈이다. 본래 폐는 수태음폐경이지만 등 부위의 폐수를 비롯하여 모든 각 장부의 배수혈은 방광경에 들어 있다. 폐의 배수혈인 '폐수'는 폐에 사기가 침입하는 곳이다. 족태양방광경이면서 폐의 배수혈인 폐수는 등 부위의 제3번 흉추 극돌기 바로 아래에 척추의 양옆으로 약 2촌 정도 (4~5cm) 조금 높은 곳에 자리하고 있다. 폐장으로 들어가는 오염물질은 기관지에서 1차 걸러 주기도 하지만 그래도 각종 오염물질에 그대로 노출된 장기이다.

담배는 반드시 끊어야 폐를 보호할 수 있다. 담배에는 수백 가지의 각종 독성물질이 있기 때문이다. 폐는 신선한 공기를 좋아한다. 산의 숲이 울창할 때 나오는 "피톤치드"라는 물질이 있다. 식물들이 자신을 각종 해충 등 위험으로 보호하기 위한 물질이다. 특히 소나무에는 이 성분을 많이

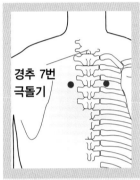

폐수사혈점

족태양방광경이면서 폐의 배수혈인 폐수는 등 부위의 제3번 흉추 극돌기 바로 아래에 척추의 양옆으로 약 2촌 정도(4~5cm) 조금 높은 곳에 자리하고 있다.

품고 있다 하여 수천 년을 산다고 하는데 그 밑에 잡초 등이 자라지 못한다고도 한다. 폐장은 각종 오염 물질을 폐포 속에서 몰아내기 위해 공기 중에 피톤치드를 품고 있는 신선한 공기를 마시고 싶어 할 것이다. 폐수를 선기와 동시 사혈한다.

● ● ● ● ● ● ● ●

13_대장수(大腸腧)

대장의 기능회복

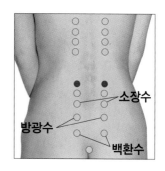

- 허리통증 · 허리디스크
- 무릎 통증
- 아랫배 통증 · 복통
- 좌골신경통
- 난소염 · 생리통
- 변비 · 설사 · 치질
- 장염 · 장출혈 · 장 경련
- 장명(腸鳴: 장 울음)
- 요실금 · 탈항
- (脫肛: 항문괄약근이 빠짐)

대장수의 '대장(大腸)'은 대장의 뜻이고 '수(腧)'는 기혈이 통한다는 뜻으로 이 혈은 안으로 대장과 통하고 위장의 곡기를 소화 흡수하며 소통시켜 그 찌꺼기를 밖으로 배출하는 중요한 혈이다.

족태양방광경이면서 대장의 배수혈인 '대장수'는 대장에 사기가 침입하는 곳이고 모이는 모혈은 천추이다. 허리부위의 제4번 요추 극돌기 바로 아래에 척추의 양옆으로 약 2촌 정도 (4~5cm) 조금 높은 곳에 자리하고 있다. 대장기능이 떨어지면 허리가 약하다. 허리가 약해 있을 때, 무거운 물건을 든다든가 할 때, 허리를 삘 때가 있다. 요추 2 · 3번 중간의 이상이 있을 때 오는 요통에는 신수를 사혈하고 요추 4 · 5번 중간의 이상이 있을 때는 대장수를 사혈한다. 허리의 통증이 왔을 때 눌러봐서 아픈 곳을 사혈하면 된다.

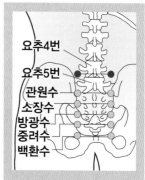

대장수사혈점
족태양방광경이면서 대장의 배수혈인 '대장수'는 대장에 사기가 침입하는 곳이고 모이는 모혈은 천추이다. 허리부위의 제4번 요추 극돌기 바로 아래에 척추의 양옆으로 약 2촌 정도(4~5cm) 조금 높은 곳에 자리하고 있다.

14_ 중극(中極)

방광의 기능회복

- 야뇨증 · 잔뇨
- 발기부전 · 요실금
- 전립선비대증 · 정력증강
- 성기의 병 · 생리불순
- 부인과 질환
- 음위 · 조루
- 냉 대하 · 신염
- 요도염 · 불감증
- 유정 · 자궁내막염

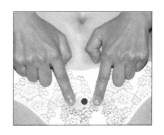

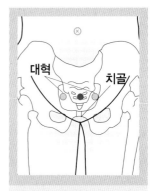

중극사혈점

방광의 모혈인 '중극' 은 배꼽에서 치골 사이를 5등분 하여 치골에서부터 1/5 부위, 배꼽(신궐)에서 정중선 약 4촌(8~ 10cm), 관원혈 밑에 1.5촌(약2~3cm)에 자리하고 있는데 혈 입구는 둥근 편이다.

중극의 '중(中)'은 인체의 상 · 중 · 하의 중앙에 뜻이고 '극(極)'은 다하다, 용마루, 최고를 뜻한다. 이 혈은 인체의 중앙인 원기가 생성되는 근원이고 하복부의 기혈순환을 방해하는 모든 질병을 다스리는 매우 중요한 혈이다. 임맥인 중극은 족태양방광경의 모혈이다. 방광의 모혈인 '중극'은 배꼽에서 치골 사이를 5등분 하여 치골에서부터 1/5 부위, 배꼽(신궐)에서 정중선 약 4촌(8~10cm), 관원혈 밑에 1.5촌(약2~3cm)에 자리하고 있는데 혈 입구는 둥근 편이다. 그 주변을 눌러보면 심하게 아픈 경우도 있고 보통은 아프지는 않으나 소변이 마렵다는 느낌이 있는데 이곳이 중극혈이다. 야뇨증은 5~6살이 되어도 심지어 5학년, 6학년이 되어도 밤에 오줌을 싸게 되는데 이것은 방광기능 장애에서 오는 경우와 신장 기능 저하에서 오는 경우가 있다. 어떤 경우라도 중극에서 사혈하고 신수와 동시 사혈하면 큰 효과를 볼 수 있다. 남성이 약 40세가 넘으면 정력이 떨어진다며 정력에 좋다는 건 무조건 찾아다닌다. 남성의 성기인 음경해면체는 혈액에 의해 발기가 되는 것이므로 영양분을 받아야 제구실을 하는데 음경으로 들어가는 모세혈관이 막혀있으니 정력제를 먹어도 큰 효과가 없는 것이다. 따라서 발기력을 높이려면 이곳에 막힌 어혈을 빼내 피 길을 열어주면 간단하게 해결된다. 이곳을 사혈하기 전, 배뇨시키고 대혁과 함께 사혈하고 나면 그 효과에 놀랄 것이다.

15_ 단중(膻中)

심의 기능회복과 이상 징후를 살피는 혈

- 협심증 · 부정맥
- 폐결핵 · 늑간 신경통
- 가슴 통증 · 흉막염
- 옆구리 통증 · 심통
- 식도경련 · 심근경색
- 유방통 · 유즙 분비장애
- 기관지천식 · 기관지염

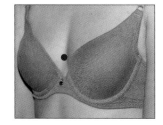

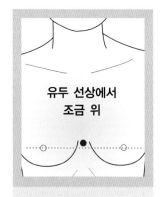

유두 선상에서 조금 위

단중사혈점

단중의 위치는 흉골 전면에 중앙좌우 양 유두 사이에 일직선 중앙에서 밑으로 눌러보면 유난히 아픈 곳에 위치한다.

단중의 '단(膻)'은 어깨 벗다, 심장 아래의 격막의 뜻이고 '중(中)'은 가슴의 중간이란 뜻이다. 이 혈은 두 젖의 가운데 가슴을 드러내고 사혈한다는 뜻도 내포하고 있다.

임맥이면서 심포의 모혈인 단중은 심장의 바깥을 지키는 기운으로 심의 기운과 중기(中氣)를 주관하는 중요한 혈이다. 단중의 위치는 흉골 전면에 중앙좌우 양 유두 사이에 일직선 중앙에서 밑으로 눌러보면 유난히 아픈 곳에 위치한다. 이곳이 심장을 보호하며 가장 가까이 있어 마치 군주의 명을 받아 정치하는 수상인 셈이므로 소음의 심과 궐음의 심포는 저마다의 적응하는 증세 군이 서로 같다.

심장박동이 고르지 못하면 가슴이 답답하고, 두근거리고 갑자기 아플 때도 있다. 이런 증상들은 관상동맥으로 들어가는 모세혈관이 막혀있기 때문이다.

단중 부위의 어혈만 빼주면 위와 같은 증상은 물론 심장병에 따른 위험에서 벗어날 수 있다.

16_거궐(巨闕)

심의 기능회복

- 고혈압 · 저혈압
- 심의 동계 · 협심증
- 생리불순 · 심계
- 위경련 · 횡격막 경련
- 정신질환 · 쇼크
- 전간(癲癎: 간질) · 구토
- 위통 · 반위(反胃: 위의 반란)

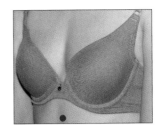

거궐의 '거(巨)'는 크다, 거대함의 뜻이고 '궐(闕)'은 대궐의 궁문(宮門), 중요한 문을 의미한다. 이 혈은 폭력을 진압하고 난리를 평정했다는 칼의 명칭으로 인체에서 청기와 탁기의 싸움과 사기의 침범으로 우리 몸이 편안하지 못할 경우 이러한 증상들을 다스리는 혈이라 하여 거궐이라 한 것이다.

임맥이면서 심의 모혈인 거궐의 위치는 임맥인 복부 정중선 명치 바로 밑, 배꼽 위 약 6촌(약 12~13cm) 되는 곳에 위치한다. 이 혈은 심의 주치혈이라 불린다. 심장의 동계를 가라앉히는 중요한 혈이고 몸의 건강상태를 측정하는 혈이기도 하다.

이 혈을 사혈할 때 대체로 피가 잘 나오는 곳이므로 반드시 피를 묻히고 사혈해야 한다. 단중과 동시 사혈한다.

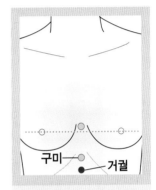

구미 ●━━ **거궐**

거궐사혈점

임맥이면서 심의 모혈인 거궐의 위치는 임맥인 복부 정중선 명치 바로 밑, 배꼽 위 약 6촌(약 12 ~13cm) 되는 곳에 위치한다.

17_천추(天樞)

배탈 설사에 듣는 혈

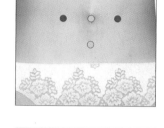

- 이유 없이 나른할 때
- 체력저하 · 식욕부진
- 만성피로 · 허리통증
- 급 · 만성위염
- 급 · 만성장염
- 장의 마비 · 이질
- 복막염 · 자궁내막염
- 변비

천추의 '천(天)'은 하늘이란 뜻으로 인체에서는 배꼽을 기점으로 그 위에 상반신을 천이라 하고 배꼽을 기점으로 그 아래에 하반신을 지(地)라고 한다. '추(樞)'는 지도리라는 뜻, 중요한 기점이란 뜻으로 인체의 배꼽(신궐)이 천지로 구분되고 천지의 기를 움직이게 하는 중요한 곳이라고 하여 천추라 하였다.

족양명위경이면서 대장의 모혈인 천추는 배꼽에서 양옆으로 약 2촌(약 4~5cm) 부위 혹은 배꼽에서 손가락 2개 정도에 자리하고 있다.

이 혈은 급 · 만성위염이나 급 · 만성 장염 등 이러한 배탈 설사에 잘 듣는 혈이다. 본래 배꼽을 중심으로 사혈(四穴)이라는 중요한 혈이 있는데 사혈은 배꼽에서 사방으로 약 1촌(약 2cm), 손가락 한 개 정도에 위치한다. 그러므로 사혈(瀉血)을 할 때 부항 캡을 긴 것으로 천추와 사혈(四穴)을 동시 사혈한다.

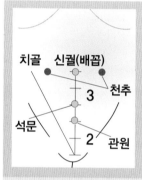

천추사혈점
족양명위경이면서 대장의 모혈인 천추는 배꼽에서 양옆으로 약 2촌(약 4~5cm) 부위 혹은 배꼽에서 손가락 2개 정도에 자리하고 있다.

18_석문(石門)

무월경

- 소화불량 · 설사
- 허리통증 · 복통
- 신경쇠약 · 정력 감퇴
- 산후출혈 · 자궁출혈
- 유종(乳腫) · 유선염
- 월경불순 · 음위
- 자궁탈수 · 산통(疝痛)
- 유정 · 유뇨
- 불면증 · 허탈감

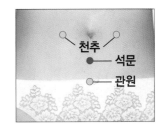

석문의 '석(石)'은 돌, 단단하다는 뜻이고 '문(門)'은 출입한다는 뜻으로 이 혈은 식물이 자랄 수 없는 곳으로 안으로 자궁에 응하므로 자궁을 다스리는 혈을 의미한다. 그러나 임산부에게 이 혈을 자극하면 유산할 수도 있고 불임을 유발할 수도 있다. 다만 무월경이나 자궁출혈 등에 잘 듣는 혈이다. 임맥이면서 삼초의 모혈인 석문의 위치는 배꼽 아래에서 약 2촌(약 4~5cm) 정도 되는 곳, 관원혈 위에 자리하고 있다.

석문을 사혈할 때는 배꼽 아래 약 1촌(약 2cm) 되는 곳에 음교(陰交)와 음교 바로 밑, 약 0.5촌(약 1cm), 배꼽 아래 약 1.5촌(약 3cm) 되는 곳에 있는 기해(氣海)에서 부항 캡을 긴 것을 사용하여 석문과 함께 사혈하면 더 큰 효과를 기대할 수 있다.

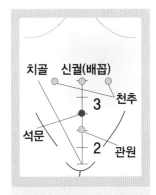

석문사혈점
임맥이면서 삼초의 모혈인 석문의 위치는 배꼽 아래에서 약 2촌(약 4~5cm) 정도 되는 곳, 관원혈 위에 자리하고 있다.

19_ 삼초수(三焦腧)

인체의 컨디션 조절

- 허리통증
- 정력 감퇴
- 등허리가 뻐근할 때
- 장 경련 · 위염
- 구토 · 구역질
- 위장염 · 설사
- 음위 · 복수
- 소변불리 · 야뇨증

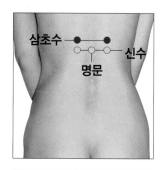

삼초수의 '삼초(三焦)'는 가슴과 복부의 상 · 중 · 하를 말하고 '수(腧)'는 기혈이 통한다는 뜻으로 이 혈은 안으로 전신의 양기(陽氣)를 끌어 올리고 수기(水氣)를 원활히 소통시킨다는 중요한 혈이다. 삼초의 배수혈인 '삼초수'는 삼초에 사기가 침입하는 곳이고 모혈은 석문이다.

족태양방광경이면서 삼초의 배수혈인 삼초수의 위치는 허리부위의 제1번 요추 극돌기 바로 아래에서 척추의 양옆으로 약 2촌 정도(4~5cm) 조금 높은 곳에 자리하고 있다.

상초의 단중 · 중초의 천추 · 하초의 석문과 삼초수를 합한 이 네 혈은 인간의 신체기능을 조절하기 위한 가장 중요한 혈들이다.

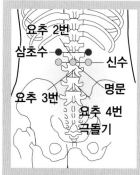

삼초수사혈점
족태양방광경이면서 삼초의 배수혈인 삼초수의 위치는 허리부위의 제1번 요추 극돌기 바로 아래에서 척추의 양옆으로 약 2촌 정도(4~5cm) 조금 높은 곳에 자리하고 있다.

20_ 격수(隔腧)

소화불량과 삼초의 기능회복

- 만성위통 · 가슴 통증
- 횡 경막경련(딸꾹질) · 구토
- 빈혈 · 저혈압
- 식도협착 · 식도마비
- 옆구리 통증
- 자한(自汗: 땀이 많음)
- 기관지염 · 천식
- 출혈성질환
- 위염

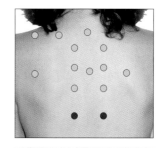

격수의 '격(膈)'은 횡격막, 관격(關格)의 뜻이고 '수(腧)'는 기혈이 통한다는 뜻으로 족태양방광경의 이 혈은 안으로 횡격막에 응하여 관격을 소통시킨다는 의미의 혈이다. 가령, '격수'는 위장기능이 떨어져 소화불량일 경우와 자주 체하는 증상에 잘 듣는 혈로서 '심포의 부'라는 삼초에서 상 · 중 · 하초로 나누는데 상초의 심 · 폐를 다스리는 곳이 궐음수이고 격수는 상초와 중초의 경계에 있으므로 중초 부위에서 일어나는 가슴 통증 · 옆구리 통증 · 소화 흡수장애 · 숨이 찬 증상 등에 잘 듣는 혈이다.

'격수'를 『소문 · 자금론』에 근거하여 심포의 배수혈에 추가하였다.

족태양방광경이면서 심포의 배수혈인 격수는 등 부위의 제7번 흉추 극돌기 바로 아래에 척추의 양옆으로 약 2촌 정도 (4~5cm) 조금 높은 곳에 자리하고 있다.

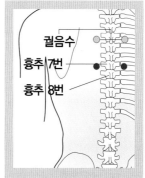

궐음수
흉추 7번
흉추 8번

격수사혈점
족태양방광경이면서 심포의 배수혈인 격수는 등 부위의 제7번 흉추 극돌기 바로 아래에 척추의 양옆으로 약 2촌 정도(4~5cm) 조금 높은 곳에 자리하고 있다.

 찬 음식을 급하게 먹었을 때, 횡격막 경련으로 주로 나타나는 딸꾹질은 그렇게 걱정할 필요는 없다. 이곳 격수를 사혈하면 바로 멎는다. 딸꾹질에는 좌 · 우 두 곳을 다 사혈할 필요는 없고 흉추 제7번~8번의 정중앙선을 부항 캡이 조금 큰 것을 사용하여 사혈하면 대개는 바로 멎는다. 하지만 음식물이 체했을 때 오는 딸꾹질에는 격수와 중완을 동시 사혈한다.

21_ 중부(中府)

천식 발작에 특효 혈

- 기침 · 폐결핵
- 호흡곤란 · 폐 기능 강화
- 견배통 · 천식
- 기관지염 · 폐염
- 폐결핵 · 인두염
- 식욕부진 · 구토

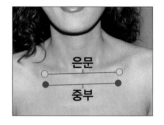

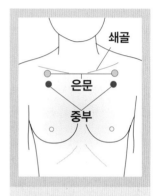

중부의 '중(中)'은 중기, 천기, 흉중의 중간의 뜻이고 '부(府)'는 곳간, 창고의 뜻으로 천기가 흉중에 쌓이는 창고라는 혈자리이다. 본래 '부(府)'란 마을, 관청이란 뜻도 있으니 중부란 그 나라의 중심지로 사람들이 모인다는 뜻이다.

수태음폐경이고 폐의 모혈인 '중부(LU1)혈'은 유두에서 위로 일직선으로 올라가고 위에 큰 뼈에서 즉, 쇄골(빗장뼈)에서 아래로 세 번째 늑골 사이에 있는데 쇄골에서 유두를 향해 천천히 누르면서 늑골 세 번째 정도 내려오면 아픈 느낌이 있는 곳, 쇄골하연에서 약 1.6촌(3~4cm) 아래 박동이 감지되는 오목한 곳에 자리하고 있다. 유두는 사람마다 위치가 다르다. 즉, 유두일직선에서 세 번째 늑골 조금 오른쪽에 유난히 통증이 있는 부위가 '중부'라는 혈이다. 인체에서의 '중부'란 장부경락에 폐경 중에서 가장 중요한 혈자리로서 폐에 관계되는 여러 증상이 이곳에 모인다 하여 폐경의 모혈(募穴)이라 한다. 폐경이 막히면 공통으로 입안이 마르고 가슴이 답답하며 기침과 천식으로 고생하는데 이 혈은 폐기를 승강시켜 막혀있던 어혈을 제거하고 소통시켜 이러한 증상을 치유한다. 기관지 천식은 알레르기성이 대부분이며 매우 고생스런 병이며, 아프지도 않고 은근히 고통스럽다. 공기 중의 먼지나 꽃가루 등에서 천식의 발작이 시작된다. 이곳을 사혈하면 천식으로 오는 가슴 통증이나 어깨통증 등이 시원하게 풀린다. 이곳을 사혈(瀉血)침으로 찍으면 시퍼렇게 멍이 드는데 개의치 말고 3~5회 정도 사혈한다.

중부사혈점

수태음폐경이고 폐의 모혈인 '중부(LU1)혈'은 유두에서 위로 일직선으로 올라가고 위에 큰 뼈에서 즉, 쇄골(빗장뼈)에서 아래로 세 번째 늑골 사이에 있는데 쇄골에서 유두를 향해 천천히 누르면서 늑골 세 번째 정도 내려오면 아픈 느낌이 있는 곳, 쇄골하연에서 약 1.6촌 (3~4cm) 아래 박동이 감지되는 오목한 곳에 자리하고 있다.

22_ 궐음수(厥陰腧)

심장의 두근거림과 무기력

- 손발 냉증 · 사지궐냉
- 생체의 기능 쇠약
- 가슴이 답답할 때
- 심통 · 부정맥 · 저혈압
- 흉민(胸悶: 마음의 번민)
- 늑간신경통
- 해수 · 구토
- 전간(癲癇: 간질) · 치통

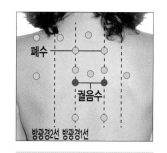

폐수

궐음수

방광경2선 방광경1선

궐음수의 '궐음(厥陰)'은 심포경락, 음기, 궐역 및 음경의 뜻이고 '수(腧)'는 기혈이 통한다는 뜻으로 족태양방광경의 이 혈은 안으로 심포경락에 응(應)하고, 삼음 중에서 마지막 경맥을 의미하므로 말초신경까지 기혈순환이 안 돼서 오는 수족냉증 · 사지궐냉 및 기(氣)가 궐역하여 상충하는 여러 가지 증상을 치유하는데 가장 효과적인 중요한 혈이다. 심포의 배수혈인 '궐음수'는 사기가 침입하는 곳이고 사기가 모이는 모혈은 단중이다.

족태양방광경인 궐음수의 위치는 등 부위의 제4번 흉추 극돌기 바로 아래에 척추의 양옆으로 약 2촌 정도(4~5cm) 조금 높은 곳에 자리하고 있다.

가슴이 답답할 때나 부정맥 등은 반드시 단중과 동시 사혈한다.

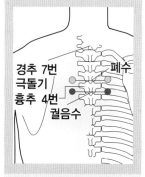

경추 7번
극돌기
흉추 4번
궐음수

폐수

궐음수사혈점

족태양방광경인 궐음수의 위치는 등 부위의 제4번 흉추 극돌기 바로 아래에 척추의 양옆으로 약 2촌 정도(4~5cm) 조금 높은 곳에 자리하고 있다.

23_경문(京門)

신 · 담의 기능회복

- 위장의 컨디션
- 소화불량 · 트림
- 가슴 통증 · 어깨통증
- 신장염장의 산통
- 장 경련 · 요 협통
- 늑간신경통 · 구토
- 장명(腸鳴: 장의 울음)

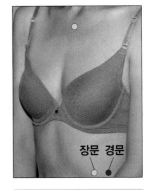

장문 경문

경문의 '경(京)'은 크다, 높다, 군주가 거처하는 성, 도회지를 뜻하고 '문(門)'은 출입을 통제한다는 뜻이다. 경문은 족소양담경이면서 신경(腎經)으로 드나든다하여 신의 모혈이라 하였고 이 혈의 주위는 항시 융기된 곳이라 하여 경문이라 한 것이다.

족소양담경이면서 신의 모혈인 경문의 위치는 제12 늑골의 끝 부분에 있다. 정확하게 이 혈을 찾으려면 정좌를 하고 등허리의 양쪽 갈비뼈를 서서히 만져보면 허리 부근에서 계륵(季肋:갈빗대 끝) 부위 즉, 이어지지 않는 짧은 뼈가 제12번 늑골인데 그곳에 자리하고 있다.

이 혈은 장 경련을 비롯하여 소화 장애와 늑간신경통 및 신장염에 이르기까지 즉, 신(腎) · 담의 기능을 회복시키는 중요한 혈이다.

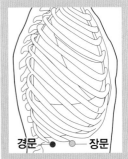

경문 ● — ● 장문

경문사혈점

족소양담경이면서 신의 모혈인 경문의 위치는 제12 늑골의 끝 부분에 있다. 정확하게 이 혈을 찾으려면 정좌를 하고 등허리의 양쪽 갈비뼈를 서서히 만져보면 허리 부근에서 계륵(季肋 :갈빗대 끝) 부위 즉, 이어지지 않는 짧은 뼈가 제12번 늑골인데 그곳에 자리하고 있다.

24_장문(章門)

신·간의 기능회복

- 가슴 통증·복창
- 당뇨병·고혈압
- 장오(장의 울음)
- 소화 장애
- 장염·간염
- 설사·구토
- 간종대·비장종대

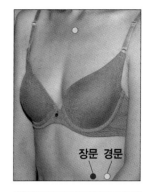

장문 경문

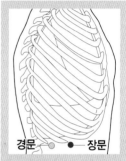

경문 ●─ 장문

장문사혈점

족궐음간경이고 비의 모혈인 장문의 위치는 목 밑에 큰 뼈를 시작으로 11번째 갈빗대 끝, 임맥인 하완(下脘)에서 일직선 양옆 약 6촌(12~13cm) 정도에 자리하고 있는데 배꼽과는 배 옆 일직선 약 6촌(12~13cm)되는 곳, 갈비뼈 선단 양측에서 약 2촌(약4~5cm) 정도 위쪽에 있다.

장문의 '장(章)'은 악곡이나 시문의 절이란 뜻이고 '문(門)'은 출입, 문을 여닫다, 지키고 막는다는 뜻이다. 이 혈이 있는 계륵(季肋: 갈빗대 끝)은 시문의 절과 같고 내장을 가리는 문과 같다 하여 장문이라 한다. 장문은 궐음간경이면서 족태음비경을 드나드는 혈로서 비(脾)의 모혈이고 비의 기능을 살피는 혈이기도 하다.

족궐음간경이고 비의 모혈인 장문의 위치는 목 밑에 큰 뼈를 시작으로 11번째 갈빗대 끝, 임맥인 하완(下脘)에서 일직선 양옆 약 6촌(12~13cm) 정도에 자리하고 있는데 배꼽과는 배 옆 일직선 약 6촌(12~13cm)되는 곳, 갈비뼈 선단 양측에서 약 2촌(약 4~5cm) 정도 위쪽에 있다.

이곳을 사혈하면 간·비의 기능이 활성화된다. 특히 간 종대와 비장종대에 효능이 있다. 이곳은 간·비의 교회 혈이고 사혈할 때 생혈 손실이 많은 곳이므로 부항 캡과 침자리에 반드시 피를 묻히고 사혈해야 한다.

25_기문(期門)

간 · 비의 기능 강화

- 황달 · 간 질환
- 불면증 · 늑간신경통
- 옆구리 · 가슴 통증
- 식욕부진 · 구토
- 간염 · 담석증
- 간종대 · 비장종대
- 흉막염 · 담낭염
- 소화불량 · 복수

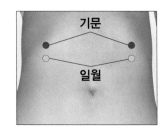

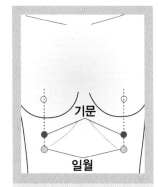

기문의 '기(期)'는 기약하다, 기대감의 뜻이고 '문(門)'은 출입하다의 뜻이다. 이 혈은 기혈이 주기적으로 드나드는 곳을 말하는 것으로 기문이란 족궐음간경과 족태음비경 및 음유맥의 교회 혈로써 간의 기운이 강한 장군과 기관에 비유한 것으로 한대(漢代)의 무관의 이름이다. 그러므로 간의 여러 가지 증상을 다스린다는 중요한 혈이다. 족궐음간경이고 간의 모혈인 기문은 양쪽 유두에서 직선 아래로 약 4촌(약 8~9cm) 정도, 제7번과 제8번 늑골 사이 유두와 직 하방, 명치끝에서 늑골의 가장자리를 비스듬히 하여 명치와 옆구리 중간부위에 자리하고 있는데 누르면 유난히 아픈 곳, 임맥인 거궐 양옆으로 약 3.5촌(약 6~8cm) 정도에 위치한다. 갈빗대 좌 · 우측에 통증이 있을 때 즉, 늑간신경통일 때 이곳을 사혈하는데 대부분은 간수를 사혈해서 간 기능이 호전되면 이곳의 통증은 사라지는 것이 보통이다. 그러나 증상이 호전되지 않을 때 담석증이나 담낭염 등을 의심할 수 있는데 이런 증상에 잘 듣는 혈이다.

 간 기능이 떨어진 사람이 기본예방 사혈 점을 사혈하고 2~3개월 쉬고 난 뒤에도 기문 부위에 통증이 올 때는 전문의와 상의하는 것이 좋다. 간 환자가 간을 치유할 때 간의 배수혈인 간수와 동시 사혈한다.

기문사혈점

족궐음간경이고 간의 모혈인 기문은 양쪽 유두에서 직선 아래로 약 4촌(약 8~9cm) 정도, 제7번과 제8번 늑골 사이 유두와 직 하방, 명치끝에서 늑골의 가장자리를 비스듬히 하여 명치와 옆구리 중간부위에 자리하고 있는데 누르면 유난히 아픈 곳, 임맥인 거궐 양옆으로 약 3.5촌(약 6~8cm) 정도에 위치한다.

26_ 일월(日月)

담도의 기능장애

- 담낭염 · 가슴 통증
- 옆구리 통증 · 호흡곤란
- 황달 · 구토
- 급 · 만성간염
- 횡격막 경련(딸꾹질)
- 자궁염 · 위궤양
- 담의 기능회복

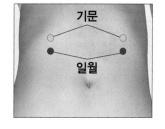

일월의 '일(日)' 은 태양, 햇빛의 뜻이고 '월(月)' 은 달빛의 뜻으로 고대에서는 「신의 빛」 이라 하여 두 눈의 빛과 담기의 위엄 있는 모습과 그의 자태를 상징한 것이고 족태음비경과 족소양담경의 양유맥으로 담의 기능을 살피는 중요한 혈로 사용하였다.

족소양담경이고 담의 모혈인 일월의 위치는 유두직하로 기문(期門) 아래 약 0.5촌(약 1cm) 되는 곳, 제9번 늑골 선단의 바로 아래에 위치한다.

 유두직하로 제7번과 제8번 늑골 사이, 배꼽 위 약 6촌 (12~13cm) 되는 곳에 있는 거궐(巨闕)에서 양옆으로 약 3.5촌(약 7~8cm) 되는 기문(期門)을 정한 다음 그 아래로 약 0.5촌(약 1cm) 되는 곳이 일월이다.

이 혈은 담 기능회복의 효능이 있는 혈로 담낭염을 비롯하여 위궤양 여성의 자궁염에 이르기까지 다양한 여러 가지 증상에 사용하는 혈이다.

 이곳 일월을 사혈할 때는 다른 혈도 마찬가지로 주위의 혈을 엄지나 인지로 만져보고 눌러도 보아 아프다거나 기가 느껴진다거나 촉지 되는 부위에서 혈을 찾아 사혈 하되 일월과 기문을 동시 사혈한다.

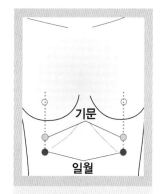

일월사혈점

족소양담경이고 담의 모혈인 일월의 위치는 유두직하로 기문(期門) 아래 약 0.5촌(약 1cm) 되는 곳, 제9번 늑골 선단의 바로 아래에 위치한다.

27_ 백환수(白環腧)

좌골신경통

- 허리 · 다리가 아플 때
- 월경부조 · 백대하
- 정신불안
- 허벅지 통증
- 직장 · 항문근경련
- 변비 · 배뇨장애
- 고환염 · 임질
- 자궁내막염 · 난소염
- 치질 · 치핵

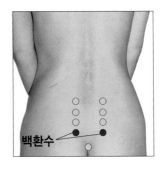

백환수

백환수의 '백(白)'은 흰색인 금기의 뜻이고 '환(環)'은 고리, 둥근 것의 뜻이며 '수(腧)'는 흐르고 통한다는 경혈의 이름이다. 백환수는 둥글게 생긴 엉덩이와 항문을 가리키는 것으로 이곳의 여러 가지 증상을 치유한다는 혈이다.

육장육부에는 각기 사기가 들어오는 배수혈과 이 사기 안으로 모인다는 모혈이 있는데 백환수는 엉덩이인 둔부와 항문부위의 사기가 들어오는 배수혈이다.

족태양방광경인 백환수의 위치는 천추 제4번 극돌기 아래 약 2촌 정도(약 4~5cm)인 약간 오목한 곳 하료와 일직선 상에 위치한다.

우리가 오래 앉아 있거나 그런 직업에 있으면 흔히 치질이나 좌골신경통 및 배뇨장애 등이 나타나는데 이 혈은 둔부나 항문부위의 이상 징후가 있을 때 잘 듣는 혈이다.

이곳을 사혈할 때 긴 부항기를 사용하여 가로로는 하료와 요유를, 세로로는 중려수와 동시 사혈한다.

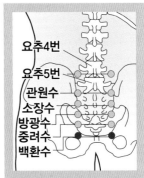

요추4번
요추5번
관원수
소장수
방광수
중려수
백환수

백환수사혈점

족태양방광경인 백환수의 위치는 천추 제4번 극돌기 아래 약 2촌 정도(약 4~5cm)인 약간 오목한 곳 하료와 일직선 상에 위치한다.

28_ 백회(百會)

만성두통

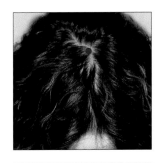

- 치매 예방
- 월경 이상
- 기억력 감퇴 · 탈항 · 치질
- 비듬 · 탈모증 · 모발윤기
- 불면증
- 자궁출혈
- 전간(癲癇: 간질)
- 뇌일혈 · 쇼크
- 고혈압 · 두통
- 현훈(眩暈: 어지럼증)

백회의 '백(百)'은 백 가지, 모든 맥과 모든 뼈의 뜻이고 '회(會)'는 모인다, 조회한다는 뜻으로 백회는 인체의 가장 높은 곳에서 많은 맥과 뼈를 모두가 우러러 조회하는 것과 같으니 하늘의 북극성과 같음을 의미한다. 이 혈은 독맥(督脈)으로 독맥과 수족(手足)의 삼양경(三陽經)이 만나는 곳이고 모든 경맥이 회합하는 곳이니 모든 병을 다스리는 중요한 혈이다. 독맥인 백회의 위치는 좌우 귀 뒤에서 곧장 위로 올라간 선과 미간에서 곧장 올라간 선과 만나는 지점인 머리꼭대기에 눌러보아 조금 들어가고 아픈 곳에 위치한다. 두통이 오는 원인은 두 가지가 있다. 첫째는 신경을 많이 써서 오는 두통인데 이것은 뇌로 들어가는 혈관이 수축하여 막혔을 때 오는 경우이고, 둘째는 뇌로 들어가는 혈액이 탁하고 산소가 부족하여 오는 경우로 나눌 수가 있다. 전자의 경우 즉, 뇌로 들어가는 혈관이 수축하여 막혔을 때, 오는 두통은 백회 사혈점에서 사혈만 해 주면 간단히 치유된다. 후자의 경우 뇌로 들어가는 혈액이 탁하다는 것은 산소가 부족해서 오는 두통인데 이는 신장과 간 기능이 떨어질 때 혈액 속에 혈액이 뻑뻑하고 걸쭉해지면서 기혈 흐름이 느려서 뇌 속으로 가는 산소가 부족하게

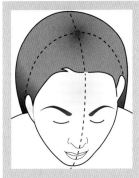

백회사혈점

족소양담경이면서 신의 모혈인 경문의 위치는 제12 늑골의 끝 부분에 있다. 정확하게 이 혈을 찾으려면 정좌를 하고 등허리의 양쪽 갈비뼈를 서서히 만져보면 허리 부근에서 계륵(季肋:갈빗대 끝) 부위 즉, 이어지지 않는 짧은 뼈가 제12번 늑골인데 그곳에 자리하고 있다.

된다. 이런 경우에는 신수와 간수, 백회를 동시에 사혈하면 두통은 물론 고열로 인한 두통에도 효과가 있다. 머리카락 때문에 압이 잘 안 걸린다. 어쩌다 한번 오는 두통에는 이발하고 사혈할 수 없으니 사혈(瀉血) 침으로 찍고 피를 묻히고 부항기를 누르면서 당기는 방법으로 어혈만 빼내면 두통은 사라진다.

29_용천(湧泉:정목혈)

체력증진

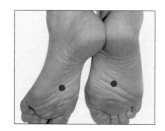

- 부인과 질환
- 등허리 · 손 · 발 통증
- 하복부냉증 · 발목의 무지근함
- 발의 피로 · 발이 부을 때
- 중풍 · 고혈압
- 발바닥 열병 · 불면증
- 일사병 · 전간(癲癇: 간질)
- 협심증 · 쇼크 · 히스테리
- 소아경풍 · 정신질환
- 하지마비

용천의 '용(湧)'은 '샘솟다'의 뜻이고, '천(泉)'도 땅속에서 샘이 솟아난다는 뜻으로 이제 족태양방광경이 끝나고 족소음신경이 샘이 솟아나듯 힘차게 시작한다는 뜻을 의미한다. 이 혈은 발바닥의 기(氣)가 아래에서 위로 치솟는 모습이 마치 용천과 같으니 수기(水氣)를 조절하는 효능을 가지고 있는 혈이다.

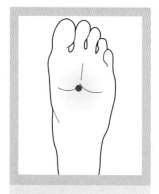

용천사혈점
족소음신경인 용천의 위치는 발바닥의 장심에 있고 엄지발가락 뿌리에 불룩한 곳 바로 뒤를 누르면 움푹 들어간 곳이다.

족소음신경인 용천의 위치는 발바닥의 장심에 있고 엄지발가락 뿌리에 불룩한 곳 바로 뒤를 누르면 움푹 들어간 곳이다. 문헌에서는 숙달된 자가 아니면 용천에 침 · 뜸을 함부로 해서는 안 된다고 했던 만큼 효과도 탁월한 소중한 혈이다. 발과 종아리가 자주 붓거나 얼굴까지 부기가 나타난다면 우선 신장 기능을 의심할 수 있다. 각종 부기에는 용천혈의 적절한 자극이 많은 도움이 된다.

용천은 평소에 지압한다든가, 주무른다든가 하면 피로가 쉽게 풀리는 소문난 경혈이고, 이유 없이 화가 나고 목이 아파 음식을 먹을 수 없을 때, 쇼크로 인한 기절 등에 특효 혈이며 이곳을 사혈하면 신장기능이 강화되고 기혈순환을 좋게 한다.

우리는 흔히 목욕탕에서 자갈을 밟는다든가 맨발로 걷는 것은 용천을 자극하여 막힌 혈을 뚫어, 기혈을 돌려주려는 노력이다. 기본예방사혈 1의 사혈이 끝난 뒤, 용천에서 2~3회 어혈만 빼주면 허약체질에서 오는 각종 증상을 예방할 수 있다.

30_대혁(大赫)

생식기 질환

- 발기부전 · 생리불순
- 야뇨증 · 소변 이상
- 유정 · 음위
- 적벽대하 · 자궁염
- 방광염 · 고환염

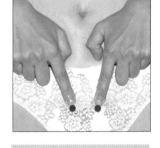

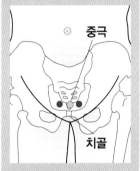

대혁사혈점
족소음신경인 대혁의 위치는 배꼽(신궐) 아래 하복부 정중선 4촌에 있는 중극 양옆으로 약 0.5촌(약 1cm)인 곳에 위치한다.

대혁의 '대(大)'란 크다, 성대하다는 뜻이고 '혁(赫)'은 붉다, 빛난다는 뜻이다. 이 혈은 기(氣)가 발생하는 곳이고 하초의 양기(陽氣)에 근원이며 양기가 왕성해지는 곳으로 음경에 붉은 혈액을 의미하며 음경으로 유입되는 피가 뭉쳐 있어 이에 열을 도와 양기를 생성하여 하초의 음증을 다스리는 중요한 혈이다.

족소음신경인 대혁의 위치는 배꼽(신궐) 아래 하복부 정중선 4촌에 있는 중극 양옆으로 약 0.5촌(약 1cm)인 곳에 위치한다.

이곳에 피 길을 열어주면 성기는 물론 남성호르몬이나 정액을 만드는 데 큰 도움이 된다.

이곳은 부항 캡 큰 것을 사용하고 중극과 대혁을 한꺼번에 사혈하면 되는데 생피 손실이 많을 경우 작은 부항 캡으로 좌우를 사혈한다.

기본예방사혈 점1에서 특히, 신장 기능을 활성화하고 난 뒤 대혁을 사혈하고 나면 그 효과에 놀라게 될 것이다.

31_ 족삼리(足三里):합토혈

무병장수의 혈

- 몸이 무거울 때(체중) · 현기증
- 간담의 여러 가지 증세
- 만성 위통 · 소화불량
- 당뇨병의 여러 증세
- 콧병 · 뇌연화증
- 발걸음을 가볍게
- 다리가 저릴 때 · 쥐가 날 때
- 위 · 비장기능 강화
- 불면증 · 노이로제 증세
- 발의 열과 냉증

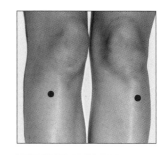

족삼리의 '족(足)'은 발의 뜻이고 '삼(三)'은 셋, 자주의 뜻이며 '리(里)'는 마을, 거리란 뜻으로 족삼리의 어혈이 있으면 삼리를 걷지 못한다는 뜻의 의미도 내포하고 있다. 족삼리는 족양명위경의 경맥이지만 간장 · 담낭 · 신장의 경맥이 이 혈을 통과하므로 간담의 증세나 신장을 원인으로 한 당뇨병의 여러 가지 증세와 신경통 · 관절통 · 뇌일혈 · 만성피로 · 지루함 · 나른함 · 무릎의 피로감 · 콧병 · 비염에 이르기까지 매우 잘 듣는 혈이고 다방면에 걸쳐 치유 효과가 탁월하다. 그러므로 옛날부터 오래 살게 하는 무병장수의 혈로 널리 알려진 중요한 혈이다.

필자가 이곳을 최초로 사혈하여 어혈을 발견하였다. 이곳을 사혈하고 난 뒤 탁월한 효과에 놀라 "질병의 고통에서 벗어나려면 바로 이것이다."라고 감동하여 사혈에 대한

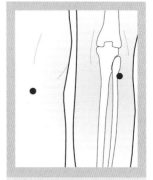

족삼리사혈점
족삼리의 위치는 무릎을 접어서 아래로 약 9~10cm 지점에 뼈와 살 사이에 오목하게 들어간 곳이다.

열정으로 자연치유 박사학위를 취득하게 해준 고마운 혈이기도 하다. 족삼리의 위치는 무릎을 접어서 아래로 약 9~10cm 지점에 뼈와 살 사이에 오목하게 들어간 곳이다.

 등산을 간다든가 많이 걸어야 할 경우 미리 이곳을 사혈하고 걸으면 발걸음이 가볍고 쉽게 피로를 느끼지 않는다. 이곳 사혈 점은 밤에 취침 중 쥐가 자주 나고 발의 저림 증상에도 효과적이다.

32_대저(大杼)

견비통

- 경추 이상 · 전간(癲癇: 간질)
- 사, 오십견 · 어깨통증
- 팔의 마비 · 늑막염
- 잠을 잘못 잤을 때 오는
어깨 통증
- 전신이 쑤시고 아픈데 듣는 혈

- 등허리 통증 및 경련
- 오장 기능 저하로 오는 두통
- 두통 · 항강(項强: 목이 굳음)
- 기관지염 · 유행성감기
- 중풍 · 해수(咳嗽: 기침)

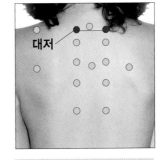

대저의 '대(大)'는 크다, 장대하다는 뜻이고 '저(杼)'는 베틀의 뜻으로 이것이 전화되어 물을 생성한다든가 배제한다는 뜻이다.

척추부위는 근육이 장대하여 경맥의 기(氣)가 여기로부터 아래로 행하는데 베틀의 물통의 형상이므로 대저라 한 것이다.

족태양방광경인 대저는 등에서부터 심으로 스며들어 뼈를 꿰뚫고 뼈를 자양해 준다는 혈이고 특히 방광경의 제1선에 자리하고 있어 사기를 몰아낸다는 중요한 혈이다. 대저의 위치는 등 부위 제1번 흉추 극돌기 아래 양편 약 2촌(약 4~5cm) 정도 조금 높은 곳에 위치한다. 어깨 통증과 견비통은 조금은 차이가 있다. 어깨 통증이든 견비통이든 이곳의 경혈은 두 가지 증상에 잘 듣는 사혈점이다. 이곳을 찾을 때는 그 부위를

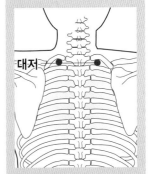

대저사혈점

대저의 위치는 등 부위 제1번 흉추 극돌기 아래 양편 약 2촌(약 4~5cm) 정도 조금 높은 곳에 위치한다.

눌러봐서 심하게 아픈 곳이 혈 자리이다. 어깨 쪽 견갑골 쪽에 이상이 있으면 제일 먼저 대저(大杼)를 사혈해야 한다. 대저를 사혈하고도 어깨 통증이 사라지지 않으면 견정과 동시 사혈한다.

견정 쪽에 통증이 있으면 그쪽을 사혈하고 견갑골 안쪽으로 통증이 오면 천종을, 등 바깥쪽으로 통증이 오면 고황을 사혈한다.

33_위중(委中):합토혈

좌골 신경통

- 이코노미 증후군
- 오금 통증 · 등허리 통증
- 다리 전체 통증
- 다리 경련에 듣는 혈
- 넓적다리 · 무릎 · 종아리 통증

- 다리의 만성피로 · 토사(吐瀉: 설사하듯 토함)
- 방광염 · 배뇨장애
- 곽란(癨亂: 급성위장병) · 도한 (盜汗: 잠잘 때 나는 땀)

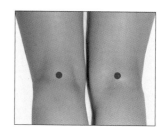

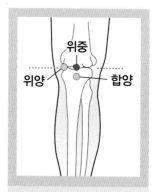

위중사혈점

위중의 위치는 무릎의 뒤편, 오금의 중앙, 슬와횡문의 중앙에 박동이 감지되는 곳에 위치한다.

위중의 '위(委)'는 막히다, 구부리는 모양의 뜻이고 '중(中)'은 중앙, 중간이란 뜻이다. 이 혈은 엎드려 오금의 정중앙에서 사혈해야 하므로 위중이라고 한 것이다. 위중은 족태양방광경의 제2선인 질변에서 위중으로 내려오고 제1선은 승부에서 은문으로 다시 위양으로 제2선과 교차해서 내려와 위중과 합하는 중요한 혈이다. 그러므로 모든 장부경락의 사기가 들어온다는 배수혈이 제1선에서 위양으로 들어와 위중과 합류하고 제2선에서도 위중으로 들어오므로 나이가 들어 중년이 되면 무릎 통증을 호소하는 것은 아마도 당연한 증상일지 모른다. 문헌에서 악성이나 급성으로 다리에 쥐가 나고 경련이 있을 때 이곳에서 사혈을 했다는 기록이 있다. 특히 무릎관절통은 중년남성은 물론 중년여성에서도 흔히 볼 수 있다. 위중의 위치는 무릎의 뒤편, 오금의 중앙, 슬와횡문의 중앙에 박동이 감지되는 곳에 위치한다. 밤낚시를 좋아하는 사람이 의자에 앉아 새벽쯤 되면 무릎 뒤가 불편하고 발전체가 답답하고 괴롭다. 더군다나 밤낚시에 입질이 없을 때 졸음이 오는데 의자에 앉은 채로 잠을 자려고 해도 무릎을 쭉 피지 못해 아무리 피곤해도 불편하여 꼬박 새우는 경험을 했을 것이다. 또한, 승용차 안에서나 좁은 공간에서 무릎을 펴지 못하고 특히 이코노미 증후군이라 하여 오랜 시간 비행기에 앉아 있을 때 혈액이 발로 몰려 있다가 어혈이 막혀 혈액순환을 방해하여 호흡곤란 등으로 불행을 당하는 경우도 있다. 위중(委中) 부위 즉, 무릎 뒤에 말로 표현 못 한 지루함을 느낀다. 이곳의 어혈을 뽑아주면 위와 같은 증상이 없어지고 무릎을 접고 잠을 자도 크게 불편을 느끼지 못할 것이다.

34_ 승산(承山)

허리통증

- 종아리 쥐 날 때 · 비복근경련
- 발뒤꿈치 굳은살
- 허리 통증 · 각기(脚氣)
- 장딴지 부기와 통증
- 장딴지 경련
- 발 · 무릎의 피로
- 좌골신경통 · 사지탄탄(四肢癱瘓: 사지가 뒤틀림)
- 치질 · 탈항(脫肛)
- 곽란(癨亂: 급성위장병)

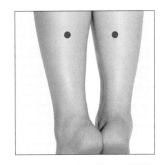

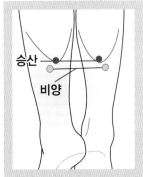

승산의 '승(承)'은 맞이하고 받든다는 뜻이고 '산(山)'은 인체의 높은 것을 의미한다. 이 혈은 인체의 높은 곳이 산과 같은데 종아리 근육이 이를 받들고 있으며 그 근육 사이에 있다 하여 승산이라 한 것이다. 또한, 장딴지의 근육을 작은 산에 비유하여 이곳에 있는 증세를 제거하고 다스리는 혈이란 뜻이다. 족태양방광경인 승산의 위치는 장딴지 승근의 바로 아래, 발뒤꿈치에서 위로 올라오다가 언덕 같은 턱이 있는 곳, 슬와횡문의 중앙인 위중에서 아래로 약 8촌(16~18cm) 오목한 곳에 위치한다.

무리하게 많이 걸었을 때 · 등산 · 운동 등으로 다리가 무척 피로할 때 그날 밤은 종아리에 쥐가 나는 경험을 했을 것이다. 발에 몰려있던 혈액이 정맥을 따라 올라가지 못하여 반란을 일으키는 것이 쥐가 나는 현상이다.

또한, 나이가 들면 발뒤꿈치에 굳은살이 배기는 데 목욕탕에서 굳은살을 벗겨내는 광경을 종종 볼 수 있을 것이다. 이 현상도

승산사혈점

족태양방광경인 승산의 위치는 장딴지 승근의 바로 아래, 발뒤꿈치에서 위로 올라오다가 언덕 같은 턱이 있는 곳, 슬와횡문의 중앙인 위중에서 아래로 약 8촌(16~18cm) 오목한 곳에 위치한다.

어혈이 다리 쪽에 막혀 있는 것이며 증상이 심하면 심수와 동시 사혈한다. 승산사혈점에 막혀 있는 어혈만 뽑아주면 굳은살은 물론 아무리 피곤해도 종아리에 쥐나는 일은 없을 것이다.

35_ 아문(瘂門)

언어장애

- 전간(癲癇: 간질) · 만성두통   뇌성마비
- 중풍예방 · 어지럼증   • 대뇌발육부전
- 농아(聾啞: 귀머거리) ·   • 히스테리 · 정신분열

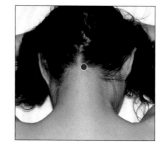

아문의 '아(瘂)'는 벙어리의 뜻이고 '문(門)'은 출입, 요충지의 뜻으로 아문은 혀나 인후에 상응하여 벙어리를 치유하는 요충지라는 혈이다.

독맥인 아문의 위치는 뒷목 경부 중앙에 후발제에서 위로 약 0.5촌(약 1cm) 정도 오목한 곳에 위치한다.

어지럽고 목 뒤가 뻐근할 때, 특히 고혈압 환자가 아닐 경우는 큰 문제는 없겠지만, 고혈압 환자일 경우에는 중풍 예방에 중요한 사혈점이다.

후두골 위로 바짝 붙여서 사혈하고 증세가 심하지 않을 때는 머리카락을 자르지 않고 사혈하고 심할 때는 머리카락을 조금 자르고 사혈한다. 나이가 들면서 말을 더듬고 느릴 때 이곳을 사혈한다.

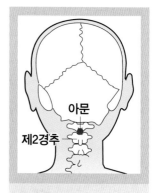

아문사혈점

독맥인 아문의 위치는 뒷목 경부 중앙에 후발제에서 위로 약 0.5촌(약 1cm) 정도 오목한 곳에 위치한다.

※간질병, 언어장애 등으로 아문을 사혈할 때는 한의사와 상의하고 사혈침은 허공에 찍어보고 육안으로 보이지 않게 (약 0.1mm 정도) 사혈하되 찍다 보면 사혈(瀉血)침이 많이 나올 수도 있으니 신중을 기해야 한다.

36_ 풍문(風門)

유행성감기

- 감기에 의한 심한 몸살 · 발열
- 몸에 식은땀이 나고 으슬
슬 추울 때
- 근육통 · 어깨 굳기
- 비염 · 천식
- 감기로 인한 두통
- 코의 출혈 · 비염
- 차멀미 · 현기증
- 기관지염해수
- 폐염 · 중풍

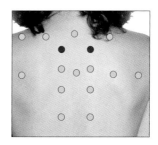

풍문의 '풍(風)'은 바람의 뜻이고 '문(門)'은 출입한다는 뜻으로 바람이란 8가지의 팔풍이 있는데 이것이 사기가 되어 인체에 들어와 장부의 기능을 약화시킨다. 이런 풍사는 주로 감기를 말하는 것으로 풍사가 풍문으로 들어온다는 것이다. 이 혈은 폐기가 출입하고 풍사가 침범하는 문으로 풍사를 다스리는 혈이라 하여 풍문이라 한다.

족태양방광경인 풍문의 위치는 등 부위 제2번 흉추 극돌기 아래 양편 약 2촌 정도(약 4~5cm) 조금 높은 곳에 자리하고 있다.

운동하고 난 뒤 땀이 많이 났을 때, 마무리 운동을 하지 않고 찬바람을 쐬면 공기 중에 떠도는 바이러스 등 세균이 피부 모공을 통해서 우리 몸속에 들어온다. 이때 우리 몸을 방어하는 백혈구가 세균과 싸움을 하게 되고 세균에게 지면 몸살이 발병되는 것이다. 우리 몸의 백혈구는 감기 바이러스와의 싸움에서 지진 안는다. 다만 혈액 속에 산소가 부족해서 약해진

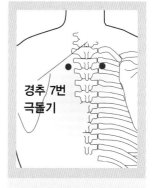

풍문사혈점

족태양방광경인 풍문의 위치는 등 부위 제2번 흉추 극돌기 아래 양편 약 2촌 정도(약 4~5cm) 조금 높은 곳에 자리하고 있다.

경우는 질 수가 있다. 보통은 어혈이 막아 싸울 기회가 없을 때 발병한다. 호흡기를 통해서 세균이 들어오든지 모공을 통해서 들어오든지 어느 경우이든 간에 이곳에서 어혈을 빼주면 백혈구가 세균을 잡아먹기가 수월해진다. 풍문은 심한 몸살에 특효인 혈이다. 기침에 의한 몸살이라면 천돌과 동시 사혈하고, 편도선염 목감기에 의한 몸살이라면 염천과 동시 사혈한다.

※심한 몸살로 풍문을 사혈할 때 체력이 달리면 전문의와 상의하고 사혈하되 생피손실이 없도록 하고 사혈(瀉血) 침(약 0.1mm 정도)이 많이 나오지 않도록 신중해야 한다.

37_견정(肩井)

어깨가 뻐근할 때

- 어깨 통증 · 사 오십견
- 귀 울림 · 팔 마비
- 고혈압 · 중풍 · 후유증
- 목이 뻐근할 때
- 견배통
- 자궁출혈 · 뇌충혈
- 유선염

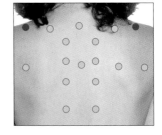

견정의 '견(肩)'은 어깨의 뜻이고 '정(井)'은 우물의 뜻으로 어깨를 도는 경수가 솟아나는 샘이란 의미의 혈이다.

족소양담경인 견정의 위치는 목의 뿌리에서 어깨 끝 사이 중간부위 움푹 들어간 오목한 곳에 위치한다. 평상시 어깨가 뻐근할 때 한 손으로 어깨를 만지는 자리가 견정이다.

어깨가 이상하게 뻣뻣하고 무언가 짓누르고 있는 듯 느낌이 있을 때 이러한 증세가 심하면 경추에 이상이 올 수도 있다. 이곳은 목에서부터 내려오면서 눌러 보면 심하게 통증이 있는데 그 자리가 견정의 사혈점이다.

어깨 통증이 오래된 사람이면 혈액의 색이 새카맣게 물처럼 나올 때도 있고 덩어리가 나올 때도 있다.

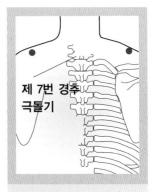

제 7번 경추 극돌기

견정사혈점

족소양담경인 견정의 위치는 목의 뿌리에서 어깨 끝 사이 중간부위 움푹 들어간 오목한 곳에 위치한다.

38_ 견우(肩隅)

두드러기

- 어깨통증 · 팔 통증
- 손끝 저림 · 다한증
- 견 · 관절통
- 팔 저림
- 고혈압
- 관절염 · 피부병
- 사, 오십견 · 어깨의 신경통
- 뇌졸중으로 인한 편마비

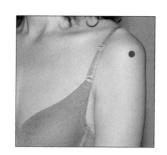

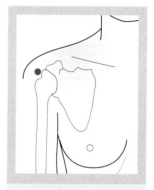

견우의 '견(肩)'은 어깨를 뜻하고 '우(隅)'는 언덕, 모퉁이란 뜻이다. 수양명대장경인 견우에 위치는 팔을 옆으로 올리면 어깨에 삼각근이 나타나고 그 어깨 끝 가운데에 움푹한 곳을 만져보면 굵은 힘줄이 있다. 이 힘줄 바로 위를 누르면 팔 끝에서 찌릿한 느낌이 있고 두 뼈 사이 움푹하게 들어간 곳이 견우이다. 또한, 어깨에서 팔의 끝 부분 쪽 들어간 곳, 견관절 위 오목한 곳에 위치한다.

이곳을 사혈 할 때 작은 캡으로 공기가 들어가지 않게 하고 피를 조금 묻히고 압을 걸면 공기가 안 들어가고 압이 잘 걸린다. 알레르기나 두드러기는 음식에서 오는 경우와 꽃가루나 먼지 등에서도 나타나는데 피부표면에 어혈이 많다는 얘기다.

간수를 사혈하고 난 뒤 견우를 동시에 사혈하면 대부분 두드러기는 증상이 완화되는 것이 보통이다.

또한, 심하게 가려움증을 호소하는 경우 두드러기 부위를 사혈(瀉血) 침으로 찍으면 새까만 피가 나오면서 가려운 증상이 바로 없어진다.

체질개선에는 관원과 동시 사혈한다.

견우사혈점

수양명대장경인 견우에 위치는 팔을 옆으로 올리면 어깨에 삼각근이 나타나고 그 어깨 끝 가운데에 움푹한 곳을 만져보면 굵은 힘줄이 있다. 이 힘줄 바로 위를 누르면 팔 끝에서 찌릿한 느낌이 있고 두 뼈 사이 움푹하게 들어간 곳이 견우이다. 또한, 어깨에서 팔의 끝 부분 쪽 들어간 곳, 견관절 위 오목한 곳에 위치한다.

39_ 비노(臂臑)

팔의 신경통

- 팔 힘 강화 · 팔의 신경통
- 어깨 결림이나 쑤실 때
- 팔의 기능유지
- 발열 오한 · 인후통
- 견비통 · 상지마비
- 두통 · 안질환
- 팔이 가늘어짐 · 팔이 가는 사람은 굵어짐

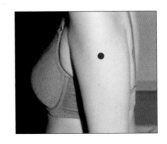

'비노'의 '비(臂)'는 팔, 상지를 뜻하므로 팔꿈치에서 손목까지를 말하고 '노(臑)' 팔꿈치, 팔뚝의 뜻으로 팔꿈치에서 어깨까지를 말한다.

수양명대장경인 비노의 위치는 어깻죽지와 어깨에 삼각근이 나타나는데 그 끝 언저리에 있고 팔꿈치에서 위로 약 7촌(약 14~15cm)에 위치한다. 이 부위에는 요골신경이라는 엄지와 인지를 움직이게 하는 신경이 지나가므로 사혈을 할 때 혹시라도 침이 나와 있는지 주의할 필요가 있다.

어깨나 팔의 통증이(위쪽) 있을 때 어깨를 돌려보고 주물러 보아도 증상이 그대로 남아 있고 팔 속이 아픈 것도 같으며 때론 팔 속이 쑤실 때도 있다. 이때 이곳을 사혈하는데 이곳은 견우를 거쳐 이 혈을 통해서 손가락까지 영양(혈액)이 공급되는데 이곳이 막히면 팔의 힘이 없어지고 통증이 자주 동반된다.

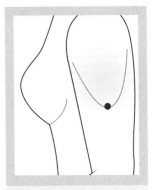

비노사혈점

수양명대장경인 비노의 위치는 어깻죽지와 어깨에 삼각근이 나타나는데 그 끝 언저리에 있고 팔꿈치에서 위로 약 7촌 (약 14~15cm)에 위치한다.

이곳을 사혈을 할 때 때로는 잘 나오고 때로는 잘 안 나오는데 피를 묻히고 압을 강하게 걸고 10분~20분 정도를 기다리면서 끈기 있게 자극을 주면 새까만 죽은 피(死血)를 빼낼 수 있다.

40_ 양지(陽池:원혈)

수 관절 및 연부조직의 질환

- 습진 · 피부병 예방
- 손 · 팔의 통증
- 손목 힘 강화
- 어깨통 · 편도선염
- 손목이 아플 때
- 정력 감퇴 · 학질
- 손목 통증
- 이농(耳聾: 청각장애인) ·
  소갈(消渴: 목마름)

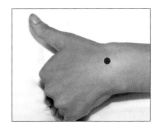

양지의 '양(陽)'은 수소양삼초경의 삼초를 의미하고 '지(池)'는 연못의 뜻으로 삼초경의 사기가 이곳에 연목과 같이 괴어 있음을 의미한다. 양지는 삼초경의 원혈로서 삼초경은 관충에서 시작하여 액문을 거처 중저를 지나 양지에 이르는데 양지는 삼초경의 강약을 알 수 있는 중요한 혈이다. 수소양삼초경인 양지의 위치는 손등의 중앙부위에서 찾는데 새끼손가락 쪽으로 엄지로 눌러보아 움푹 들어간 곳, 손등 쪽으로 완(宛: 굽어지는)관절의 정중앙 오목한 곳이 양지이다.

손목이 시리고 아프거나 빨래를 짤 수가 없을 정도로 손목에 힘이 없고 손목 통증이 있을 때 이곳을 사혈한다.

손목을 쓰는 운동이나 손의 혈액 순환에도 도움이 되는 경혈 사혈점이다. 손목을 접고 부항 캡의 크기를 맞추어서 3회~5회 정도 사혈한다.

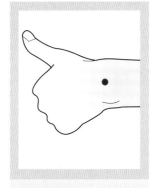

양지사혈점

수소양삼초경인 양지의 위치는 손등의 중앙부위에서 찾는데 새끼손가락 쪽으로 엄지로 눌러보아 움푹 들어간 곳, 손등 쪽으로 완(宛: 굽어지는)관절의 정중앙 오목한 곳이 양지이다.

41_노궁(勞宮:영화혈)

구강염

• 심장박동이 고르지 못할 때	• 손가락 마디의 통증
• 손바닥 습진 · 손바닥 무좀	• 협심증 · 이명(耳鳴: 귀울림)
• 과로했을 때	• 현훈(眩暈: 현기증)
• 관절의 류머티즘	• 구취(입 냄새) · 번갈
• 수장열(手掌熱: 손바닥의	(煩渴: 목마르고 답답함)
화끈거림)	• 중풍 · 정신질환

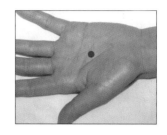

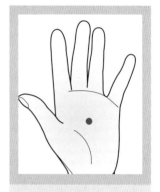

노궁사혈점

수궐음심포경인 노궁의 위치는 다른 혈도 그렇지만 사람마다 조금씩 다르게 나타나므로 손바닥 중앙부근을 눌러 보아 유난히 아픈 곳, 주먹을 쥐었을 때 손바닥에 닿는 셋째와 넷째 손가락 사이가 노궁이다.

노궁의 '노(勞)'는 일하다.의 노동을 뜻하고 '궁(宮)'은 집의 뜻으로 손은 노동을 맡고 있고 손바닥 중앙에 있으므로 노궁이라 한 것이다. 손이 노동하는 행위를 방해하는 여러 가지 증상들을 다스리는 중요한 혈이다. 손이 노동으로 피로한 것이 이 혈로 나타남을 의미한다.

수궐음심포경인 노궁의 위치는 다른 혈도 그렇지만 사람마다 조금씩 다르게 나타나므로 손바닥 중앙부근을 눌러 보아 유난히 아픈 곳, 주먹을 쥐었을 때 손바닥에 닿는 셋째와 넷째 손가락 사이가 노궁이다.

손에는 많은 모세혈관이 분포되어 있는데 이곳이 막히면 손에 질병이 오래간다. 항상 쓰는 손이기 때문에 혈액순환이 잘되므로 이곳 모세혈관에 생각보다 많은 어혈은 쌓이지 않는다. 이곳에 어혈만 나와 주면 팔 전체의 혈액순환에 도움이 되는 혈 자리이다. 특히 심포경이므로 구강염이나 구취 (입 냄새)에 잘 듣는 혈이다.

부항 캡의 압이 잘 걸리는지 노궁에다 압을 걸어 보는 것은 사혈을 하지 않아도 혈액순환에 도움이 되기 때문이다.

42_사백(四白)

눈을 밝게 함

• 미립 종 · 비염	(不言: 말더듬증)
• 눈의 피로 · 두통	• 안검염(眼瞼炎) · 각막염
• 윗니에 치통	• 야맹증
• 삼차신경통	• 안면 순동
• 안면 경련 · 불언	(眼瞼瞤動: 눈꺼풀 떨림)

사백의 '사(四)'는 사방의 뜻이고, '백(白)'은 새하얀, 광명, 공백의 뜻이다. 이 혈은 사방을 밝게 하는 광명의 혈이라 하여 사백이라 한 것이다. 이 혈은 눈병의 여러 가지 증상을 다스리는 중요한 혈이다. 족양명위경인 사백의 위치는 눈 아래를 만져보면 뼈가 있고 그곳에서 아래, 눈의 동공 바로 아래 약 1촌(약 2~3cm) 되는 곳에 자리하고 있는데 눌러보면 눈 속, 잇몸까지 찡하는 아픔이 있는 곳이다. 눈 밑에 노랗게 염증이 생기면 잘 빠지지도 않고 조금만 건드려도 아프고 눈물이 난다. 얼굴에 나는 여드름 · 검버섯 · 주근깨 등은 소장 기능이 떨어져서 나는 증상이므로 소장 기능을 활성화 시키면 사라지는데 미립 종은 없어지지 않는다. 사혈(瀉血) 침으로 찍는데 미립 종 부위를 사혈 침으로 찍어서 작은 부항 캡으로 살짝 압을 걸고 당기면서 미립 종을 뺀다. 특히 눈병과 관련된 여러 가지 증상을 비롯하여 얼굴의 신경통 즉, 삼차신경통으로 인한 두통에도

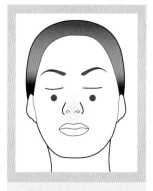

사백사혈점

족양명위경인 사백의 위치는 눈 아래를 만져보면 뼈가 있고 그곳에서 아래, 눈의 동공 바로 아래 약 1촌(약 2~3cm) 되는 곳에 자리하고 있는데 눌러보면 눈 속, 잇몸까지 찡하는 아픔이 있는 곳이다.

효능이 있다. 이곳을 사혈할 때 동공 바로 아래 약 0.7촌(약 1.4cm) 되는 승읍(承泣)과 사백을 동시 사혈한다.

43_ 관료(顴髎)

구안와사

- 주근깨
- 여드름 · 검버섯
- 얼굴 떨림 · 얼굴의 신경통
- 얼굴의 주름살
- 안면마비 · 얼굴 기미
- 치통 · 편두통
- 상악부의 동통
- 이명 · 이하선염

관료의 '관(顴)'은 관골, 광대뼈의 뜻이고 '료(髎)'는 뼈 귀퉁이, 깊은 구멍이라는 뜻으로 이 혈이 광대뼈의 깊은 구멍에 있다 하여 관료라 한 것이다. 수태양소장경의 관료는 얼굴에 관련된 모든 증상을 다스린다는 중요한 혈이다. 관료를 중심으로 다른 혈의 이마 · 눈 가장자리 · 목 · 볼 · 콧방울 · 귀 부위 등의 혈을 맞 사지 및 사혈을 하면 탄력 있는 피부를 유지할 수 있다. 사람이 나이가 들면서 얼굴에 주름살이 생기는 이유는 가령, 인체의 다른 곳은 피부와 근육으로 나누어지지만, 얼굴은 피부와 근육섬유가 하나로 되어 있기 때문인데 근육의 느슨함으로 인해 주름이 생기게 되는 것이다. 수태양소장경인 관료의 위치는 볼이 융기된 조금 바깥쪽 아래, 협골하연의 오목한 곳에 위치한다.

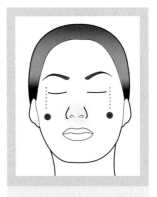

관료사혈점
수태양소장경인 관료의 위치는 볼이 융기된 조금 바깥쪽 아래, 협골하연의 오목한 곳에 위치한다.

사람이 처음 얼굴을 볼 때 관료 부위가 깨끗하면 얼굴이 예뻐 보인다. 그런데도 얼굴을 사혈하라 하면 굉장히 부담을 느낄 것이다. 남자는 그런대로 할 수 있지만, 여성이 얼굴을 사혈하라 하면 우선 거부부터 한다. 그러나 얼굴의 여드름 · 주근깨 · 검버섯 심지어 얼굴의 마비나 떨림 증세 등이 나타나면 어쩔 수 없이 사혈하게 될 것이다. 생각 외로 이곳 부위에서 어혈이 많이 나오는 곳이며 상처도 일주일 안에 깨끗해진다. 소장기능이 좋아지면 얼굴은 깨끗해지는데 주근깨나 기미 등이 남아 있을 때 그 부위를 사혈하면 없어지는 것이다.

44_소상(少商: 정목혈)

급체

- 해수 · 불면증
- 폐병에서 오는 목소리를
조절하는 혈
- 기관지염 · 폐렴징후
- 인후염 · 편도선염
- 코의 출혈 · 충농증
- 소화장애 · 졸도
- 위통

'소상'이란 '소(少)'는 적다라는 뜻으로 경맥의 말단부위를 뜻하고 '상(商)'은 음양오행의 각(角:목) · 징(徵:화) · 궁(宮:토) · 상(商:금) · 우(羽:수)의 궁중의 아악과 자연계의 오행 중, 상은 4번째의 금이므로 이 혈에서 금기가 그치거나 생기는 곳이란 뜻이다. 그러므로 수태음폐경인 소상은 폐 · 대장과 관계있다는 혈이다. 아악에서 상음이란 가늘고 금속성의 높은 소리를 말하는데 이 높은 소리가 폐의 신음 소리 즉, 상음에 해당한다. 소상은 폐 신음 소리의 목소리를 다스리는 혈이다. 또한, 소상은 급체에도 잘 듣는 폐경의 마지막 혈로서 엄지손가락 안쪽 끝에 있다.

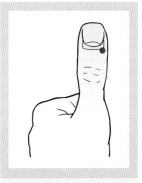

소상사혈점

소상은 급체에도 잘 듣는
폐경의 마지막 혈로서
엄지손가락 안쪽 끝에
있다.

45_여태(厲兌:정금혈)

신경성 위장병

- 당지수가 올라갈 때
- 위장의 초조와 긴장 · 불면증
- 급체 · 소화불량
- 뇌빈혈 · 신경쇠약
- 편도선염
- 간염 · 졸도
- 히스테리

여태의 '여(厲)'는 나아간다, 괴롭다는 뜻이고 '태(兌)'는 바꾼다는 뜻이다. 여태는 족양명위경의 마지막 혈로서 이제 위경의 활동을 높여주고 그다음 경맥인 족태음비경으로 바꾼다는 뜻이다.

족양명위경인 여태의 위치는 두 번째 발가락 발톱 바로 옆에 있다. 특히, 급체했을 때나 음식물이 소화되지 않아 괴로울 때 수태음폐경의 마지막 혈인 소상과 동시에 점자사혈을 하면 즉시 회복되는 혈이다. 하여 '체한 것이 여태 안 내려갔느냐 소상히 밝혀라' 라고 꼭 기억해 두기 바란다.

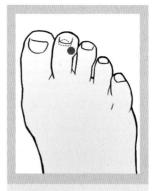

여태사혈점
족양명위경인 여태의 위치는 두 번째 발가락 발톱 바로 옆에 있다.

46_ 합곡(合谷:원혈)

대장의 이상 징후

- 엄지손가락 통증
- 얼굴에 나는 면종 · 결막염
- 대장기능 개선 · 소화불량
- 눈 피로 · 치통
- 두드러기 · 비염
- 귀울음 · 편두통
- 구안와사 · 중풍
- 사지마비 · 팔의 관절통
- 해수 · 축농증

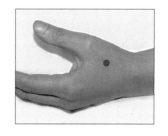

합곡의 '합(合)'은 만나다, 한곳으로 합친다는 뜻이고 '곡(谷)'은 골짜기, 즉 살과 뼈가 결합한다는 뜻이다. 수양명대장경인 합곡은 수태음폐경과 이곳에서 만난다는 혈자리이다. 합곡은 일명 호구라고 하여 호랑이 입의 모양을 하고 있다는 혈이기도 하다. 이 혈은 대장경의 이간, 삼간을 거쳐 합곡에 이르는 대장경의 원혈이다. 본래 각 경마다 가장 중요하다고 여기는 혈이 원혈이다. 그러므로 대장의 이상 유무를 확인하는 혈 자리인데 이 혈의 부위를 눌러보고 서서히 헤쳐 보면 뭉글뭉글한 느낌이 있으면서 아픈 부위가 합곡이다.

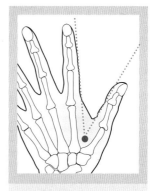

합곡사혈점

수양명대장경인 합곡의 위치는 제1-2 중수골 사이 오목한 곳에 위치한다.

수양명대장경인 합곡의 위치는 제1-2 중수골 사이 오목한 곳에 위치한다. 운동 중에 엄지손가락을 삐었을 때, 얼굴에 부스럼, 성난 여드름 등 자주 나는 면종 등의 경우 이곳을 사혈하며 어혈이 많이 쌓이는 곳은 아니지만 뜻밖에 새카만 어혈이 있다. 이 어혈만 나와 주면 위와 같은 증상은 씻은 듯 사라진다.

 피부의 모공을 통해 세균이 들어와서 중간에 노란 농이 생기는 종기에는 통증이 수반되면서 빨갛게 부어오른다. 이러면 이곳을 사혈하고 빨갛게 부어오르는 종기 부위를 사혈하면 즉효를 볼 수 있다.

● ● ● ● ● ● ● ●

47_하관(下關)

풍치

- 치통 · 귀울림
- 얼굴 근육 떨림
- 잇몸에서 피가 날 때
- 안면마비 · 삼차신경통
- 얼굴의 신경통
- 얼굴마비
- 삼차신경통
- 이농 · 중이염
- 턱 관절통 · 반신불수

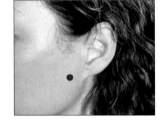

하관의 '하(下)'는 아래의 뜻이고 '관(關)'은 여닫는 것, 빗장을 낄 수 있는 간격, 기관, 관절을 의미한다.

족양명위경인 하관의 위치는 귀의 바로 앞 부근에 턱을 움직이면 불룩 튀어나온 뼈가 협골 궁인데 그곳에서 조금 아래, 콧방울 방향으로 지그시 누르면 움푹 들어간 곳에 심한 아픔을 느끼는 곳, 협골 궁 하연에 위치한다.

이를 닦을 때 피가 난다든가, 냄새가 난다든가, 충치가 생겼다든가, 잇몸에 염증이 생겼다든가, 이가 조금씩 흔들리고 시린 증상 등에 이곳을 사혈하면 어느 정도 효과를 볼 수 있다. 하지만 치석이 많으면 스케일링을 하고 난 뒤 사혈을 하면 더 큰 효과를 볼 수 있다. 잇몸이 붓고 염증이 생겼을 때 잇몸 염증 부위를 사혈하고 염증을 빼내면 치료가 빠르다.

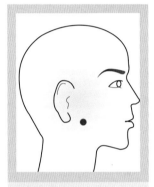

하관사혈점

족양명위경인 하관의 위치는 귀의 바로 앞 부근에 턱을 움직이면 불룩 튀어나온 뼈가 협골 궁인데 그곳에서 조금 아래, 콧방울 방향으로 지그시 누르면 움푹 들어간 곳에 심한 아픔을 느끼는 곳, 협골 궁 하연에 위치한다.

48_ 복결(腹結)

배꼽주위 통증

- 설사 · 복통
- 대장기능 개선
- 구역질 · 명치가 아플 때
- 가슴 통증 · 산통
- 장의 울음
- 만성 변비
- 해수 · 호흡곤란

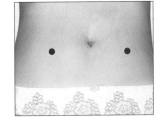

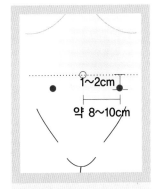

복결사혈점

족태음비경인 복결의 위치는 배꼽 아래 1촌(약 2cm)에 있는 음교에서 양옆으로 약 4촌(약 8~10cm) 아래 약 0.3촌(약 0.6cm), 배꼽 양옆으로 약 4촌(약8~10cm)에 있는 대횡을 정하고 다시 아래로 약 1.3촌(약 3~4cm)에 위치한다.

복결의 '복(腹)'은 배, 백강의 뜻이고 '결(結)'은 뭉쳐있다, 막혀있다는 뜻으로 이 혈이 복강 내의 통증과 뭉쳐있는 기혈 및 배의 이상 징후를 매끄럽게 소통시키는 여러 가지 질병을 다스린다 하여 복결이라 하였다.

족태음비경인 복결의 위치는 배꼽 아래 1촌(약 2cm)에 있는 음교에서 양옆으로 약 4촌(약 8~10cm) 아래 약 0.3촌(약 0.6cm), 배꼽 양옆으로 약 4촌(약8~10cm)에 있는 대횡을 정하고 다시 아래로 약 1.3촌(약 3~4cm)에 위치한다.

변비나 설사가 불규칙하게 일어날 때 매우 고생스럽다. 기본예방사혈을 하는 도중에 증상이 있을 때 관원이나 대장수를 사혈하고도 설사나 변비 증상이 나타날 때 이곳을 사혈한다.

이곳은 생피손실이 많은 곳이므로 반듯이 피를 묻히고 사혈하여 생피손실을 막아야 한다.

설사가 심할 경우에는 양구와 동시 사혈한다.

49_ 혈해(血海)

부인과 질환

- 생리통 · 생리불순
- 다리관절통 · 적백대하
- 구토 · 빈혈
- 갱년기 장애
- 생식기 질환 · 여성의 피부미용
- 빈혈증 · 피부습진
- 자궁내막염 · 자궁하수
- 하지 통증 · 담마진

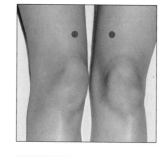

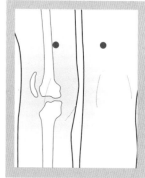

혈해사혈점

족태음비경인 혈해의 위치는 무릎 종지뼈 안쪽 약 2촌(4~5cm) 위에 자리하고 있다. 또는 무릎을 펴고 힘을 주면 근육이 생기는데 이곳을 만져보면 유난히 오목한 곳이 혈해이다.

혈해의 '혈(血)'은 기혈의 뜻이고 '해(海)'는 바다, 물이 돌아간다는 뜻이다. 혈이 바다와 같이 흐른다는 비경의 혈로써 본래 비경은 혈을 다스리는 경맥이고 혈해는 혈을 끌어당기고 풀어주면서 혈을 통제하여 불순물을 제거하고 기혈순환을 순조롭게 하는 혈이다. 특히 여성에 있어 생리불순이나 발이 붓는 경우는 어혈 증에 의한 증상으로 혈해를 다스리라고 기록되어 있다.

족태음비경인 혈해의 위치는 무릎 종지뼈 안쪽 약 2촌(4~5cm) 위에 자리하고 있다. 또는 무릎을 펴고 힘을 주면 근육이 생기는데 이곳을 만져보면 유난히 오목한 곳이 혈해이다.

여성이 생리가 고르지 않을 때, 과다월경일 때와 반대로 월경 양이 적을 때 또는 월경 주기가 20일에 한 번, 30일에 한 번, 2~3개월에 한 번 등 월경 주기가 고르지 않을 때 등은 주로 신경이 예민하거나 불안감에서 오는 경우가 많다. 이곳 혈해의 경혈은 월경 양과 주기를 조절해 주는 사혈점이다.

이곳을 사혈하고도 생리통을 동반한다면 삼음교(三陰交)와 동시 사혈한다.

50_삼음교(三陰交)

남녀의 비뇨 및 생식기 질환

- 생식기능 활성 · 생리통
- 호르몬 분비 조절
- 여성 부인과 질환
- 발과 무릎의 피로
- 냉 대하 · 불임
- 비만 · 마른 체질
- 발기부전 · 소변 지림
- 소화불량 · 위통
- 불면증 · 비위강화
- 습진 · 담마진

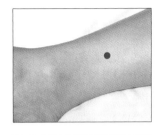

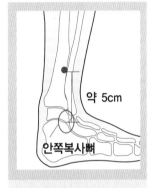

약 5cm

안쪽복사뼈

삼음교사혈점

족태음비경인 삼음교의 위치는 안쪽 복사뼈 위로 손가락 3개 정도인 약 3촌(약 6~7cm) 정도 오목한 곳에 있으며 주변을 엄지로 눌러보아 아프고 오목하고 촉지되는 느낌이 있는 곳이 삼음교이다.

삼음교의 '삼음(三陰)'은 족태음비경의 태음 · 족궐음간경의 궐음 · 족소음신경의 소음을 뜻하고 '교(交)'는 서로 주고받는다, 교회한다는 뜻이다. 족태음비경인 삼음교는 삼경이 교차하는 곳이고 이러한 삼경과 관련된 여러 가지의 증상을 통괄하여 치유하는 혈이라 하여 삼음교라고 한 것이다. 족태음비경인 삼음교의 위치는 안쪽 복사뼈 위로 손가락 3개 정도인 약 3촌(약 6~7cm) 정도 오목한 곳에 있으며 주변을 엄지로 눌러보아 아프고 오목하고 촉지되는 느낌이 있는 곳이 삼음교이다. 여성이 생리주기가 고르지 않을 때, 2개월~3개월에 한 번 월경할 때 등, 심하게 생리통을 동반할 때가 있다. 이곳은 여성부인과 질환에도 특효인 혈이다. 여성이 생리통일 때 진통제로 일관하다 보면 나중에는 가령, 1알이 2알 되고 심지어 심할 때는 3알을 먹는 여성도 있다고 한다. 이곳에 통증이 수반되더라도 참고 어혈만 뽑아주면 큰 효과를 기대할 수 있다. 통증이 수반된다고 하니 두렵게 생각되겠지만 그렇게 아프지 않다. 다만 침이 많이 나온 상태라면 아플 수 있지만 조절해서 사혈하면 참을 만하다.

※신장염이나 신장투석환자가 이곳을 사혈하려면 사혈하기 전, 전문의와 상의하고 사혈을 할 때 사혈(瀉血) 침이 많이 나오지 않게 주의할 것.

51_복류(復溜:경금혈)

신정(腎精)의 기능촉진

- 발이 시리고 찰 때
- 손발 붓기 · 냉증
- 헛배 · 유뇨
- 등허리 통증 · 치통

- 신염 · 고환염
- 자궁출혈 · 요로감염증
- 백 대하 · 도한
  (盜汗: 잘 때 나는 땀)

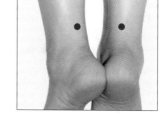

복류의 '복(復)'은 반복, 돌아온다는 뜻이고 '류(溜)'는 방울짐이니 정체된다는 것과 통하여 흐르는 것을 말한다. 이 혈은 족소음신경의 경수가 울체되어 정체된 혈을 뚫어주고 물길을 다스려 흐르게 하며 수액의 정상적인 흐름을 조절 유지하고 회복시키므로 신(腎)이 튼튼해지고 정액을 만들어 주는 혈이라 하여 복류라 한 것이다.

족소음신경인 복류의 위치는 안쪽 복사뼈 위로 손가락 2개인 약 2촌(약 4~5cm)인 곳에 움푹하고 누르고 있으면 맥이 느껴지는 오목한 곳에 위치한다. 이 혈은 발의 냉증에 효과가 좋다고 많은 독자로부터 고맙다는 인사를 받았다. 오히려 지면을 빌어 필자가 고마움을 전하고 싶다.

여름철에 발이 차고 시려서 잘 때는 양말을 두 겹으로 신고자는 사람의 경우가 의외로 많다. 발이 차다는 말은 혈액 순환이 안 된다는 얘기가 된다.

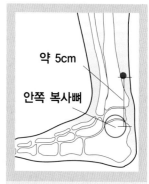

약 5cm

안쪽 복사뼈

복류사혈점

족소음신경인 복류의 위치는 안쪽 복사뼈 위로 손가락 2개인 약 2촌(약 4~5cm)인 곳에 움푹하고 누르고 있으면 맥이 느껴지는 오목한 곳에 위치한다.

복류의 사혈 점은 발을 따뜻하게 하고 신의 기운을 도와주는 매우 중요한 경혈이다. 이곳을 3회 ~5회 사혈을 하는데 이곳도 어혈이 안 나오는 곳이다. 손으로 발을 만져보고 심하게 찰 때, 사혈을 해서 피 길을 열면 바로 따뜻해짐을 느낄 수 있다. 용천과 동시 사혈하면 더 큰 효과를 볼 수 있다.

52_수천(水泉:극혈)

갑자기 눈이 침침할 때

- 월경부조 · 무월경
- 배뇨불리 · 월경통
- 신장 기능 개선
- 신장의 급성증세
- 족근통 · 발꿈치 통증
- 자궁 탈수 · 월경불순
- 이유 없이 가슴이 뛸 때
- 근시 · 복통

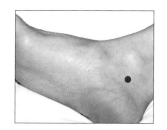

수천의 '수(水)'는 물, 수액, 소변의 뜻이고 '천(泉)'은 땅속에서 샘이 솟아난다는 뜻으로 수천이란 본래 소변 이상이나 임질 등의 병명이고 경(經)의 기(氣)인 샘물을 소통시킨다는 뜻이고 오행의 수는 신경에 해당하니 경수의 샘을 다스리는 혈이란 뜻이다. 수천은 족소음신경의 극혈로서 신의 급성증세에 효과가 있는 혈이다.

족소음신경인 수천의 위치는 안쪽 복사뼈 뒤쪽 아래로 태계의 밑에 약 2~3cm인 곳, 안쪽 복사뼈 뒤쪽에 위치한다. 수천이 태계 밑에 있는 이유는 족소음신경이 용천에서 시작하여 태연에서 복사뼈 윗부분 태계로 올라가서 대종을 거쳐 수천으로 내려와 조해를 지나 안 복사뼈를 한 바퀴 돌고 바로 복류로 올라간다. 이때 수천은 수액의 기운을 도와 기혈순환 좋게 하기 위에 태계 밑에 있는 것이다. 가령, 신장기능이 떨어져서 온몸에 혈액이 탁하고 혈액 속에 요산이 많을 때 순환하지 못하여 무릎이나

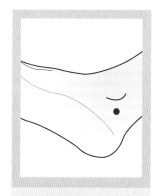

수천사혈점
족소음신경인 수천의 위치는 안쪽 복사뼈 뒤쪽 아래로 태계의 밑에 약 2~3cm인 곳, 안쪽 복사뼈 뒤쪽에 위치한다.

발뒤꿈치 부근에 심한 통증이 일어나는 경우가 통풍인데 통풍으로 인해 수천 부위의 통증이 오면 그때를 잘 살펴야 한다. 바람만 스쳐도 아프다는 통풍으로 인해 심하게 통증이 온 상황이면 즉시 응급실로 가서 요산해독을 시켜야 통증이 멎는다. 그러나 통풍이 원인이 아니라면 아픈 부위에 직접 사혈을 하면 통증이 완화된다. 통풍이라도 심하게 오는 통증이 아니면 사혈해도 무방하다. 아플 때 아픈 부위를 사혈 하라면 더 아플까 봐 사혈을 피하는 경우가 있다. 통풍일 때가 상당히 아프다. 심한 통증이 오기 전에 신장과 간장기능을 회복하면 통풍이 오라고 해도 올 수가 없다.

이 혈을 사혈할 때 특히 무(無) 월경일 때는 삼음교와 동시 사혈한다.

53_ 지실(志室)

신 · 방광의 기능회복

- 여드름 · 부스럼
- 기억력 감퇴
- 정력증진
- 만성피로 · 등허리 통증
- 발기부전 · 불감증
- 요척통 · 배근통
- 척주마목
  (脊柱痲木: 척추의 저림)
- 신장염 · 전립선염
- 유정 · 유뇨
- 소변불리 · 성욕감퇴

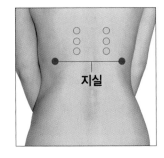

지실

지실의 '지(志)'는 의지, 희망, 지향, 신의 정기의 뜻이고 '실(室)'은 충실, 거처의 뜻이다. 신기가 충실해야만 의지와 희망이 발휘될 수 있으므로 이 혈은 신기를 충실하게 해 주는 혈이다. 또한, 인간의 정력에 대한 강약을 살피는 혈이기도 하다. 지실은 족태양방광경이고 신장과 방광은 표리관계이며 신장은 '지(志)'를 주관하므로 신의 병을 앓으면 삶의 소망이나 희망 등 삶의 의욕을 잃게 된다. 그러므로 지실은 정력증진의 혈이다.

족태양방광경인 지실의 위치는 제2선으로 요추 제2번(신수) 조금 아래 양옆으로 약 4촌(약 8~10cm) 되는 오목한 곳에 위치한다.

몸이 항상 나른하고 피로에 시달리는 사람은 간 기능장애와 당뇨 등의 질병을 의심할 수 있다. 어쩌다가 과격한 운동이나

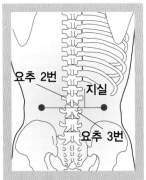

요추 2번

지실

요추 3번

지실사혈점

족태양방광경인 지실의 위치는 제2선으로 요추 제2번(신수) 조금 아래 양옆으로 약 4촌(약 8~ 10cm) 되는 오목한 곳에 위치한다.

신경을 많이 쓸 때 피로감이나 권태감은 누구나 올 수 있는 증상이지만 이것은 부신호르몬과 깊은 관계가 있다. 이곳 지실의 사혈 점은 부신호르몬의 분비를 촉진한다. 이곳을 사혈하여 어혈을 빼주면 만성피로감과 권태감에서 벗어날 수 있고 정력이 증진되며 생활의 활력을 찾을 수 있다. 정력증진을 위해서 신수와 동시 사혈한다.

54_ 양구(梁丘:극혈)

만성 설사

- 위장 기능개선
- 만성 설사
- 신경성 위통 · 위염
- 위경련 · 각기
- 무릎 통증 · 슬관절염
- 유선염
- 알레르기에 의한 설사
- 슬통굴신불리(膝痛屈伸不利: 무릎이 굴신되지 않는 병)

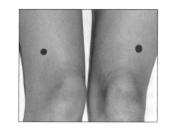

양구의 '양(梁)'은 다리란 뜻이고 '구(丘)'란 언덕, 모은다는 뜻이며 양구란 족양명위경이고 다리인 양구 부위에 어혈이 모이며 쌓이는 언덕과 같은 곳이란 뜻이다.

족양명위경인 양구의 위치는 의자에 앉아 다리를 쭉 펴면 무릎 종지뼈 바깥쪽에 홈이 생긴다. 그 위를 서서히 만지면서 홈이 끝나는 곳, 무릎에서 손가락 2개, 약 2촌(약 4~5cm) 되는 두 근육 사이 오목한 곳, 엄지로 눌러보아 아픈 곳이 양구이다.

설사에는 두 종류로 나눈다. 급성인 경우와 만성인 경우가 있다. 급성인 경우는 세균에 의한 이질 등 전염병인 경우와 만성 설사나 정신적인 스트레스 등 신경성일 경우가 있는데 어떤 경우이든 이곳을 사혈하고 관원과 동시 사혈한다. 사혈을 하고 난 뒤에도 설사를 심하게 할 경우와 급성일 경우는 전문의와 상의하는 것이 좋다.

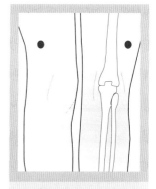

양구사혈점

족양명위경인 양구의 위치는 의자에 앉아 다리를 쭉 펴면 무릎 종지뼈 바깥쪽에 홈이 생긴다. 그 위를 서서히 만지면서 홈이 끝나는 곳, 무릎에서 손가락 2개, 약 2촌(약 4~5cm) 되는 두 근육 사이 오목한 곳, 엄지로 눌러보아 아픈 곳이 양구이다.

67_요유(腰俞)

비뇨생식기계 질환

- 골반 내 어혈 제거
- 골반통 · 치질
- 불감증
- 항문병 · 치핵
- 월경불순 · 요부신경통

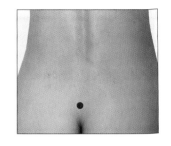

요유의 '요(腰)'는 허리의 뜻이고 '유(俞)'는 통달, 대답하다, 전송의 뜻으로 이 혈은 허리의 기혈을 움직이게 한다는 혈로써 허리의 병을 고치는 중요한 혈이다.

독맥인 요유의 위치는 선골(천추) 제4번과 5번 사이 정중앙에 위치한다.

오래 앉아 있거나 자세가 바르지 못해 골반이 삐뚤어짐으로 오는 각종 골반통, 심한 허리통증, 여성이 오르가슴을 느끼지 못하는 불감증 등은 골반으로 들어가는 모세혈관의 어혈만 뽑아주면 골반 주변에 세포가 활성화되어 위와 같은 증상이 사라지는 것이다.

요유를 사혈할 때는 긴 부항을 사용하여 양옆에 하료와 동시 사혈한다.

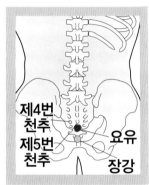

요유사혈점

독맥인 요유의 위치는 선골(천추) 제4번과 5번 사이 정중앙에 위치한다.

68_ 신주(身柱)

허약체질

- 기관지염 · 깡마른 체질
- 어린이가 밤에 울 때
- 어린이 신경과민
- 정신질환 · 히스테리
- 효천(哮喘: 천식의 일종)
- 폐결핵 · 폐렴
- 가슴 통증
- 등 부위 통증

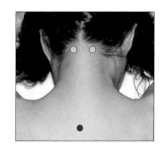

신주의 '신(身)'은 몸, 전신을 뜻하고 '주(柱)'는 대들보, 기둥을 뜻하므로 몸의 기둥이 되는 혈이란 뜻이다.

독맥인 신주의 위치는 위로는 정수리가 있고 아래로는 요배와 통하며 양어깨와도 나란히 몸의 기둥인 요충지가 되는데 흉추 제3번과 제4번 사이 오목한 곳에 위치한다.

옛날에 몸이 허약한 어린이나 매우 보채면서 우는 아이에게 등허리 한복판을 쓰다듬는 다던가 뜸을 뜬다든가 하는 것을 본 경험이 있을 것이다. 특히 이 혈은 어린아이의 체력을 향상시키고 몸을 튼튼하게 하는 혈로써 소아질환에 특효 혈로 알려졌다.

초등학생이나 중학생이 잘 먹지 않아서 부모들이 걱정을 많이 하는데 중완과 이곳을 사혈하면 오히려 "너무 잘 먹어서 큰일이다"라고 느낄 것이다. 그러나 그건 걱정할 필요가 없다. 위장기능이 좋아지면 먹는 것을 본인 스스로 조정하기

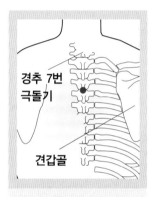

경추 7번
극돌기

견갑골

신주사혈점

독맥인 신주의 위치는 위로는 정수리가 있고 아래로는 요배와 통하며 양어깨와도 나란히 몸의 기둥인 요충지가 되는데 흉추 제3번과 제4번 사이 오목한 곳에 위치한다.

때문이다. 또한, 너무 잘 먹어서 비만일 경우에도 이곳과 중완을 사혈하여 위장기능이 정상이 되면 음식을 절제하게 된다.

아울러 신주를 사혈하면 머리 · 뒷덜미 · 목 · 어깨 · 등허리의 어혈로 인한 통증을 다스리는 중요한 사혈 점이다.

69_대추(大椎)

경추 이상

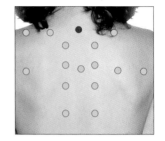

- 두드러기 · 감기로 인한 경추 통증
- 목을 가누기 힘들 때
- 만성 감기 · 알레르기 체질
- 뒷목이 뻣뻣할 때 · 견배통
- 급성발열 · 기관지염
- 두통ㅠ코감기
- 학질 · 기관지염
- 정신분열 · 간염
- 효천(哮喘: 천식의 일종)
- 습진 · 폐기종

대추의 '대(大)'는 크다, 거대의 뜻이고 '추(椎)'는 망치란 뜻으로 거대한 척추라는 뜻이다. 경추 제1-7번 중, 제7번 경추는 목과 추골 중에서 가장 튀어나온 곳이고 등은 양이므로 양중의 양이 되며 이 혈은 횡경막을 중심으로 그 위쪽의 양기를 다스린다는 혈이다.

독맥인 대추의 위치는 목뒤 제7번 경추 극돌기와 흉추 제1번 극돌기 사이 오목한 곳에 위치한다.

TV를 누워서 한 방향으로 본다든가 잠을 잘 못 자고 일어났을 때, 목의 통증을 느낄 경우가 있다. 많이 아프지도 않으면서 은근히 신경 쓰이며 할 일이 있어도 손에 잡히질 않고 의욕도 떨어진다. 또한, 경추에 이상이 오면 말로 표현할 수 없이 괴로움을 당한다.

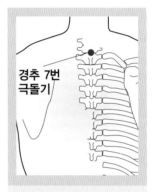

대추사혈점

독맥인 대추의 위치는 목뒤 제7번 경추 극돌기와 흉추 제1번 극돌기 사이 오목한 곳에 위치한다.

이곳의 사혈 점은 경추로 들어가는 모세혈관은 물론 좌 · 우, 어깨로도 연결되어 있다. 그러므로 대추혈은 목에서 어깨에 걸쳐 말로 표현할 수 없는 통증에 잘 듣는 중요한 혈이다. 이곳은 어혈이 잘 안 나오는 곳이다.

조금만 빼주어도 경추가 부드러워진다.

70_회음(會陰 : 교회혈)

전립선 이상

- 음부에 땀이 많이 날 때
- 치질 · 전립선비대증
- 요도염 · 유정(정자가 흐르는)
- 월경불순 · 자궁하수
- 회음부병
- 적벽대하
- 고환염
- 음위 · 방광염

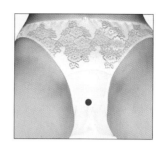

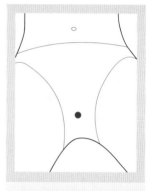

회음사혈점

고환과 항문의 중간 부위.
전립선은 성인의 경우 길
이 2cm~2.5cm
약 15g정도의 크기로 남
성에게만 있다.
나이든 사람에게 흔히 나
타난다.

회음의 '회(會)'는 모으다, 회합한다는 뜻이고 '음(陰)'은 음기, 하부, 음부를 뜻한다. 회음은 하복부의 가장 낮은 곳에 음기가 모인다는 곳으로 임맥 · 독맥 · 충맥의 세 가지 경맥이 이곳에서 회합한다는 혈 자리이다.

임맥이 시작되는 회음의 위치는 회음부 정중앙에 있는데 남자는 음낭과 항문의 중간에 있고 여자는 대음순의 후 연합과 항문의 중간부위에 위치한다. 전립선 비대증의 경우 대개 50세 이상의 어른에게 흔히 생기는 병이다. 공공장소에서 오줌이 마려워 화장실에 갔는데, 좀처럼 오줌이 나오지 않는다. 이것은 긴장해서도 이런 증상이 올 수도 있지만, 전립선이 비대하여 뇨도를 막고 있기 때문이다. 또한, 전립선은 남성에게만 있다.

회음은 임맥 · 독맥 · 충맥을 소통 해주는 혈 자리로서 이곳에 혈이 막히면 전신의 기혈의 흐름을 방해한다. 전립선에 증상 완화는 물론 전신에 혈맥을 소통시키므로 건강에 도움이 되는 혈 자리이다. 너무 심할 때는 전문의와 상의하는 것이 좋다.

몸 안에 쓰레기(어혈)를 치운다는 생각으로 기본예방사혈(신수)을 따라 육장육부를 어느 정도 활성화 시키고 회음을 사혈하면 효과를 기대할 수 있다.

※전립선 비대증이 심한 경우 의사나 한의사에게 상의하고 사혈을 하되 반드시 신장(신수) 기능을 활성화 시킨 후에 사혈을 해야 하며 사혈 침이 많이 나오지 않게(약 0.1mm) 신중을 기해야 한다.

71_ 염천(廉泉)

편도선염

- 인 · 후두염
- 천식 · 기관지염
- 목이 쉼 · 설하종
- 소갈 · 농아
- 침 삼키기 곤란할 때
- 천식 · 효천(哮喘: 천식의 일종)
- 실어증 · 설근통
- 치통 · 몸살감기
- 치은염 · 졸도

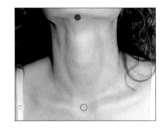

염천의 '염(廉)'은 청렴하다.의 뜻이고 '천(泉)'은 샘, 솟는 물을 뜻한다. 염천이란 결후(結喉) 바로 위에 물이 나오다. 는 뜻이니 침이 고인다는 혈이다.

임맥인 염천의 위치는 턱밑에 정중선으로 턱과 결후의 중간에 오목한 곳에 위치한다.

말을 많이 하는 직업이나 목을 많이 썼을 때 목이 쉬거나 목기침 · 편도선염 · 인, 후두염 등이 발병하는데 특히 찬바람을 쐬면 목에 있는 혈관이 수축하면서 막히면 세균이 목에 자리를 잡게 되어 나타나는 증상이다.

그러므로 평소에 목을 따뜻하게 해주고 특히 겨울철에는 따뜻한 방에서 밖으로 나갈 때 목도리 등으로 목을 따뜻하게 해주는 것이 좋다.

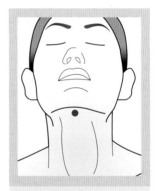

염천사혈점

임맥인 염천의 위치는 턱밑에 정중선으로 턱과 결후의 중간에 오목한 곳에 위치한다.

이곳을 사혈을 하여 막힌 혈관을 열어주면 백혈구가 염증을 잡아먹게 되어 편도선염 · 인, 후두염 등이 치유되는 것이다. 몸살이 동반되면 풍문과 동시에 하고 속 기침이 동반되면 천돌(天突)과 동시에 염천(廉泉)을 사혈한다.

72_ 천돌(天突)

감기몸살

- 목이 간질거림 · 식도경련
- 해수 · 호흡곤란
- 코골이 · 천식
- 인 · 후두염
- 편도선염 · 기관지염
- 갑상선종
- 황달 · 구토
- 가슴 통증

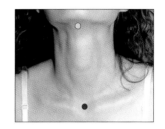

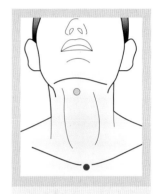

천돌사혈점
가슴뼈 끝에서 목으로 숨을 들이킬 때 쏙들어가는 자리가 천돌이다.

천돌의 '천(天)'은 하늘의 기운을 뜻하고 '돌(突)'은 갑자기, 불룩 나오게 한다는 뜻으로 굴뚝을 의미한다. 즉, 하늘의 기운은 폐로 통하는데 이 폐기가 출입하는 굴뚝의 뜻이다. 천돌 부위에 막힌 기혈을 위로 통하게 하고 가슴에 막혀있는 담음과 같은 기혈을 시원하게 갑자기 솟아나게 하므로 흉강의 굴뚝과 같다고 한 것이다.

임맥인 천돌의 위치는 전정중선으로 숨을 들이킬 때 쏙들어가고, 오목한 곳에 위치한다.

기관지가 나빠지는 원인 중에 하나가 담배를 들 수 있다. 기관지에 이물질이 들어가면 밖으로 내보내려는 방법으로 기침하게 된다. 감기몸살이 들어 온 것 같다고 느껴질 때 이곳을 사혈하고 푹 자고 나면 다음 날 감기몸살증상은 즉시 사라진다. 부항기 중 긴 캡으로 3~5회 사혈한다.

심한 기침에 의한 감기라면 선기와 동시 사혈하고 몸살에 의한 감기라면 풍문과 동시 사혈한다.

※ 목 부근에는 혈관이 많은 곳이다. 보이는 혈관을 피하고 사혈(瀉血)침이 많이 나오지 않도록 주의할 것.

73_선기(璇璣)

기관지염

- 해수 · 천식
- 폐 기능 강화
- 흉협만통(가슴 통증)
- 편도선염 · 식도경련
- 호흡곤란

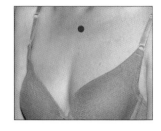

선기의 '선(璇)'은 북두칠성의 둘째별의 뜻이고 '기(璣)'는 천문 측정 기구를 뜻한다. 선기란 하늘의 우주 천체를 관찰하던 기구를 돌리는 중심축의 명칭으로 몸의 중추가 된다는 중요한 혈이다.

임맥인 선기의 위치는 목 바로 밑 제1번 늑골 끝과 수평을 이루는 정중선에 위치한다.

담배를 많이 피우거나 술을 자주 마시는 경우 선기 부위가 항상 검 붉은색을 띠고 있는 사람이 많다. 이곳을 사혈하면 폐 · 기관지의 기능이 활성화되어 위와 같은 증상이 호전된다. 이곳은 폐수와 동시 사혈하면 더 큰 효과를 기대할 수 있다. 이곳은 생피 손실이 많은 곳으로 처음 압을 걸어서 피가 조금 나오면 혈소판으로 막고 난 뒤 다시 압을 건다. 그리고 부항 캡에 생혈과 어혈이 3 : 7 정도의 비율로 나올 때, 사혈을 중단한다. (3회~4회 정도 사혈 함)

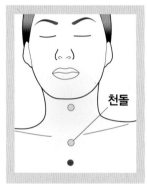

천돌

선기사혈점

임맥인 선기의 위치는 목 바로 밑 제1번 늑골 끝과 수평을 이루는 정중선에 위치한다.

74_기해(氣海)

정력 증진

- 허탈감 · 불면증
- 만성 위통 · 식욕부진
- 하복부 통증
- 기억력감퇴 · 유뇨
- 유정 · 음위
- 무월경 · 월경불순
- 냉 · 대하
- 신경쇠약

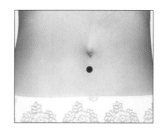

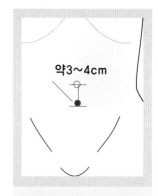

기해사혈점

임맥인 기해의 위치는 하복부 정중선으로 배꼽 아래에 약 1.5촌(약 3~4cm)에 위치한다.

기해의 '기(氣)'는 원기의 뜻이고 '해(海)'는 바다의 뜻으로 기해란 원기의 바다 즉, 문자 그대로 바다와 같이 기가 모인다는 혈이다. 인체의 생기가 바다와 같다는 뜻은 인체의 기혈과 관련된 질병을 주관하는 혈을 가리킨다.

임맥인 기해의 위치는 하복부 정중선으로 배꼽 아래에 약 1.5촌(약 3~4cm)에 위치한다.

중년남성의 대부분 정력에 신경을 많이 쓰는데 매사에 힘이 없고 의욕이 떨어지면 성 기능도 감퇴한다. 기해라면 잘 모르지만, 단전이라면 많이 들었을 것이다. 이곳에서 기를 끌어당기지 않으면 중기(中氣)가 배꼽 아래 기해에 이르지 못하고 임맥을 따라 대기가 돌아가지 못한다. 이곳으로 들어오는 모세혈관이 막히면 기혈이 모이지 못하므로 이곳의 어혈을 빼내 피 길을 열어주면 기혈이 모이게 되므로 정력이 증진되는 것이다.

기해를 사혈 할 때는 배꼽 아래 약 1촌(약 2cm) 되는 곳에 음교(陰交)와 배꼽 아래 약 2촌(약 4~5cm) 되는 곳에 있는 석문(石門)에서 부항 캡을 긴 것을 사용하여 기해와 함께 사혈하면 더 큰 효과를 기대할 수 있다.

75_해계(解谿 : 경혈)

발목이 삐었을 때

- 발목이 시큰거릴 때
- 위장기능개선
- 두통
- 신장염 · 장염
- 족 관절 조직의 질환

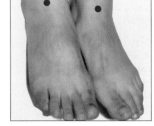

해계의 '해(解)'는 풀리다, 분해의 뜻이고 '계(谿)'는 골짜기, 살이 깊은 곳의 뜻으로 해계는 발목 관절이 탈구되기 쉽고 풀어지기 쉬운 곳을 의미하므로 이와 같은 병을 치유한다는 혈이다.

족양명위경인 해계의 위치는 발목관절의 전횡문 정중앙 오목한 곳에 위치한다.

운동할 때나 등산 등 많이 걸을 때, 자주 삐는 사람은 주로 발목관절 해계 부위에 어혈이 막혀 발에 혈액공급을 못 해 일어나는 증상이다.

이곳을 사혈할 때는 발목을 펴고 작은 부항 캡을 사용한다.

특히 발목이 삐었을 때 사혈하고 난 뒤 사혈 부위에 파스 등 소염제를 붙이거나 바르면 안 된다.

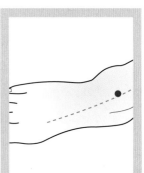

해계사혈점

족양명위경인 해계의 위치는 발목관절의 전횡문 정중앙 오목한 곳에 위치한다.

76_천종(天宗)

견갑골의 혈액순환

- 견비통 · 견갑신경통
- 어깨 굳기 · 목 굳기
- 팔꿈치 통증 · 경통(목의 통증)
- 하완 신경통 · 가슴 통증
- 사 · 오십견
- 견갑경련 및 마비
- 후두통 · 항통

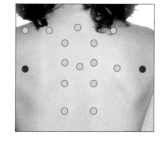

천종의 '천(天)'은 하늘의 뜻이고 '종(宗)'은 우두머리, 우러러본다는 뜻으로 하늘 일월성신의 의미가 있는 혈이다. 천종은 수태양소장경의 견정 · 노유 · 병풍 · 곡원에 의해 둘러싸여 있는 것이 마치 별자리의 모습과 흡사하다는 뜻을 내포하고 있다.

수태양소장경인 천종의 위치는 견갑골 정중앙 오목한 곳에 위치한다.

견비통일 경우와 사 · 오십견이 올 경우 및 견갑신경통 등 견갑골에 이상이오면 제일 먼저 이곳을 사혈하고 증상을 살펴보면 웬만한 견비통은 바로 없어졌을 것이다. 이곳을 살짝 눌러봐서 심하게 통증이오면 그곳을 끈기 있게 사혈을 하여

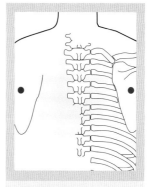

천종사혈점

수태양소장경인 천종의 위치는 견갑골 정중앙 오목한 곳에 위치한다.

어혈을 빼야 한다. 처음에는 피가 잘 나오므로 반드시 부항 캡에 피를 묻히고 물론 사혈 침 자리에도 피를 묻히고 압을 걸고 틈틈이 자극을 주어야 한다. 3~4회 정도 사혈한다.

77_풍시(風市)

고혈압 증상개선

- 좌골신경통 · 허벅지에 쥐가 날 때
- 갑자기 혈압이 높아질 때
- 하지통증 · 발의 마비
- 허리통증 · 대퇴부통증
- 소아마비후유증
- 하지무력증
- 무릎통증
- 하지탄탄
  (下肢癱瘓: 사지가 뒤틀림)

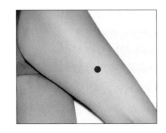

풍시의 '풍(風)'은 바람의 사기(邪氣)인 풍사의 뜻이고 '시 (市)'는 팔고 사는 시장의 뜻으로 재물을 흩어지게 한다는 의미를 가리킨다. 풍시란 풍사가 모이는 곳이고 또한 풍사를 밖으로 몰아낸다는 뜻의 혈이다.

족소양담경인 풍시의 위치는 대퇴외측으로 무릎에서 위로 약 7촌(약 14~15cm) 되는 곳에 위치한다. 바로 선 채로 두 팔을 내렸을 때, 셋째 손가락(중지)이 닿는 곳에 있다.

우리 주변에 고혈압으로 고생하는 사람이 많은데 혈압약을 먹으면서 자신의 혈압은 정상이라는 착각 속에서 살아간다. 한 알 먹다가 어느 기간 지나면 두 알을 먹고 그러면서 장부는 점점 나빠지면서 중병으로 발전하게 되는 것이다. 고혈압은 거의 신장기능이 떨어져서 오는 병으로 대부분 허리통증이 동반된다. 이것은 신장이 허리부위에 있기 때문인데 허리

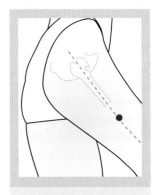

풍시사혈점

족소양담경인 풍시의 위치는 대퇴외측으로 무릎에서 위로 약 7촌(약 14~15cm) 되는 곳에 위치한다. 바로 선 채로 두 팔을 내렸을 때, 셋째 손가락(중지)이 닿는 곳에 있다.

부근에 어혈이 막혀서 오는 경우가 대부분이다. 신장의 배수혈인 신수를 사혈하면 혈압은 어느 정도 떨어지지만, 갑자기 혈압이 오를 때 이 증상을 없애기 위해 이곳을 사혈한다. 고혈압 환자가 허벅지에 쥐가 날 때는 풍시 부위에 어혈이 쌓여 있다는 증거이다.

풍시를 사혈할 때 반듯하게 누워서 사혈한다.

78_학정(鶴頂)

무릎 연부조직의 질환

- 무릎관절 통증
- 좌골신경통
- 구토 · 늑간신경통
- 각기 · 하지마비
- 하지근 허약
- 고혈압
- 근육 경련

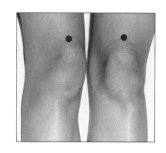

학정의 '학(鶴)'은 두루미, 학의 뜻이고 '정(頂)'은 정수리, 꼭대기의 뜻이며 학의 다리는 가늘지만 날씬하고 튼튼하다. 그러므로 학정이란 한마디로 무릎관절의 사기를 몰아내고 다리를 날씬하게 하는 즉, 무릎관절 꼭대기에 있다는 혈로서 14 경맥에는 포함되지 않는다. 다만 학정은 족소양담경의 슬양관과 족양명위경의 독비의 기혈 순환을 도와주는 중요한 혈이다. 평소에는 무릎이 아프지 않다가도 술을 마시고 잠을 자려고 하면 무릎이 쑤시고 아파 잠을 이루지 못할 때와 등산이나 많이 걸었을 때, 다리나 무릎에 힘이 없을 때 이곳 학정을 사혈한다. 이곳은 예상외로 모세혈관에 오랫동안 박혀있던 새카만 죽은 피가 많이 나오는 곳이다. 이곳에서 어혈을 빼고 나면 술을 먹은 뒤 오는 관절통과 평소 쿡쿡 쑤시는 관절통에 특효인 혈이다. 이곳을 사혈하고 무릎관절염이 치유되면 슬 양관 · 독비를 특별한 경우를 제외하고는 사혈할 필요가 없다. 학정을 사혈할 때는 등받이에 등을 대고 무릎을 접어서 사혈을 하면 부항 캡의 압이 잘 걸린다. 만약 당뇨나 고혈압 및 관절염으로 오랫동안 고생한 사람은 이곳에서 거의 어혈이 나오지 않으므로 부항 캡의 압을 걸고 접혀 있는 무릎을 서서히 풀어보면 어혈이 꾸역꾸역 나올 것이다.

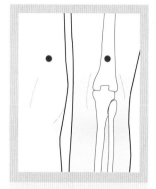

학정사혈점

학정이란 한마디로 무릎관절의 사기를 몰아내고 다리를 날씬하게 하는 즉, 무릎관절 꼭대기에 있다는 혈로서 14 경맥에는 포함되지 않는다. 다만 학정은 족소양담경의 슬양관과 족양명위경의 독비의 기혈 순환을 도와주는 중요한 혈이다.

79_ 슬양관(膝陽關)

무릎 연부조직의 질환

- 무릎 통증
- 좌골신경통
- 늑간신경통
- 구토 · 무릎관절염
- 각기 · 하지마비
- 하지근 허약
- 고혈압
- 근육 경련

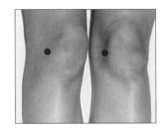

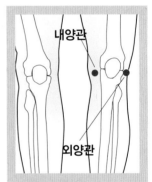

슬양관사혈점

족소양담경인 양관의 위치는 의자에 앉아서 무릎 중앙 양쪽으로 약 1촌(약2~3cm) 되는 곳을 엄지로 서서히 누르면서 헤쳐 보면 오목한 곳에 있다. 이곳이 내 · 외양관이다.

슬양관의 '슬(膝)'은 무릎, '양(陽)'은 인체의 바깥쪽에 뜻이고 '관(關)'은 빗장, 기관인 관절을 의미한다. 이곳은 무릎관절을 소통시키고 굴신하지 못하는 증세를 다스리는 중요한 혈이다. 이곳은 무릎 안쪽에 있는 내 양관과 바깥쪽에 있는 외 양관으로 나누어진다.

족소양담경인 양관의 위치는 의자에 앉아서 무릎 중앙 양쪽으로 약 1촌(약2~3cm) 되는 곳을 엄지로 서서히 누르면서 헤쳐 보면 오목한 곳에 있다. 이곳이 내 · 외양관이다.

학정을 사혈하고도 치료가 안 되었을 때 내 · 외양관을 사혈한다. 심하지 않은 무릎 통증에는 이곳을 사혈하면 이 부위에서 쿡쿡 쑤시는 증상이 바로 없어진다.

이곳을 사혈할 때는 무릎을 접어서 옆에서 사혈하면 압이 잘 걸리며 사혈을 하기가 수월해진다. (※무릎 관절염에 사혈 할 때는 특별히 소독에 신경을 써야 힌디).

80_독비(犢鼻)

무릎 속의 통증

- 무릎신경통
- 굴신불리 · 무릎부종
- 관절염 · 통풍
- 통풍 · 무릎무력증
- 무릎류머티즘

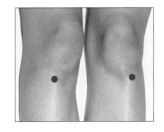

독비의 '독(犢)'은 송아지, '비(鼻)'는 코를 말한다. 독비는 무릎 모양이 마치 송아지의 코와 같다 하여 붙여진 이름이고 이 혈은 무릎관절 안에 있다. 이 혈은 족양명위경의 맥에 기운이 태동하는 혈이다.

족양명위경인 독비의 위치는 무릎 바로 아래 무릎인대 외측에 오목한 곳에 위치한다.

학정과 내 · 양관을 사혈하고도 무릎 속에 무언가 든 것처럼 삐걱거리고 걸을 때 부담스러운 통증을 느낀다면 이곳에 관절의 염증과는 다른 요소 · 요산 등 어혈의 일종인 담음(이상체액)이 들어 있는 것이다. 이곳을 사혈할 때는 작은 캡으로 사혈을 하되 피가 조금 나오면 사혈 침 자리와 부항기에 피를 묻히고 압을 걸어야 공기가 들어가지 않고 잘 걸리며 어혈이 잘 나오고, 생피 손실을 막을 수 있다.

독비를 사혈할 때 의자에 앉아서 사혈한다.

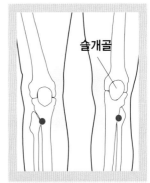

슬개골

독비사혈점

족양명위경인 독비의 위치는 무릎 바로 아래 무릎인대 외측에 오목한 곳에 위치한다.

81_ 환도(環跳)

고관절 이상 징후

- 허벅지 통증 · 골반 통증
- 허리 · 대퇴부 통증
- 하지탄탄
- 연부조직의 질환
  (下肢癱瘓 : 사지가 뒤틀리는 중풍)
- 좌골신경통 · 하지마비

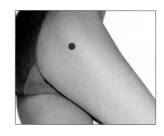

환도의 '환(環)' 은 고리, 돈다는 뜻이고 '도(跳)' 는 도약, 뛰어오른다는 뜻으로 몸을 구부리고 다리를 둥글게 하여 도약하기 쉽도록 해 준다는 혈로써 구부리고 도약하지 못하는 대퇴부와 고관절을 치유한다는 족소양담경과 족태양방광경의 교회 혈인 중요한 혈이다.

족소양담경인 환도의 위치는 대퇴골 후 상방, 고관절 후미 오목한 곳에 위치한다.

걸을 때나 좌선을 할 때 대퇴부와 고관절에 무리가 오는 경우가 있다. 또한, 고관절 부위 피부가 대부분 거칠어진다. 거칠어진 부위에 사혈 침을 찍고 사혈하면 피부가 깨끗해지면서 대퇴부와 고관절의 기능도 회복된다. 이것은

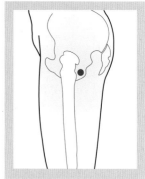

환도사혈점

족소양담경인 환도의 위치는 대퇴골 후 상방, 고관절 후미 오목한 곳에 위치한다.

경추 · 흉추 · 요추의 자세에 의해서도 삐뚤어지므로 대퇴부에 영향을 주지만 고관절에 의해서도 상당한 영향을 받는다. 특히 고관절은 모세혈관이 적은 데다가 환도 부위까지 어혈이 막고 있으면 치유할 방법이 없으므로 환도는 고관절 치유에 소중한 혈임을 명심하기 바란다.

이 혈은 사혈할 때는 음렴과 동시 사혈하면 큰 효과를 볼 수 있다.

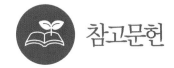 참고문헌

【원전】

● **곽노춘,** 『황제내경교주어역』 서울: 일중사, 1991.

● **김완희 · 홍문화,** 『동의보감』 서울: 삼성문화사, 1991.

● **김찬동,** 『연해자평정설』 1.2권, 서울: 삼한출판사. 2011.

● **노태준,** 『신역주역』 서울: 홍신문화사. 1993.

● **만민영,** 『삼명통회』 대만: 무릉출판유한공사, 1996.

● **만민영 (공역; 김이남 · 이명산),** 『삼명통회』 서울: 삼하출판사, 2001.

● **배병철,** 『황제내경독해』 서울:창조문화사. 2000.

● **배병철,** 『국역 황제내경〈소문 · 영추〉』 서울: 창조문화사. 2000.

● **산동중의학원, 하북의학원,** 『영추교석』 중국: 인민위생출판사, 1980.

● **소문연구집성간행위원회,** 『소문연구집성』 금성인쇄사, 2001.

● **서진임,** 『내경오운육기학』 중국: 상해과학기술출판사. 1990.

● **안민영,** 『경악전서(장개빈 원저)』 서울: 한미의학, 2011.

● **양운통,** 『황제내경유석』 중국: 내몽고몽문인쇄. 1986.

● **영추연구집성간행위원회,** 『영추연구집성』 금성인쇄사, 2001.

● **윤창렬 · 이남구 · 김선호,** 『황제내경소문 왕빙주(상,하)』 대전: 주민출판사,2004.

● **왕홍도,** 『황제내경소문』 춘추출판사, 1988.

● **이경우,** 『편주역해 황제내경소문. 1. 2. 3권』 서울: 여강출판사, 2003.

● **이경우,** 『역해편주 황제내경소문. 上, 下권』 서울: 여강출판사, 2007.

● **이경우,** 『편주역해 황제내경영추. 1. 2. 3권』 서울: 여강출판사, 2003.

● **예광해,** 『적천수천미(상)』 서울: 지남, 1998.

● **예광해,** 『적천수천미(하)』 서울: 지남, 2008.

● **이선종,** 『적천수천미 용신분석』 서울: 장서원, 2005.

● **임응추,** 『황제내경유석』 내몽고 인민출판사, 1986.

● **장개빈,** 『장씨유경』 서울: 성보사. 1982.

- 장개빈, 『장씨유경』 문광도서유한공사, 중국: 609.
- 전국한의과대학 원전학교실, 『유편황제내경』 대전: 주민출판사, 2005.
- 장 남, 『명리정종』 진원문화사업 유한공사, 2012.
- 최봉수·권백철, 『궁통보감정해』 서울: 명문당, 1996.

【단행본】

- 고광철, 『경혈지압소사전』 서울: 이화문화사, 1997.
- 고오다 미쓰오, 정주득, 『경이의 초 소식요법』 서울: 정신세계사, 1999.
- 김경배, 『자연부항사혈기법1, 2권』 서울: 상아기획, 2003.
- 김경배, 『모수新, 부항사혈기법1, 2, 3권』 서울: 상아기획, 2011.
- 김경배, 『어혈을 알고 사주명리를 알면 인생이 보인다』 서울: 상아기획, 2011.
- 김경배, 『경찰 호신체포술』 서울: 상아기획, 2011.
- 기준성, 『동의부항네거티브요법』 서울: 태웅출판사, 2000.
- 김 완·양창수·정용우, 『스포츠 마사지의 이해』 서울: 홍경사, 2004.
- 김기욱, 『강좌중국의학사』 경기: 대성의학사, 2006.
- 김봉준, 『쉽게 푼 역학』 1,2권, 서울: 삼한출판사, 1991.
- 김영기, 『오줌싸개치료법』 서울: 대성문화사, 1985.
- 김택율·오현주, 『도해 임상취혈-오유혈』 경기: 전국의학사, 2003.
- 김형수, 『한방요법대전집』 전 10권, 서울: 양지당, 1981.
- 김홍경, 『잊혀진 건강 원리』 서울: 실물추장, 2003.
- 김혜원, 『밀알만세력』 서울: 밀알, 2001.
- 노영준, 『역학의 비결』 서울: 자연출판사, 2002.
- 로버트s.멘델존·박문일·남점순, 『나는 현대의학을 믿지 않는다』 서울: 문예출판사, 2000.
- 로버트s.멘델존·김세미, 『여자들이 의사의 부당의료에 속고 있다』 서울: 문예출판사, 2003.
- 만탁치마·마니완치아·이여명, 『5장6부를 되살리는 장기 氣 마사지』 서울: 힐링타오, 2006.
- 민경환, 『석문호흡법』 서울: 서울문화사, 1996.
- 박남희, 『심천사혈요법 1,2권』 서울: 정신세계사. 2001.

【원전】

● **곽노춘,** 『황제내경교주어역』 서울: 일중사, 1991.

● **김완희·홍문화,** 『동의보감』 서울: 삼성문화사, 1991.

● **김찬동,** 『연해자평정설』 1.2권, 서울: 삼한출판사. 2011.

● **노태준,** 『신역주역』 서울: 홍신문화사. 1993.

● **만민영,** 『삼명통회』 대만: 무릉출판유한공사, 1996.

● **만민영 (공역; 김이남·이명산),** 『삼명통회』서울: 삼하출판사, 2001.

● **배병철,** 『황제내경독해』 서울:창조문화사. 2000.

● **배병철,** 『국역 황제내경 〈소문·영추〉』 서울: 창조문화사. 2000.

● **산동중의학원, 하북의학원,** 『영추교석』 중국: 인민위생출판사, 1980.

● **소문연구집성간행위원회,** 『소문연구집성』 금성인쇄사, 2001.

● **서진임,** 『내경오운육기학』 중국: 상해과학기술출판사. 1990.

● **안민영,** 『경악전서(장개빈 원저)』 서울: 한미의학, 2011.

● **양운통,** 『황제내경유석』 중국: 내몽고몽문인쇄. 1986.

● **영추연구집성간행위원회,** 『영추연구집성』 금성인쇄사, 2001.

● **윤창렬·이남구·김선호,** 『황제내경소문 왕빙주(상,하)』대전: 주민출판사,2004.

● **왕홍도,** 『황제내경소문』 춘추출판사. 1988.

● **이경우,** 『편주역해 황제내경소문. 1. 2. 3권』 서울: 여강출판사, 2003.

● **이경우,** 『역해편주 황제내경소문. 上, 下권』 서울: 여강출판사, 2007.

● **이경우,** 『편주역해 황제내경영추. 1. 2. 3권』 서울: 여강출판사, 2003.

● **예광해,** 『적천수천미(상)』 서울: 지남, 1998.

● **예광해,** 『적천수천미(하)』 서울: 지남, 2008.

● **이선종,** 『적천수천미 용신분석』서울: 장서원. 2005.

● **임응추,** 『황제내경유석』 내몽고 인민출판사, 1986.

● **장개빈,** 『장씨유경』 서울: 성보사. 1982.

● **장개빈,** 『장씨유경』 문광도서유한공사, 중국: 609.

● **전국한의과대학 원전학교실,** 『유편황제내경』대전: 주민출판사, 2005.

● **장 남,** 『명리정종』 진원문화사업 유한공사, 2012.

● **최봉수·권백철,** 『궁통보감정해』서울: 명문당, 1996.

【단행본】

● **고광철,** 『경혈지압소사전』 서울: 이화문화사, 1997.

● **고오다 미쓰오, 정주득,** 『경이의 초 소식요법』 서울: 정신세계사, 1999.

● **김경배,** 『자연부항사혈기법1, 2권』 서울: 상아기획, 2003.

● **김경배,** 『모수新, 부항사혈기법1, 2, 3권』 서울: 상아기획, 2011.

● **김경배,** 『어혈을 알고 사주명리를 알면 인생이 보인다』 서울: 상아기획, 2011.

● **김경배,** 『경찰 호신체포술』 서울: 상아기획, 2011.

● **기준성,** 『동의부항네거티브요법』 서울: 태웅출판사, 2000.

● **김 완·양창수·정용우,** 『스포츠 마사지의 이해』 서울: 홍경사, 2004.

● **김기욱,** 『강좌중국의학사』 경기: 대성의학사, 2006.

● **김봉준,** 『쉽게 푼 역학』1,2권, 서울: 삼한출판사, 1991.

● **김영기,** 『오줌싸개치료법』 서울: 대성문화사, 1985.

● **김택율·오현주,** 『도해 임상취혈-오유혈』경기: 전국의학사, 2003.

● **김형수,** 『한방요법대전집』 전 10권, 서울: 양지당, 1981.

● **김홍경,** 『잊혀진 건강 원리』 서울: 실물추장, 2003.

● **김혜원,** 『밀알만세력』서울: 밀알, 2001.

● **노영준,** 『역학의 비결』서울: 자연출판사. 2002.

● **로버트s.멘델존·박문일·남점순,** 『나는 현대의학을 믿지 않는다』 서울: 문예출판사, 2000.

● **로버트s.멘델존·김세미,** 『여자들이 의사의 부당의료에 속고 있다』 서울: 문예출판사, 2003.

● **만탁치마·마니완치아·이여명,** 『5장6부를 되살리는 장기 氣 마사지』 서울: 힐링타오, 2006.

● **민경환,** 『석문호흡법』 서울: 서울문화사, 1996.

● **박남희,** 『심천사혈요법 1,2권』 서울: 정신세계사. 2001.

● **박순용,** 『남사고의 마지막 예언』 서울: 삼한사, 1996.

● **박영규,** 『조선왕조실록』 서울: 지식하우스, 2004.

● **백영관,** 『사주정설』 서울: 명문당. 2006.

● **신정기부(新井基夫)·유문열** 『기와 도인술』 서울: 고려문화사. 1990.

● **심상규,** 『무인의 철학』 서울: 순예마당, 1998.

● **연상원,** 『음양오행으로 본 체질』서울: 다나, 1996.

● 윤명중, 『얼굴의 미학』 서울: 동학사, 2000.

● 윤방부 · 김현정 『혈액을 맑게 하는 건강음식 37가지』 서울: 동도원, 2007.

● 오타유키코 · 이균배, 『생로병사의 비밀』 서울: 문예출판사, 2004.

● 요코야마 이즈미 · 박승만 · 박영철, 『혈액이 맑아지는 1주일 실천법』 서울: 건강다이제스트사, 2003.

● 이병국, 『피를 짜는 방법』 서울: 침 코리아, 2002.

● 이병도, 『삼국사기』 상. 하. 서울: 을유문화사, 2009.

● 이세진, 『맛있는 사주 행복한 인생』 서울: 명지문화사, 2003.

● 이승헌, 『뇌 호흡』 서울: 한문화, 1999.

● 이승헌, 『단전호흡』 서울: 대원사, 1996.

● 이우영, 『복을 부르는 풍속 이야기』 서울: 명진 씨앤피, 2007.

● 이예순, 『스트레칭』 서울: 빅벨 출판사, 1986.

● 이인재 · 이지호, 『자연요법과 부항』 서울: 태웅출판사, 2006.

● 이재석, 『기와 생활풍수』 서울: 보성출판사, 1998.

● 이종대, 『한방병리』 전 3권, 서울: 정담, 2010.

● 이정호, 『새롭게 보는 사주이야기』 서울: 한겨례신문사, 2005.

● 임승국, 『한단고기』 서울: 정신세계사. 2000.

● 정경대, 『운명과 개조 』서울: 유림사, 1997.

● 정경대, 『의명학』 서울: 이너북, 2011.

● 정문현, 『난병 극복의 길』 서울: 명도 출판사, 1983.

● 정숙, 『활인지압전서』 서울: 행림출판사, 1984.

● 정창근, 『명리학통론II』 2008.

● 조규형 · 오도웅일랑 외 19명, 『혈압을 내리는 책』 서울: 범진문화사, 1978.

● 조엘오스틴 · 정성묵, 『긍정의 힘』 서울: 두란노서원사, 2006.

● 최명애외 6명 · ELAINE N,MARIEB, 『인체구조와 기능』1.2권, 서울: 계축문화사, 2003.

● 최원철, 『최원철 박사의 고치는 암』 서울: 판미동, 2011.

● 카시이케이꼬, 『 요가와 미용건강법』 서울: 고려문화사, 1990.

● 한국단학선도협회, 『단학』 서울: 건강생활 출판사, 1988.

● 한국전통의학연구소(원광대학교부설), 『한의학개설』 서울: 영림사, 2007.

● 후쿠다미노루 · 이윤철택, 『자율신경면역요법입문』 서울:(사)친환경농업포럼, 2008.

● 한림원, 『부부행복론』 서울: 장미원, 1986.

● 한방간호연구회, 『경혈학 기초』 서울: 현문사, 2003.

● 한세영, 『경혈지압 소사전』 서울: 이화문화사, 1997.

● 한의과대학 예방의학 교실, 『양생학』 서울: 계축문화사, 2008.

● 한청광, 『한방과 방중술』 서울: 은광사, 1993.

● 황수관, 『내 몸에 맞는 운동으로 현대병을 고친다.』 서울: 서울문화사, 1997.

● 황종국, 『의사가 못 고치는 환자는 어떻게 하나?』 서울: 우리문화출판사, 2005.

● 히루야마 시게오 · 반광식(1997), 『뇌내혁명 1권』 서울: 사람과 책. 1997.

● 히루야마 시게오 · 박해순(1997), 『뇌내혁명 2권』 서울: 사람과 책. 1997.

【학술지 및 학위논문】

● 강희철, 『사혈요법과 기타 한방치료를 이용하여 치료한 만성비염을 동반한 전증환자의 증례보고』 동의신경정신과학학회지, 제21권 3호, 2010.

● 건태랑 · 정종선, 『즉효 60경혈』 서울: 은광사, 1996.

● 김경배, 『운기론 적 관점에서 사혈 요법과 질병 치유와의 연관성 연구-장씨유경을 중심으로-』 동방문화대학원 대학교 박사학위 논문, 2014.

● 김경배, 『「황제내경」의 사혈이 질병 치유에 미치는 영향에 대한 고찰』 선도문화, 2014, 제17권.

● 김경배 · 조성제, 『사혈요법이 신체적 증상에 미치는 영향』 Convergence Research Letter, Vol.1, No.2, June (2015), pp.197-200.

● 김경배 · 조성제, 『사혈요법이 질병심리 상태에 미치는 영향에 관한 연구(Study on the effects of Blood Depletion on the Psychological State of Illness)』 Advanced Science and Technology Letters Vol.88 (Healthcare and Nursing 2015), pp.256-259.

● 김경배 · 조성제, 『사혈이 질병 심리상태, 자존감 및 신체적 증상의 만족도에 미치는 영향에 관한 연구 (Research on The Effects of Blood Depletion on The Level of Satisfaction With Psychological States of Illness, Self-Esteem And Physical Symptoms)』 International

Journal of Applied Engineering Research, Volume 9, Number 24, (2014), pp. 25155–25164.

● **김기욱,** 『운기체질에 관한연구』 대한원전학회지, 1996, 제10권.

● **김기욱 · 박현국,** 『운기이론을 응용한 침구치료법』 대한원전학회지, 1998, 제11권 1호.

● **김동휘외 4명,** 『학질의 자락사혈 치료법에 대한 고찰』 대한한의학원전학회지, 2011, 제24권 4호.

● **김용진,** 『구궁팔풍에 대한 연구』 대한원전의사학회지, 1998, 제11권 1호.

● **김정규 외 2명,** 『운기학설의 찬반논쟁에 관한 역사적 고찰』 대한원전의사학회지, 1998, 제11권 1호.

● **고성호,** 『영추 · 관침에 대한 연구』 동신대학교 대학원 박사학위 논문, 2006.

● **김성연,** 『영추 · 구침십이원에 대한 연구』 원광대학교대학원 박사학위 논문, 2001.

● **김수영,** 『단식요법이 성기능장애회복에 미치는 영향』 경기대학교 체의학대학원 석사학위 논문, 2006.

● **김영운,** 『난경 · 유혈론에 대한 연구』 원광대학교 한의학전문대학원 박사학위 논문, 2002.

● **김재성,** 『「적천수」 질병론의 명의동원사상에 관한 연구』 원광대학교대학원 박사 학위논문, 2011.

● **문재호,** 『명리학과 운기학의 질병예측비교 연구』 동방대학원 대학교 박사학위 논문, 2009.

● **박종국,** 『사혈과 요추부 재활운동이 태권도선수의 만성요통 및 요추부근력에 미치는 영향』 동아대대학원 박사학위 논문, 2013.

● **박은미,** 『단식요법이 비만 및 자아존중감에 미치는 영향』 경기대학교 대체의학대학원, 석사학위 논문, 2007.

● **박철,** 『「황제내경」의 의물사상 연구』 경희대학교대학원 박사학위 논문, 2008.

● **박헌구,** 『적천수 천미의 중화사상연구』 원광대학교대학원 박사학위 논문, 2012.

● **백근기,** 『「황제내경」의 자침법에 대한 활용방안연구』 경원대학교 대학원 박사학위 논문, 2003.

● **백유상 · 김도훈,** 『「황제내경의 자락사혈치료법에 대한 분석』 대한한의학 원전 학회지. 2006, 제19권 1호.

● **소용섭,** 『영추 · 영기에 대한 연구』 원광대학교대학원 박사학위 논문, 2006.

- **손태영,** 『단식요법이 비만감소 및 체성분변화에 미치는 영향 분석』 대구한의대학교보건대학원, 석사학위 논문, 2011.

- **송유성,** 『사주명리학의 조후론』 대구한의대대학원 박사학위 논문, 2011.

- **신중현,** 『항암효과의 자연치료식이요법에 관한 문헌적 연구』 동방대학원대학교 박사학위 논문, 2011.

- **심문경·황우준·임규상,** 『천행적목에 대한 침, 사혈요법의 임상적 고찰』 대한한의학회지, 1993, 제14권 2호.

- **유경진,** 『명리학용신도출의 방법론에 관한 연구』 동방대학원대학교 박사학위 논문, 2008.

- **윤창열,** 『소문운기 7편 및 유편의 진위에 관한 고찰』 대한원전의사학회지, 제11권 1호, 1998,

- **이동호·박찬국,** 『유하간의 운기 론과 그 운용에 관한연구』 대한한의학원전학회지, 2000, 제13권 2호.

- **이준근,** 『「황제내경·소문」 중 사혈에 관한 연구』 원광대학교 한의학전문대학원 박사학위 논문, 2007.

- **전경찬,** 『간지와 음양오행의 융합 및 적용에 관한 고찰』 동방대학원대학교 석사학위 논문, 2007.

- **정의록,** 『명리학의 직업이론과 적성에 관한 연구』 동방대학원대학교 박사학위논문, 2010.

- **정창근,** 『장기별 중증질환 증상의 발현과 명리학적 분류에 관한 연구』 한양대학교 대학원 박사학위 논문, 2002.

- **전학수,** 『영추경의 사혈요법에 대한 고찰』 원광대학교 한의학전문대학원 박사학위 논문, 2009.

- **조학준·윤창열,** 『항해승제론의 발전과정과 의미에 대한 제 가설의 연구』 대한원전의사학회지, 제11권 1호, 1998.

- **주인학,** 『 단식요법 후 체질식이가 비만개선에 미치는 영향』 경기대학교 대체의학대학원 석사학위 논문, 2011.

- **최병선 외 6명,** 『불면증에 신맥·조해자침 및 은백사혈을 시술한 환자의 임상보고』 대한침구학회지, 2010, 제27권 4호.

- **최우진,** 『운기론의 육기와 삼음삼양연구』 경락경혈학회지, 제31권 3호, 2014,

● **최현·문석재,** 『사혈요법에 의한 동통 감제효과의 임상적 고찰』 원광대학교 한의과대학
　부속 광주한방병원, 1981.

● **한철우,** 『모혈과 배유혈의 부항사혈요법 효과 연구』동방대학원대학교 박사학위 논문, 2012.

【참고 사전】

● **김혁제,** 『최신 명문 대옥편』 서울: 명문당, 1971.

● **동양의학대사전편찬위원회,** 『동양의학대사전1~12권』서울:(주)명지문화사, 1999.

● **박경·금경수·정헌영,** 『의학한문』 서울: 대성문화사, 1999.

● **이정,** 『편주의학입문』 서울: 남산당, 중국(明: 1985)

● **한의학대사전 편찬위원회,** 『신 한의학 대사전』 서울: 정담출판사, 2010.

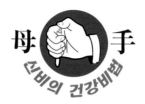

김박사, 사주건강연구소

▼찾아오시는 길

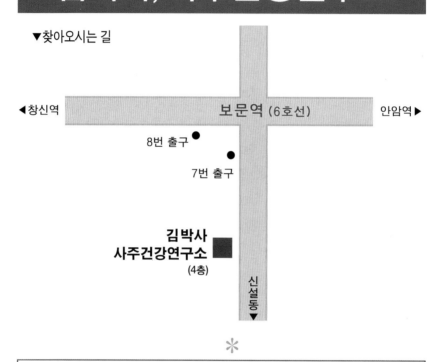

◄창신역   보문역 (6호선)   안암역►

8번 출구

7번 출구

김박사
사주건강연구소
(4층)

신설동 ▼

*

사주와 건강 교육생모집

- 초급반(부항사혈): 4개월 16주(2시간) 30만 원
- 중급반(사주와 건강): 6개월 24주(2시간) 60만 원
- 고급반(사주 용신과 사혈): 12개월 48주(2시간) 120만 원

- 서울시 성북구 보문로 105-1(보문동2가 129, 4층)
  6호선 보문역 8번 출구(신설동 방향)
- T. 02)985-2526 / F. 02)980-2526 / H. 010-4948-2425(사주예약)

www.sahyul.co.kr